# MAYO CLINIC
# AUDICIÓN Y EQUILIBRIO

Cómo manejar la pérdida auditiva,
el mareo y otros problemas del oído

# MAYO CLINIC
# AUDICIÓN Y EQUILIBRIO

Cómo manejar la pérdida auditiva,
el mareo y otros problemas del oído

JAMIE M. BOGLE, AU.D., PH.D.

**OCÉANO**

MAYO CLINIC. AUDICIÓN Y EQUILIBRIO
Cómo manejar la pérdida auditiva, el mareo
y otros problemas del oído

Título original: MAYO CLINIC ON HEARING & BALANCE.
HEAR BETTER, IMPROVE YOUR BALANCE, ENJOY LIFE

© 2022, Mayo Foundation for Medical Education and Research (MFMER)

**Editora médica** | Jamie M. Bogle, Au.D., Ph.D.
**Director editorial** | Daniel J. Harke
**Editora en jefe** | Nina E. Wiener
**Gerente editorial** | Stephanie K. Vaughan
**Director de Arte** | Stewart J. Koski
**Diseño de producción** | Darren L. Wendt
**Ilustración y fotografía** | Servicios de Apoyo a Medios de Comunicación de Mayo Clinic, Ilustraciones y Animaciones Médicas de Mayo Clinic
**Bibliotecarios de investigación editorial** | Abbie Y. Brown, Edward (Eddy) S. Morrow Jr., Erika A. Riggin, Katherine (Katie) J. Warner
**Correctores de estilo** | Miranda M. Attlesey, Donna L. Hanson, Nancy J. Jacoby, Julie M. Maas
**Indexadora** | Carol Roberts
**Colaboradores** | Aleta K. Capelle; Michael J. Cevette, Ph.D.; Nicholas L. Deep, M.D.; Omolola O. Famuyide, P.T., D.P.T.; Adam M. Goulson, Au.D.; Cynthia A. Hogan, Ph.D.; Sarah (Sarah Oakley) O. Holbert, C.C.C.-A; Elaine D. JohnsonSiekmann, P.T., D.P.T.; Brian H. Kaihoi; Jon R. (Joey) Keillor; Amanda J. Knapp; Heather L. LaBruna; Giau N. Le, Au.D., C.C.C.-A.; Devin L. McCaslin, Ph.D.; Gayla L. Poling, Ph.D.; Manami H. Shah; Helga I. Smars, P.T.; Greta C. Stamper, Au.D., Ph.D.; Peter A. Weisskopf, M.D.; David A. Zapala, Ph.D.

Traducción: Natalia Herrero y Ariadna Molinari, de la tercera edición en inglés

Imagen de portada: © SHUTTERSTOCK, shutterstock_567939001

D.R. © 2024, Editorial Océano de México, S.A. de C.V.
Guillermo Barroso 17-5, Col. Industrial Las Armas
Tlalnepantla de Baz, 54080, Estado de México
info@oceano.com.mx
www.oceano.mx

Primera edición en Océano: 2024

ISBN: 978-607-557-888-0
Depósito legal: B 16944-2024

*Todos los derechos reservados. Quedan rigurosamente prohibidas, sin la autorización escrita del editor, bajo las sanciones establecidas en las leyes, la reproducción parcial o total de esta obra por cualquier medio o procedimiento, comprendidos la reprografía y el tratamiento informático, y la distribución de ejemplares de ella mediante alquiler o préstamo público. ¿Necesitas reproducir una parte de esta obra? Solicita el permiso en info@cempro.org.mx*

Impreso en España / *Printed in Spain*

9005866010924

Queremos extender nuestro más sincero reconocimiento y agradecimiento a los individuos y a las familias que compartieron sus experiencias con la pérdida auditiva y los problemas de equilibrio en este libro: Teresa Bowers; Judith Collins; Lexi Grafe; Ken Larson; Matt, Melinda y Aida Little; Scott Malmstrom; Julie Metternich Olson; Sue Sherek; Joyce Sherman y Greta Stamper. Agradecemos también a Matthew L. Carlson, doctor en Medicina; Colin L. W. Driscoll, doctor en Medicina; Lori E. Hubka; Terra M. Paulson y Colleen D. Young por ayudarnos a desarrollar las historias personales contenidas en esta obra.

Los logotipos de MAYO, MAYO CLINIC y el triple escudo de MAYO son marcas registradas de la Fundación para la Educación e Investigación Médica. Todos los derechos reservados. Ninguna parte de este libro puede ser reproducida o almacenada en cualquier tipo de sistema de recuperación, o transmitido en cualquier formato o por cualquier medio, ya sea electrónico o mecánico, incluyendo fotocopiado, grabado u otros, sin el consentimiento previo por escrito del editor.

La información contenida en este libro es verdadera y completa hasta donde sabemos. Éste sólo busca servir como una guía informativa para quienes desean aprender más sobre temas relacionados con la salud. En ningún momento pretende remplazar, contramandar o entrar en conflicto con cualquier recomendación realizada por tu propio médico. La decisión final respecto al cuidado de tu salud recae en ti y en tu médico. La información presentada en el libro se ofrece sin garantías de ningún tipo. La autora y la editorial se eximen de toda responsabilidad relacionada con el uso de este libro.

> Algunas de las imágenes contenidas en esta publicación fueron elaboradas antes de la pandemia por covid-19 y podrían no reflejar los protocolos pandémicos adecuados. Por favor, sigue todos los lineamientos recomendados por los Centros para el Control y Prevención de Enfermedades (CDC, por sus siglas en inglés) respecto al empleo de mascarillas y al distanciamiento social.

# Contenido

| | |
|---|---|
| 11 | Prefacio |
| **14** | **PARTE 1** |
| | **¿Por qué son importantes la audición y el equilibrio?** |
| **15** | **Capítulo 1. Problemas comunes con un solo vínculo** |
| 16 | Partes del oído |
| 16 | *Oído externo* |
| 16 | *Oído medio* |
| 19 | *Oído interno* |
| **21** | **Capítulo 2. Audición, equilibrio y salud en general** |
| 21 | Lleva una alimentación saludable |
| 22 | Trata bien a tu corazón |
| 22 | Controla o prevén la diabetes |
| 24 | Mueve tu cuerpo |
| 25 | Cuida tus huesos |
| **26** | **PARTE 2** |
| | **Problemas comunes de audición y equilibrio** |
| **27** | **Capítulo 3. Problemas del oído externo y medio** |
| 27 | Problemas del oído externo |
| 31 | Problemas del oído medio |
| **39** | **Capítulo 4. Problemas del oído interno** |
| 39 | Problemas del oído interno relacionados con la audición |
| 43 | Otros problemas del oído interno |
| 53 | Investigaciones futuras |
| 55 | Soluciones a los problemas del oído interno |

**57    Capítulo 5. Tinnitus**
57    Desentrañando el misterio
58    Tipos de tinnitus
62    Diagnóstico
62    Opciones de tratamiento
69    Opciones de tratamiento bajo estudio


**72    PARTE 3**
      **Bases de la audición**

**73    Capítulo 6. Cómo oyes**
73    Características del sonido
74    Canales de sonido
77    Tipos de pérdida auditiva comunes
79    Cómo compensar la pérdida auditiva

**81    Capítulo 7. Realizarse una prueba de audición**
81    ¿Quién brinda cuidados del oído?
82    Programa tus pruebas auditivas
83    Prueba auditiva típica
93    Cómo entender tu audiograma
93    El espectro del habla
95    Por qué son importantes las pruebas auditivas


**96    PARTE 4**
      **Vivir bien con pérdida auditiva**

**97    Capítulo 8. Calidad de vida**
98    Enfrenta desafíos comunes
100   Mejora la interacción social
106   Busca apoyo
109   Vive bien con las herramientas adecuadas

**111   Capítulo 9. Aparatos auditivos**
114   Cómo funcionan los aparatos auditivos
117   Estilos de aparatos auditivos
121   Consideraciones adicionales
128   Comprar un aparato auditivo
132   Usar un aparato auditivo
139   Beneficios adicionales a una mejor audición

**141   Capítulo 10. Implantes cocleares**
142   Diferencias entre los implantes cocleares y los aparatos auditivos
142   Cómo funcionan los implantes cocleares
143   ¿Quién debería emplear un implante coclear?

| | |
|---|---|
| 147 | El procedimiento de implantación |
| 153 | Mantén una actitud positiva |

| | |
|---|---|
| **155** | **Capítulo 11. Otras opciones para comunicarse mejor** |
| 155 | ¿Por qué emplear dispositivos de asistencia auditiva? |
| 157 | Cómo funcionan los dispositivos de asistencia auditiva |
| 157 | Dispositivos telefónicos |
| 163 | Sistemas de audición asistida |
| 166 | Transcripción |
| 166 | Dispositivos de alerta |
| 168 | Hay muchas opciones disponibles |

| | |
|---|---|
| **171** | **Capítulo 12. Los niños y la salud auditiva** |
| 171 | Exámenes auditivos periódicos |
| 174 | Problemas auditivos en el nacimiento |
| 176 | Pérdida auditiva adquirida en niños |
| 176 | Apoyo para niños con pérdida auditiva |

| | |
|---|---|
| **178** | **PARTE 5** |
| | **Equilibrio para principiantes** |

| | |
|---|---|
| **179** | **Capítulo 13. Hacerse una prueba de equilibrio** |
| 179 | Mantenerte equilibrado |
| 181 | Pruebas para problemas de equilibrio |
| 185 | Después de una prueba de equilibrio |

| | |
|---|---|
| **187** | **Capítulo 14. Problemas de equilibrio y mareos** |
| 188 | Trastornos vestibulares |
| 191 | La falta de equilibrio y el mareo son tratables |

| | |
|---|---|
| **193** | **Capítulo 15. Vértigo postural paroxístico benigno (VPPB)** |
| 193 | ¿Qué es el VPPB? |
| 194 | Factores de riesgo |
| 194 | Pruebas que puedes realizarte |
| 196 | Cómo se trata el VPPB |
| 197 | Una afección manejable |

| | |
|---|---|
| **198** | **PARTE 6** |
| | **Vivir bien con problemas de equilibrio y mareo** |

| | |
|---|---|
| **199** | **Capítulo 16. Lidiar con los problemas de equilibrio** |
| 199 | Todo inicia en casa |
| 200 | Habla con tu equipo de proveedores de servicios de salud |
| 201 | Rehabilitación vestibular |
| 206 | Mantente activo |

9

| | |
|---|---|
| 207 | Haz del equilibrio un hábito cotidiano |
| 208 | Ejercicios para afinar las habilidades de equilibrio |

| | |
|---|---|
| **219** | **Capítulo 17. Lidiar con el mareo crónico** |
| 219 | Los retos del mareo crónico |
| 219 | Consejos para la vida diaria |
| 223 | Manejo del estrés, la ansiedad y el estado de ánimo |
| 224 | Terapias integrativas para mareos crónicos |
| 225 | No te des por vencido |

| | |
|---|---|
| **226** | **Recursos adicionales** |
| **228** | **Índice analítico** |
| **237** | **Créditos de imágenes** |

# Prefacio

Oír te permite tener conversaciones significativas y experimentar el mundo a tu alrededor, mientras que tener una sensación sólida de equilibrio te ayuda a sentirte firme y seguro al moverte. Cuando tus oídos trabajan de manera adecuada, te brindan lo necesario tanto para oír como para tener equilibrio.

Sin importar qué problema de oído tengas, ni si está relacionado con la audición, el equilibrio o ambos, lo que es un hecho es que puede dañar tu autoconfianza, afectar tu comunicación y hacer que disfrutes menos la vida en general.

Si estás teniendo problemas para oír, lo más probable es que te sientas incómodo en situaciones sociales o frustrado mientras llevas a cabo tus actividades cotidianas. Tal vez te resulte más fácil aislarte de los demás, lo cual podría hacerlos creer que eres tímido o desconectado y disuadirlos de comunicarse contigo.

De igual modo, el mareo y los problemas de equilibrio pueden ocasionar su propio conjunto de desafíos. Cuando caminas, pasar de pisar una banqueta a pisar el pasto puede ser difícil. Pararse de la cama a la mitad de la noche sin tropezarse también puede ser complicado. El mareo y los problemas de equilibrio pueden elevar tu riesgo de sufrir una caída y lesionarte de gravedad, y tu miedo a caerte podría hacer que evites salir de casa para interactuar con otros. Los problemas de equilibrio y mareo pueden tener diversas causas, entre ellas los problemas de oído.

En los capítulos siguientes, descubrirás cómo tus oídos están conectados con la pérdida auditiva y los trastornos del equilibrio. Además, aprenderás la función que puedes desempeñar para vivir bien e incluso prevenir estos padecimientos.

JAMIE M. BOGLE, AU.D., PH.D.

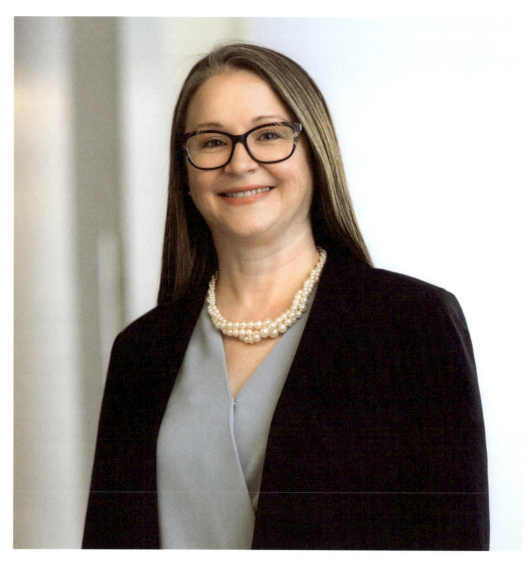

**Jamie M. Bogle, Au.D., Ph.D.,** es audióloga de Mayo Clinic especializada en evaluar a niños y adultos con problemas de mareo y falta de equilibrio. Es presidenta de la División de Audiología en el Departamento de Otorrinolaringología (ENT)/Cirugía de Cabeza y Cuello en Mayo Clinic de Scottsdale y Phoenix, Arizona, y profesora adjunta de Audiología en la Escuela de Medicina y Ciencias de Mayo Clinic. La doctora Bogle también es editora asociada del *American Journal of Audiology* y ha escrito numerosos artículos científicos y abordado muchos temas relacionados con la audición y el equilibrio como instructora y profesora invitada.

### ¿ESTÁS EXPERIMENTANDO PÉRDIDA AUDITIVA?

Las siguientes preguntas se basan en recomendaciones del Instituto Nacional de la Sordera y Otros Trastornos de la Comunicación (NIDCD, por sus siglas en inglés), y pueden ayudarte a decidir si debes acudir a un médico o especialista en audición.

- ☐ ¿Te cuesta trabajo oír cuando hablas por teléfono?
- ☐ ¿Tienes que esforzarte para entender las conversaciones?
- ☐ ¿Tienes problemas para acompañar una conversación cuando dos o más personas están hablando al mismo tiempo?
- ☐ ¿Te cuesta trabajo oír cuando existe mucho ruido de fondo?
- ☐ ¿Las personas dicen que le subes mucho al volumen de la televisión?
- ☐ ¿Con frecuencia les pides a otras personas que repitan lo que dicen?
- ☐ ¿Sientes que muchas de las personas con las que hablas balbucean o hablan con poca claridad?
- ☐ ¿Las personas se molestan contigo porque malinterpretas lo que dicen?
- ☐ ¿Respondes de forma inapropiada a lo que dicen las demás?
- ☐ ¿Tienes dificultades para entender a las personas con voz aguda o que hablan bajito (a menudo mujeres y niños)?

Si respondiste que sí a tres o más de estas preguntas, pídele a alguien que te conozca bien que se haga estas mismas preguntas contigo en mente. Quizás él o ella detecte señales de pérdida auditiva en ti antes que tú y te anime a buscar ayuda. Una vez hecho eso, considera preguntarle a tu médico si debes realizarte una prueba de audición.

### ¿ESTÁS EXPERIMENTANDO FALTA DE EQUILIBRIO O MAREO?

Las siguientes preguntas se basan en recomendaciones del Instituto Nacional de la Sordera y Otros Trastornos de la Comunicación (NIDCD, por sus siglas en inglés), y pueden ayudarte a decidir si debes consultar a un médico o especialista en equilibrio.

- ☐ ¿Te sientes inestable?
- ☐ ¿Sientes que la habitación da vueltas a tu alrededor, aunque sea sólo un momento?
- ☐ ¿Sientes como si te estuvieras moviendo cuando estás sentado?
- ☐ ¿Has perdido el equilibrio o te has caído?
- ☐ ¿Sientes como si te estuvieras cayendo?
- ☐ ¿Sientes mareo o como si estuvieras a punto de desmayarte?
- ☐ ¿Ves borroso?
- ☐ ¿Te sientes desorientado o pierdes tu sentido de la orientación?

Si respondiste que sí a cualquiera de estas preguntas, consulta a tu médico.

**PARTE 1**

# ¿Por qué son importantes la audición y el equilibrio?

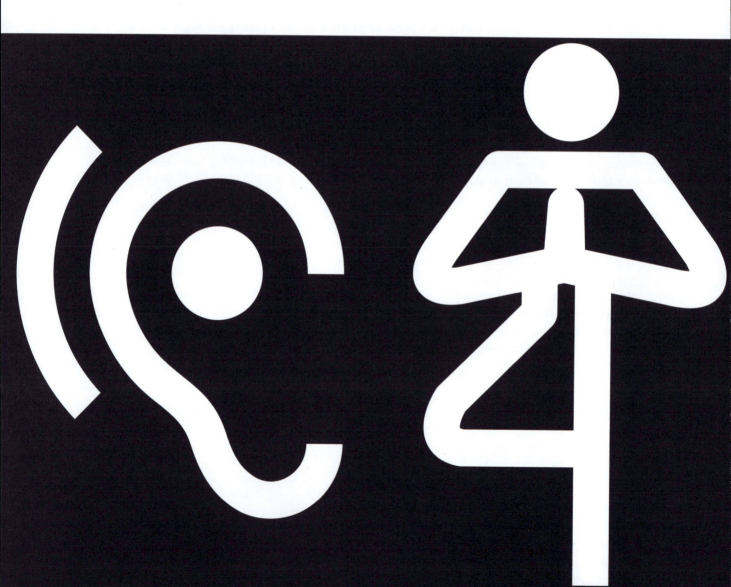

CAPÍTULO 1

# Problemas comunes con un solo vínculo

Si tienes pérdida auditiva, no estás solo. La pérdida auditiva daña a cerca de 36 millones de personas en Estados Unidos y se vuelve más común con la edad. Alrededor de uno de tres estadunidenses de entre 65 y 74 años presentan pérdida auditiva, y esta cifra aumenta a 1 de 2 adultos después de los 75 años.

A nivel mundial, cerca de 466 millones de personas tienen pérdida auditiva grave, y se espera que esta cifra supere los 900 millones para 2050. Cabe señalar que esta cifra sería mucho mayor si considerara los casos de pérdida auditiva leve. Aunque la pérdida auditiva suele volverse más común conforme envejecemos, puede ocurrir a cualquier edad debido a factores como exposición al ruido, traumatismos, genética y enfermedades.

El equilibrio y el mareo, al igual que la pérdida auditiva, afectan a muchas personas. De acuerdo con algunas estimaciones, más de una tercera parte de los adultos de 40 años y más en Estados Unidos han experimentado problemas de mareo y equilibrio. Casi 8 millones de adultos estadunidenses dicen tener un problema persistente de equilibrio, y 2.5 millones tienen problemas crónicos de mareo. Entre los adultos de más de 65 años, casi una tercera parte de ellos experimenta algo de mareo.

El mareo es una razón común por la que los adultos visitan al médico. De hecho, cada año más de 10 millones de personas en Estados Unidos acuden a un médico por problemas de mareo. Aunque suele ser más frecuente entre los adultos mayores, cualquier persona de cualquier edad puede experimentarlo.

El mareo puede incrementar el riesgo de sufrir una caída y provocarte miedo a realizar las tareas cotidianas más comunes. Este miedo puede hacerte caer en espiral: como te sientes menos seguro de llevar a cabo tareas ordinarias, dejas de hacerlas. En consecuencia, pasas más tiempo sentado e inactivo, lo cual resulta en músculos más débiles y menos flexibles, articulaciones rígidas, fatiga, frustración e incluso depresión.

Aunque los trastornos auditivos y del equilibrio son problemas independientes y diferentes, suelen tener un elemento en común: tus oídos. Los oídos son increíbles dispositivos acústicos, inigualables por el ingenio y la invención humanas. En una persona con audición normal, los oídos —junto con el cerebro— pueden transformar al instante las ondas sonoras del mundo exterior en la voz reconocible de un ser querido, el llamado de un ave canora o el estallido del trueno. Así como algunas partes del oído interno te permiten oír, otras más intrincadas de esa estructura trabajan en conjunto para asegurarse de que puedas moverte de forma segura a lo largo de tu día.

> **PARA SABER MÁS**
>
> Colin L. W. Driscoll, doctor en Medicina y presidente del Departamento de Genómica Clínica de Mayo Clinic, habla sobre las consecuencias a la salud que resultan de no tratar la pérdida auditiva:
> links.mayoclinic.org/untreatedloss

He aquí una mirada más detallada de las importantes estructuras que componen el oído y cómo funcionan para ayudarte a oír y mantener el equilibrio.

## PARTES DEL OÍDO

De seguro ya sabes cómo se ve tu oído, con ese característico cartílago que cuelga a cada lado de tu cabeza. Sin embargo, tus oídos involucran mucho más de lo que ves todos los días. El oído tiene tres secciones complejas e interconectadas que se emplean para la audición y el equilibrio, mejor conocidas como oído externo, oído medio y oído interno.

He aquí más información sobre cada parte del oído y cómo se relaciona con la audición y el equilibrio. Observa dónde se localizan todas estas partes en la ilustración que aparece más adelante y en la página 17.

### Oído externo

El oído externo es lo que sobresale de cada lado de la cabeza, y está formado por pliegues de piel y cartílago llamados *pinna* y del canal auditivo. El canal auditivo es un conducto de 2.5 centímetros que desemboca en el tímpano, Mientras que el tímpano es una membrana delgada y tensa que se encuentra al final del canal auditivo y que separa el oído externo del oído medio.

El revestimiento de piel que cubre el canal auditivo contiene pequeños vellos y glándulas que producen cera o cerumen. Los vellos y la cera trabajan como mecanismos de limpieza para el canal auditivo, ya que repelen el agua, protegen contra las bacterias, y evitan que los cuerpos extraños como el polvo entren al canal auditivo y lleguen al tímpano.

*Cómo te ayuda a oír*
El oído externo (*pinna*), que tiene forma de copa, ayuda a captar las ondas de sonido del entorno que te rodea. Desde ahí, dirige las ondas sonoras hacia el canal auditivo, y en cuanto estas ondas llegan al canal auditivo, hacen vibrar el tímpano. He aquí cómo funciona este proceso:

### Oído medio

El oído medio es una cavidad llena de aire que se ubica detrás del tímpano. Alojado en el hueso temporal del cráneo, el oído medio contiene tres huesecillos llamados osículos.

Los osículos tienen nombres científicos, pero se les conoce popularmente con un nombre que describe de modo detallado su forma: martillo (*malleus*), yunque (*incus*) y estribo (*stapes*). En conjunto, los osículos forman un puente entre el tímpano y la entrada membranosa hacia el oído interno.

Un conducto estrecho conocido como trompa de Eustaquio conecta el oído medio con la parte trasera de la nariz y la parte superior de la garganta, una zona conocida como la nasofaringe.

La trompa de Eustaquio suele permanecer cerrada hasta que tragas o bostezas. Es entonces cuando se abre con brevedad para ecualizar la presión del aire que se encuentra afuera —puedes sentir y escuchar un ligero tronido cuando esto

---

### ¿CÓMO SE SIENTE EL MAREO?

Si no sabes definir a detalle qué sientes cuando te mareas, éstas son algunas descripciones posibles que puedes utilizar. Puedes decir que sientes:

- Que la habitación te da vueltas
- Que tú estás dando vueltas en una habitación, aunque no te estés moviendo
- Mareo
- Debilidad
- Falta de firmeza
- Que estás a punto de desmayarte
- Que vas a perder el equilibrio
- Que estás flotando
- Que estás indispuesto
- Que tienes la cabeza pesada

## PARTES DEL OÍDO

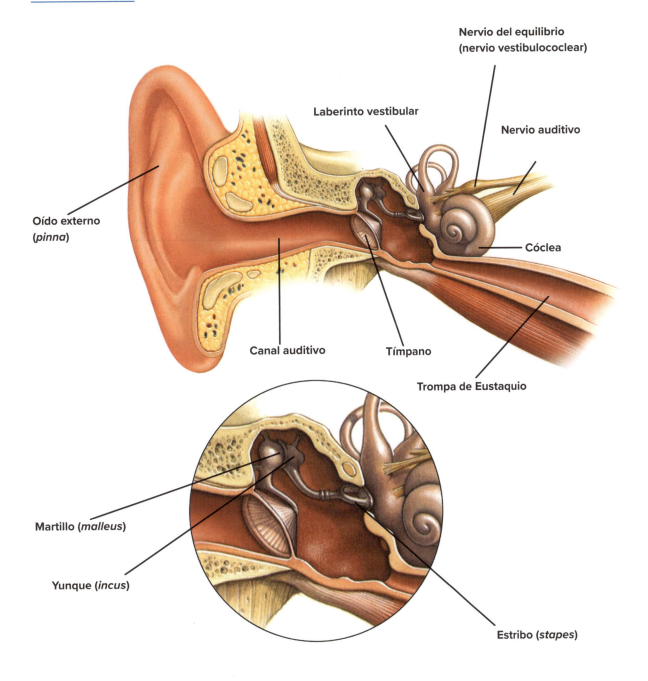

**Oído medio**

PROBLEMAS COMUNES CON UN SOLO VÍNCULO

## ANATOMÍA DEL OÍDO

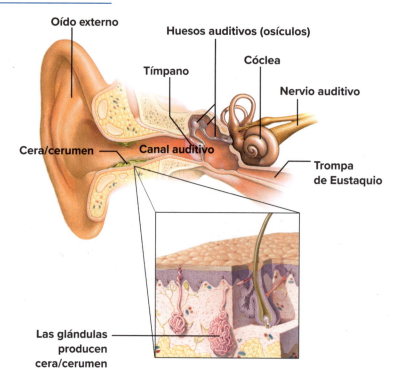

## CÓMO FUNCIONA LA AUDICIÓN

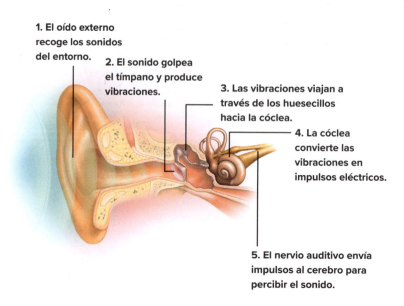

ocurre. Mantener la misma presión aérea en ambos lados del tímpano permite que la membrana vibre con facilidad.

*Cómo te ayuda a oír*
Las ondas sonoras se transmiten a través de los osículos. Cada hueso se mueve hacia delante y hacia atrás, como si fuera una pequeña palanca, para elevar el nivel de sonido que llega al oído interno. Un músculo pequeño está adherido al martillo en un extremo del puente osicular, y otro músculo pequeño está adherido al estribo en el extremo opuesto.

### Oído interno
El oído interno contiene la parte más sofisticada del mecanismo auditivo, una estructura llena de líquido y con forma de caracol llamada cóclea. Además, contiene otra estructura denominada laberinto vestibular, que contribuye con tu sentido del equilibrio.

*Cómo te ayuda a oír*
La cóclea transforma las ondas sonoras que llegan a tu oído en señales que pueden ser comprendidas por el cerebro. Una serie de sensores miniatura (células ciliadas) en la cóclea reciben ondas sonoras, las amplifican y luego las convierten en impulsos eléctricos que se envían al cerebro a lo largo del nervio auditivo.

*Cómo ayuda con el equilibrio*
El laberinto vestibular se encuentra justo detrás de la cóclea y consiste en tres aros (conductos semicirculares) llenos de líquido y dos sensores de gravedad —los cuales contienen células ciliadas que son sensibles al movimiento. Estos órganos monitorean todos los movimientos de tu cuerpo, con lo cual te permiten estar consciente de cualquier movimiento giratorio y de la localización de tu cabeza en relación con el suelo. Observa cómo funcionan los sensores de gravedad en la imagen inferior de la página.

Cuando te mueves en cualquier dirección, el líquido dentro de tu laberinto vestibular estimula a las células ciliadas que le informan a tu cerebro sobre tus movimientos. A su vez, tu cerebro responde a estos mensajes, diciéndole al resto de tu cuerpo cómo reaccionar para mantener el equilibrio. Por ejemplo, tu cerebro podría indicarles a tus ojos que se mantengan enfocados en una dirección específica o decirles a tus músculos que necesitan responder rápido. Más adelante en esta obra conocerás más sobre el laberinto vestibular y cómo está vinculado con síntomas como el mareo y el vértigo.

Ahora ya tienes una idea general de cómo los oídos están conectados con la audición y el equilibrio. El siguiente capítulo examina a detalle las elecciones que puedes hacer a diario para fortalecer ambas cosas.

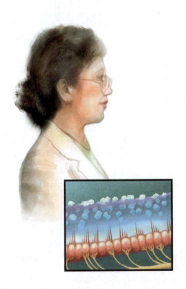

Cuando la cabeza está erguida, las pequeñas células ciliadas del sistema vestibular también se mantienen erguidas.

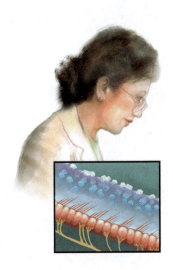

Cuando la cabeza está inclinada hacia delante, los sensores de gravedad tiran de las células ciliadas hacia el frente y le indican al cerebro que la cabeza está inclinada hacia delante.

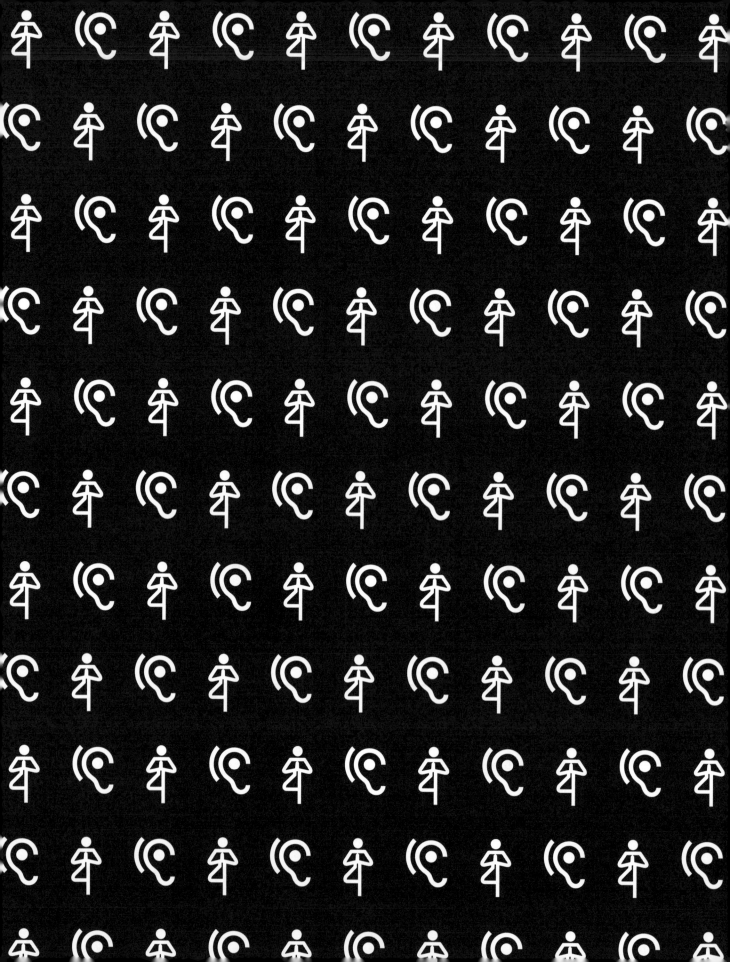

CAPÍTULO 2

# Audición, equilibrio y salud en general

Aunque tus oídos te brindan las herramientas necesarias para oír y mantener el equilibrio, no actúan por cuenta propia. Muchas facetas de tu salud y bienestar general también desempeñan una función. Por eso, tus elecciones diarias influyen en la calidad de tu audición y equilibrio.

En este capítulo, aprenderás sobre algunos de los hábitos diarios que tienen mayor relevancia en tu salud auditiva.

## LLEVA UNA ALIMENTACIÓN SALUDABLE

Quizás ya tengas una idea más o menos clara de lo que constituye la base de una alimentación saludable. Elegir alimentos nutritivos y limitar el consumo de alimentos y bebidas poco nutritivas es clave.

He aquí mayor información sobre las maneras en que la nutrición puede ayudar a respaldar tu audición y equilibrio.

### Cómo te ayuda a oír

Los investigadores han descubierto que una alimentación saludable puede ayudar a protegernos contra la pérdida auditiva de múltiples formas.

Por un lado, llevar una alimentación saludable ayuda a reducir la tensión arterial y el colesterol, lo cual permite que la sangre circule con fluidez por todo tu cuerpo. Esto significa que la sangre llegue de manera adecuada hacia la cóclea, la parte del oído que transforma las ondas sonoras en señales comprensibles para tu cerebro. Una buena nutrición también puede mantener tu cerebro trabajando bien y proteger los canales nerviosos entre tus oídos y tu cerebro.

Una alimentación baja en calorías que limita el consumo de sal, grasas saturadas y azúcares puede disminuir tu probabilidad de experimentar pérdida auditiva. Cuantas más verduras y frutas comas, mejor.

### Cómo ayuda con el equilibrio

Varios hábitos similares ayudan con el equilibrio. Por ejemplo, limitar el consumo de sal suele recomendarse para tratar trastornos del equilibrio como la enfermedad de Ménière. Una dieta baja en sal puede contribuir a prevenir episodios de mareo. De igual manera, consumir una buena cantidad de verduras y frutas frescas, además de limitar los alimentos procesados ayuda a controlar la ingesta de sal y azúcar. Los expertos sugieren beber suficientes líquidos y espaciar las comidas y la cantidad de alimentos de forma uniforme a lo largo del día.

Estas elecciones ayudan a regular el líquido del oído interno que ayuda con el equilibrio.

### Qué puedes hacer

Muchos expertos en audición y equilibrio recomiendan la dieta DASH (Dietary Approaches to Stop Hypertension) o de Enfoques Alimentarios para Detener la Hipertensión, la cual se enfoca en disminuir el sodio en la alimentación y en consumir alimentos ricos en nutrientes que ayudan a reducir la tensión arterial, como el potasio, el calcio y el magnesio.

## TRATA BIEN A TU CORAZÓN

Tu corazón bombea sangre por todo tu cuerpo, con lo cual se asegura de que haya la cantidad suficiente de este líquido orgánico para llevar a cabo todos los procesos de la vida cotidiana, incluyendo tu audición y equilibrio.

### Cómo te ayuda a oír

Aunque la cardiopatía podría no ser la causante directa de una pérdida auditiva, ambas están relacionadas. Cuando el corazón está dañado, no logra bombear la cantidad de sangre necesaria para que los oídos funcionen. Sin ésta, las estructuras en el oído se dañan, lo cual resulta en una pérdida permanente de la audición.

Asimismo, la red de vasos sanguíneos distribuida a lo largo de tu cuerpo debe ser lo bastante robusta como para hacer que la sangre llegue desde tu corazón hasta tus oídos y cerebro a fin de que puedas oír. Las arterias saludables son flexibles y elásticas, pero, con el tiempo, pueden endurecerse, una condición que se conoce como arterioesclerosis. Otro problema de los vasos sanguíneos, llamado ateroesclerosis, se presenta cuando hay una acumulación de grasas, colesterol y otras sustancias en tus arterias y paredes arteriales. Las placas resultantes restringen el flujo sanguíneo. Estas condiciones cardiacas pueden elevar tu riesgo de sufrir pérdida auditiva debido a que reducen el suministro de sangre a tus oídos y cerebro.

En páginas anteriores, aprendiste cómo unos pequeños sensores en la cóclea, llamadas células ciliadas, reciben ondas sonoras y luego las envían a tu cerebro. Estos sensores dependen de un suministro constante de oxígeno proveniente de tu corazón y vasos sanguíneos. Cuando tus células ciliadas no obtienen el oxígeno necesario, mueren sin posibilidad de ser remplazadas. Una vez que desaparecen, lo hacen para siempre. Éste es otro ejemplo de cómo un corazón y un sistema de vasos sanguíneos fuertes continúan bombeando sangre a tus oídos y cerebro para que todos los procesos relacionados con la audición trabajen de manera apropiada.

### Cómo ayuda con el equilibrio

Por motivos similares, la salud de tu corazón y de tus vasos sanguíneos también es elemental para el equilibrio. Así como las células ciliadas en tu cóclea son necesarias para oír, las células ciliadas en el laberinto vestibular monitorean el líquido en tus oídos. A su vez, este sistema sensible te ayuda a mantener el equilibrio.

Tal como sucede con las células ciliadas que te ayudan a oír, es imposible recuperar las células ciliadas que ayudan con el equilibrio una vez que se pierden. No obstante, si tu corazón y sistema de vasos sanguíneos funcionan de manera adecuada, pueden ayudar a mantener la salud de las células ciliadas al proporcionarles la sangre rica en oxígeno que necesitan.

### Qué puedes hacer

El ejercicio que pone a trabajar a tus pulmones y corazón es una de las mejores opciones de mantener fuertes a tu corazón y vasos sanguíneos. Busca realizar al menos entre 30 y 60 minutos de actividad física al día. La actividad física regular y diaria puede disminuir tu riesgo de cardiopatía y reducir la posibilidad de que desarrolles otras condiciones que podrían estresar tu corazón, como hipertensión, colesterol alto y diabetes tipo 2.

Si no has hecho actividad física desde hace tiempo, empieza poco a poco hasta lograr esta meta. Incluso los episodios breves de actividad física ofrecen beneficios.

## CONTROLA O PREVÉN LA DIABETES

Al igual que la cardiopatía, la diabetes tipo 2 puede provocar problemas en los vasos sanguíneos de los oídos. Estos efectos pueden contribuir a la pérdida auditiva y los problemas de equilibrio. La diabetes tipo 2 también puede dañar la audición y el equilibrio de otras maneras.

He aquí más información sobre los efectos que la diabetes tipo 2 tiene en la audición y el equilibrio.

### Cómo afecta la audición

Con el paso del tiempo, los valores altos de azúcar en sangre dañan los pequeños vasos sanguíneos que te permiten oír. Esto dificulta que llegue suficiente sangre a tus oídos y cerebro. Además, tener la glucosa elevada puede dañar los canales nerviosos que transportan las ondas sonoras de los oídos al cerebro.

De acuerdo con algunas estimaciones, la pérdida auditiva es dos veces más común en personas con diabetes que en quienes no padecen la enfermedad. Incluso la gente con prediabetes —una concentración alta de azúcar en sangre, pero no lo suficientemente elevado como para considerarse diabetes tipo 2— tiene más probabilidades de experimentar pérdida auditiva.

### Cómo afecta el equilibrio

Al igual que con la audición, un valor alto de azúcar en sangre ocasiona problemas de equilibrio porque daña los

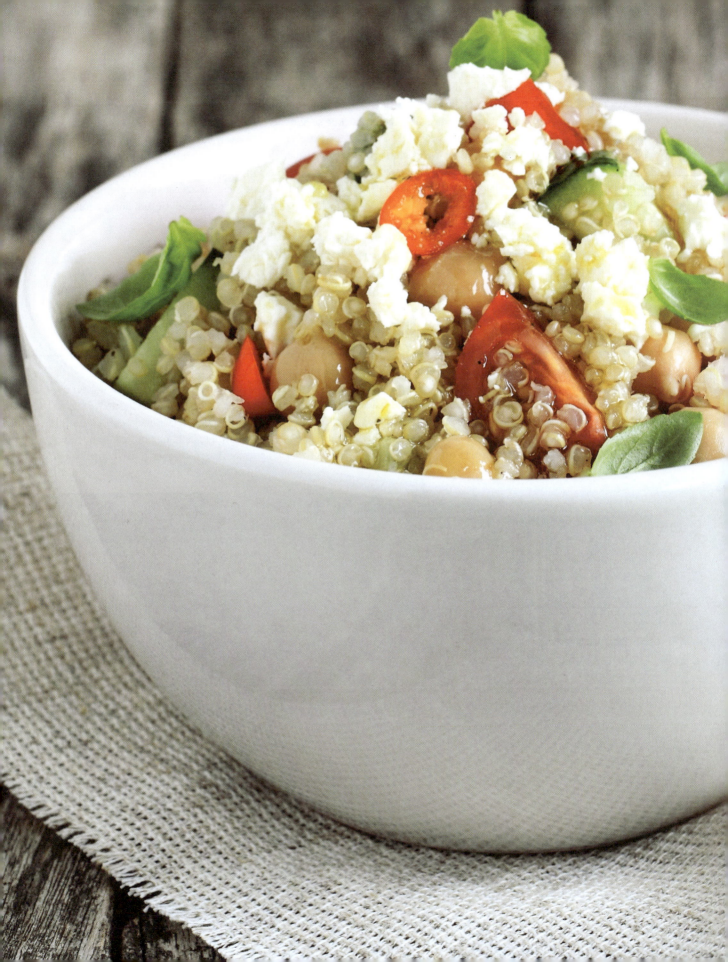

pequeños vasos sanguíneos y nervios del oído interno. La diabetes tipo 2 también puede afectar los líquidos que se encuentran dentro de tu oído interno que te ayudan a mantener el equilibrio.

Sin embargo, la diabetes tipo 2 también se relaciona con el mareo y los problemas de equilibrio por otras razones. Por ejemplo, puede dañar tu visión, además de afectar tu sentido de movimiento propio y posición corporal. Además, puede dañar los nervios que les dan sensibilidad a tus pies. Es por esa razón que la inestabilidad y las caídas suelen ser comunes en personas con diabetes tipo 2. Las fluctuaciones en los valores de azúcar también pueden causar mareo.

### Qué puedes hacer

Ya sea que tengas diabetes tipo 2 o no, puedes tomar ciertas medidas que te ayudarán a controlar tu concentración de azúcar en sangre y prevenir estos efectos. En lo que respecta a tu alimentación, cuenta tus carbohidratos, haz comidas balanceadas con regularidad y evita las bebidas endulzadas con azúcar. El ejercicio también ayuda. La actividad física hace que tu cuerpo utilice la insulina de manera eficiente, y, al mismo tiempo, tus músculos utilizan el azúcar como fuente de energía. Lidiar con el estrés es otra forma de mantener tu azúcar en sangre bajo control. Cuando estás estresado, tu cuerpo produce hormonas que pueden provocar que se eleve tu valor de azúcar en sangre. Y cuando te sientes estresado, mantener hábitos saludables como comer bien y hacer ejercicio puede resultarte más complicado.

La alimentación, el ejercicio y el manejo del estrés son tres formas de mantener tu azúcar en sangre en concentraciones normales que no afecten tu audición y equilibrio.

## MUEVE TU CUERPO

Recién aprendiste que la actividad física puede ayudar a prevenir los efectos relacionados con la diabetes que pueden dañar la audición y el equilibrio. Sin embargo, el ejercicio también ofrece muchos otros beneficios protectores.

### Cómo afecta la audición

Conforme las personas envejecen, muchas se vuelven menos activas por diversas razones. Esta reducción de la actividad física a su vez ha sido relacionada con la pérdida auditiva en adultos mayores. La buena noticia es que también sucede lo opuesto: si te mantienes activo a medida que

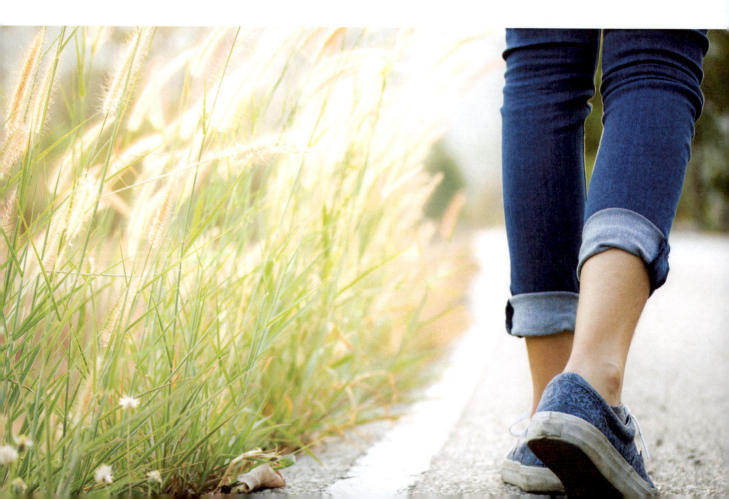

envejeces, tu riesgo de experimentar pérdida auditiva baja. En parte, los investigadores creen que la actividad física proporciona un suministro constante de oxígeno que fluye hacia las estructuras delicadas del oído involucradas en la audición. Los expertos también sospechan que el ejercicio es útil por la función que desempeña en el manejo del peso corporal. La evidencia sugiere que mantener un peso saludable puede reducir la probabilidad de experimentar pérdida auditiva.

### Cómo afecta el equilibrio

Moverse con regularidad mejora el equilibrio y disminuye el riesgo de caídas. Algunos ejercicios específicos pueden ayudarte a mantener el equilibrio —y la seguridad en ti mismo— a cualquier edad. El tai chi, la danza, el yoga, la conciencia postural, los ejercicios de fortalecimiento y resistencia, y los ejercicios acuáticos son ejemplos de esto.

Casi cualquier actividad que te mantenga de pie y en movimiento —incluso caminar— puede ayudarte a mantener un buen equilibrio. El entrenamiento de equilibrio puede llevarse a cabo en cualquier lugar, en cualquier momento. Más adelante en este libro encontrarás ejercicios de equilibrio que puedes poner en práctica.

### Qué puedes hacer

Realiza alguna actividad física con regularidad. Lleva a cabo actividades que disfrutes, ya que es más probable que las mantengas a lo largo del tiempo. Y recuerda: ¡cualquier actividad cuenta!

## CUIDA TUS HUESOS

Tener huesos fuertes es importante para la audición y el equilibrio. A continuación, te explicamos por qué.

### Cómo afectan la audición

Tu oído interno, el órgano de la audición, se aloja en el hueso temporal, el cual le sirve de protección. Cualquier pérdida ósea en este hueso puede derivar en daños al oído interno que producen una discapacidad auditiva. La pérdida ósea también puede dañar los huesecillos dentro de tu oído interno. Sin éstos, las ondas sonoras no pueden llegar a tu cerebro.

La osteoporosis también puede ocasionar pérdida auditiva de manera indirecta. Por ejemplo, el riesgo de infarto y accidente cerebrovascular (ACV) es más alto en personas con osteoporosis. El infarto y el ACV pueden dañar los vasos sanguíneos, pues obstaculizan el flujo sanguíneo hacia tus oídos y cerebro. Se requiere un buen flujo sanguíneo para todos los procesos involucrados en la audición.

Además, una menor densidad ósea puede dañar los procesos químicos que requiere tu oído interno para funcionar.

### Cómo afectan el equilibrio

Al igual que el órgano de la audición, tu sistema de equilibrio se aloja en el hueso temporal. Como sucede con la audición, la osteoporosis puede afectar el equilibrio al ocasionar una pérdida de densidad en el hueso temporal. De igual forma, la pérdida ósea puede alterar el funcionamiento de tu oído interno. Todos estos cambios dañan la buena operación de tu sistema de equilibrio.

La osteoporosis también eleva la probabilidad de experimentar vértigo postural paroxístico benigno (VPPB). El VPPB, sobre el cual aprenderás en el capítulo 15, es una de las causas más frecuentes de vértigo, la sensación repentina de que estás girando o de que la cabeza te da vueltas.

Y mientras que la osteoporosis puede dañar los huesos y causar problemas de equilibrio, al parecer también ocurre lo contrario, es decir, que los problemas de equilibrio pueden desempeñar una función en el desarrollo de la osteoporosis. Esto es porque tu sistema de equilibrio funciona con tu sistema nervioso para mantener un ciclo de crecimiento óseo en marcha. Juntos, estos dos sistemas son responsables de mantener huesos saludables.

### Qué puedes hacer

Los expertos aún desconocen si la detección temprana y el tratamiento de la osteoporosis pueden disminuir el riesgo de pérdida auditiva y los problemas de equilibrio, pero podrían hacerlo. Además, se ha demostrado que cuidar tus huesos es importante por otras razones, entre ellas reducir el riesgo de una caída que provoque una lesión.

Tener una alimentación que incluya fuentes saludables de proteína y calcio, mantener un peso saludable, y obtener suficiente calcio y vitamina D son hábitos útiles. Cuando hagas ejercicio, combina el entrenamiento de fuerza con actividades donde tengas que cargar tu propio peso, por ejemplo, caminar y hacer ejercicios de equilibrio como los que se presentan al final del libro.

El escenario está listo. Ahora tienes una idea general de cómo trabaja el oído y de qué manera tus elecciones diarias pueden afectar tu audición y equilibrio. En los próximos capítulos, aprenderás sobre diferentes tipos de pérdida auditiva y trastornos del equilibrio, qué los causa, cómo se tratan y cómo puedes vivir bien con ellos (y, de ser posible, prevenirlos).

**PARTE 2**

# Problemas comunes de audición y equilibrio

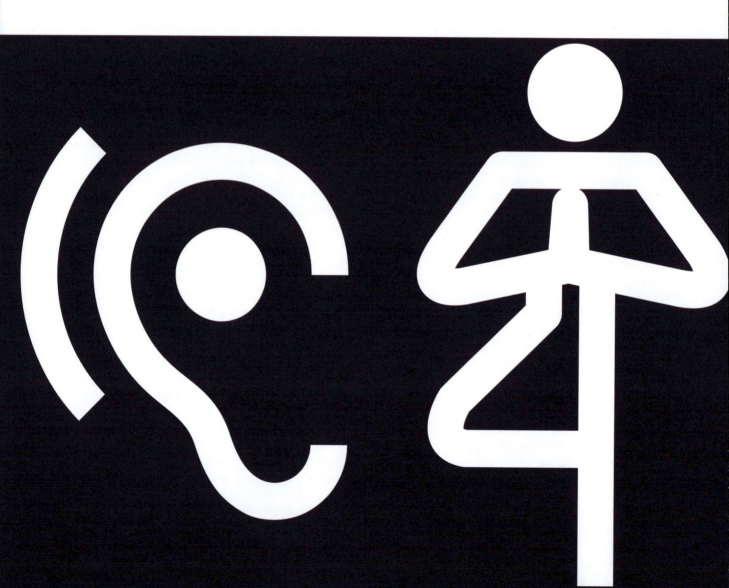

CAPÍTULO 3

# Problemas del oído externo y medio

El oído externo y el oído medio colaboran de manera conjunta para asegurarse de que las ondas sonoras lleguen al oído interno. Esto permite que lleguen señales fuertes y claras al cerebro, donde se transforman en sonidos reconocibles para ti.

Cuando algo obstaculiza el paso de las ondas sonoras por el oído externo y medio, entonces quiere decir que tienes una pérdida auditiva conductiva. Con mucha frecuencia, el oído interno funciona como lo haría con normalidad.

Cuando presentas pérdida auditiva conductiva, todos los sonidos que oyes parecen apagados. Por otro lado, los sonidos que resultan suaves o débiles para alguien con audición normal se vuelven inaudibles.

Un sinnúmero de problemas pueden evitar que las ondas sonoras lleguen al oído interno. Algunas causas comunes de pérdida auditiva conductiva incluyen exceso de cera/cerumen, tímpano roto o infección que produce una acumulación de líquido en el oído medio. Otras causas incluyen quistes y tumores benignos.

La pérdida auditiva conductiva con frecuencia puede revertirse con tratamiento. A veces, sólo se requiere un poco de autocuidado; otras veces, medicamentos o cirugía. He aquí otra buena noticia: los problemas del oído externo y medio por lo regular no suelen causar daño permanente.

En este capítulo, aprenderás sobre muchas de las causas comunes de la pérdida auditiva conductiva y cómo tratarlas.

## PROBLEMAS DEL OÍDO EXTERNO

En la mayor parte de los casos, los problemas del oído externo no son graves. Sin embargo, pueden ser incómodos y molestos. Una infección del oído externo, por ejemplo, puede ocasionar dolor de oído o comezón, inflamación del canal auditivo y secreción de pus. Cuando existe pus que bloquea el canal auditivo, esto puede provocar una pérdida auditiva temporal.

Por lo regular, el autocuidado y el tratamiento médico cuando es necesario bastan para solucionar los problemas del oído externo y restaurar la audición. He aquí más información sobre las causas más frecuentes de problemas del oído externo.

### Obstrucción por cera

La piel que recubre la parte externa de tu canal auditivo posee glándulas que producen una sustancia de consistencia cerosa. Aunque por lo común se le conoce como cera, su nombre médico es cerumen. Esta cera es una defensa natural; por un lado, sus aceites ayudan a mantener la suavidad del canal auditivo y protegen la piel del agua; por el otro, ayuda a capturar polvo y otras partículas extrañas que se acumulan en el oído externo, con lo cual evita que éstas dañen tu tímpano (membrana timpánica). La cera además, ayuda a evitar la formación de bacterias.

Por lo regular, la piel en tu canal auditivo crece en un patrón similar al de una banda transportadora, al mover la cera hacia el borde exterior del canal auditivo. La cera también se elimina al limpiarte el oído externo. No obstante, a veces podrías llegar a producir más cera de la que tu oído es capaz de eliminar, lo cual provoca que se acumule en tu canal auditivo.

El exceso de cera no suele derivar en una pérdida auditiva porque no logra bloquear el canal por completo. Pero muchas personas se limpian los oídos al introducir objetos como cotonetes, pasadores de pelo, llaves y dedos en el canal auditivo. Estas acciones empujan la cera más adentro del canal y lo impactan. Y esta acumulación de cera puede reducir la audición, debido a que bloquea las vibraciones de sonido en el canal auditivo.

Una obstrucción por cera puede ocasionar una sensación de llenura o taponamiento del oído. En raras ocasiones, puede provocar ruidos como pitidos, zumbidos o rugidos en los oídos (tinnitus).

*Cómo tratar la obstrucción por cera*
Para remover el exceso de cera, quizá sólo necesites un poco de autocuidado. Toma las siguientes medidas:

- Ablanda la cera vertiendo en el oído un par de gotas de aceite de bebé, aceite mineral o aceite de oliva con un gotero dos veces al día durante varios días.
- Cuando la cera se ablande, llena un tazón con agua que tenga la misma temperatura de tu cuerpo. Si el agua está más fría o caliente que tu temperatura corporal podrías sentir mareo a la hora de seguir los siguientes pasos.
- Con la cabeza erguida, sujeta la parte superior de tu oreja y tira hacia arriba. Con la otra mano, rocía con cuidado un poco de agua dentro de tu canal auditivo con una jeringa de hule tipo pera de 3 onzas. Inclina la cabeza hacia el lado en que recibiste la gota y deja que se drene el agua en el tazón.
- Tal vez necesites repetir el paso anterior varias veces antes de eliminar por completo el exceso de cera.
- Sécate el oído de manera cuidadosa con una toalla o secadora de pelo en modo de calor bajo. Coloca un par de gotas de una preparación de alcohol y vinagre (mitad alcohol isopropílico, mitad vinagre blanco) con un gotero para ayudar a secar tu oído.

Los removedores de cera que se venden en las farmacias (Kit Removedor de Cera Debrox, Sistema Removedor de Cera Murine) también pueden ayudar. Una nota de advertencia: no te enjuagues los oídos sin antes consultar con tu médico si te has roto el tímpano o has tenido una cirugía de oído, ya que el lavado podría provocar dolor o infección.

¿Y qué hay de la conoterapia? Ésta consiste en colocar una vela encendida, hueca y en forma de cono dentro del oído para remover la cera. La idea es que el calor de la flama cree un sello de vacío para que la cera se pegue a la vela. Los estudios muestran que esta técnica no funciona y puede causar daños e incluso quemaduras. Además, la conoterapia podría empujar la cera más adentro del canal.

Si aún tienes exceso de cera en los oídos después de probar estas técnicas de autocuidado, ve con tu médico. El médico podría repetir las medidas que tomaste antes o utilizar herramientas especiales para retirar la cera.

## Objeto extraño en el oído

Objetos como un pedazo de algodón de un cotonete, un pedazo de papel, un tapón para oídos o incluso un insecto pueden alojarse en tu oído. Cuando esto ocurre, podrías sentir algo de picazón en el oído: o podría dolerte o sentirse tapado.

La mayor parte de los objetos extraños que se alojan en el canal auditivo no provocan daños de audición duraderos. Sin embargo, si se introduce un objeto en las profundidades de tu oído, esto podría romper tu tímpano y lastimar tu oído medio. Y todo lo anterior puede derivar en consecuencias más graves.

*Cómo retirar un objeto extraño*
Si un objeto se queda alojado en tu oído, no te introduzcas nada para tratar de sacarlo, ya que podrías empujarlo más adentro, lo cual dificultaría su extracción y podría causar daños graves. En vez de eso, haz lo siguiente:

- Inclina tu cabeza hacia el lado afectado y sacúdela con suavidad hacia el piso.
- Si alguien más puede ver el objeto, él o ella podrían ayudarte a retirarlo con pinzas.
- Si no tienes acceso al objeto, llama a tu médico o al número de atención de urgencias local. El médico tendrá que retirar el objeto con un pequeño fórceps o succión o inundando de líquido el canal auditivo. También puede revisarte para ver si tu oído sufrió algún daño.
- Si existe un insecto alojado en tu oído y aún está vivo, inclina el oído afectado hacia arriba. Por instinto, los insectos tienden a trepar hacia arriba, y no hacia abajo, para liberarse.

- Si el insecto no sale de tu oído por su cuenta, coloca un par de gotas de aceite de bebé, aceite mineral o aceite de oliva tibio (no caliente) en tu oído. Con cuidado tira la parte superior de tu oído hacia atrás y hacia arriba cuando introduzcas el aceite en tu oído. Por lo regular, esto ayudará a que el insecto flote a la superficie.

No uses aceite para retirar otros objetos que no sean un insecto. Asimismo, no apliques aceite si sientes dolor, sangrado o secreción del oído, ya que éstos pueden ser indicios y señales de un tímpano perforado.

### Oído de nadador

El oído de nadador es una infección del canal auditivo cuya causa puede ser una humedad persistente en el oído —por ejemplo, por nadar con frecuencia—, a menudo en combinación con una lesión leve a la piel del canal auditivo.

Rascarse el canal auditivo para retirar la cera suele causar la clase de lesión leve que puede contribuir al oído de nadador. La acción de rascar crea las condiciones ideales para que bacterias y hongos invadan el canal auditivo y produzcan una infección. El espray para pelo y los tintes también suelen provocar una infección o reacción alérgica que puede derivar en oído de nadador. El oído de nadador es más común en niños y adultos jóvenes.

*Cómo tratar el oído de nadador*
Si el dolor es leve y no presentas secreción del oído o pérdida auditiva, sigue estos consejos de autocuidado.

- Coloca una almohadilla térmica tibia —no caliente— sobre tu oído, sin recostarte sobre ella.
- Considera tomar ibuprofeno (Advil, Motrin IB, otros) o acetaminofeno (Tylenol, otros) para aliviar el dolor.
- Evita que tu oído entre en contacto con agua, líquidos y otras sustancias mientras se está recuperando.
- Coloca un par de gotas de una preparación de alcohol y vinagre (mitad alcohol isopropílico, mitad vinagre blanco) en tu oído después de bañarte o nadar. El alcohol ayuda a mantener seca la piel de tu canal auditivo, y el vinagre a prevenir el crecimiento de bacterias y hongos. No hagas esto si tienes el tímpano perforado.

Si el dolor no se elimina después de uno o dos días o si tienes alguna preocupación adicional, consulta a tu médico. Después de limpiar tu oído, el médico podría recetarte gotas para los oídos con un corticoesteroide, que sirven para aliviar la comezón y reducir la inflamación. El médico también podría recetarte antibióticos para controlar la infección. Si tu infección es más grave, posiblemente necesites tomar antibióticos orales.

El oído de nadador podría derivar en una infección de los huesos y el cartílago en la base del cráneo. Este tipo de infección es en especial preocupante para personas con diabetes o un sistema inmunológico debilitado, y a menudo viene acompañada de dolor grave que empeora con el tiempo. Incluso puede poner en riesgo la vida, y suele requerir terapia de largo plazo con antibióticos bajo el cuidado de un equipo de especialistas.

Si eres un nadador frecuente, quizá debas tomar medidas preventivas como emplear gotas para los oídos de venta libre (Auro-Dri, Swim-Ear, otros) después de nadar.

### Oído de surfista

Un crecimiento anormal de hueso puede provocar que se formen tumores benignos en el canal auditivo, los cuales pueden crecer al grado de bloquear este conducto y atrapar cera y agua. Además, puede desarrollarse una infección del oído.

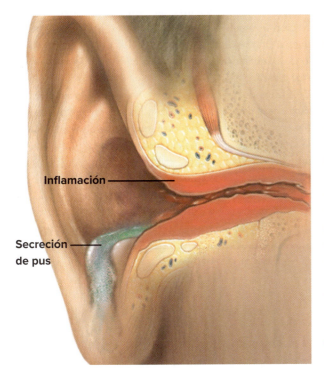

Con el oído de nadador, una pequeña herida permite que bacterias y hongos invadan el canal auditivo y provoquen una infección.

Esta condición se conoce como oído de surfista porque la desarrollan muchas personas que practican esta actividad. Los crecimientos están relacionados con una exposición prolongada al agua y al viento. Cuanto más fría es la temperatura del agua, mayor es el riesgo. Esto es porque quienes surfean en aguas frías tienen más probabilidades de desarrollar estos tumores que quienes lo hacen en aguas más calientes.

*Cómo tratar el oído de surfista*
Los tumores que se ven en el oído de surfista crecen despacio y no suelen ocasionar problemas. Si bloquean el canal auditivo, pueden extirparse con cirugía. La cirugía no requiere hospitalización, pero la recuperación puede tomar algunas semanas. Durante la recuperación, el canal auditivo debe mantenerse seco.

Si un tumor causa una infección, los antibióticos pueden encargarse de ella.

## Problemas del tímpano

El tímpano es una membrana fina y elástica con una función crucial: ser el guardián de las ondas sonoras que viajan desde tu oído externo hacia tu oído medio.

Aunque el tímpano es una estructura resiliente, puede ser blanco de infección o traumatismo capaces de comprometer su buen funcionamiento. Como resultado de esto, las ondas sonoras podrían ser incapaces de llegar al oído medio, lo cual puede causar una pérdida auditiva leve a moderada que suele ser temporal.

He aquí más información sobre algunas condiciones comunes que pueden dañar el tímpano.

*Infección y traumatismo*
Las infecciones del oído pueden provocar una acumulación de líquido en el oído medio que a su vez puede ejercer mucha presión sobre el tímpano e incluso llegar a romperlo. El dolor ocasionado por la acumulación de líquido suele mejorar una vez que se rompe el tímpano. Esto es porque el líquido secretado del oído alivia la presión. Sin embargo, las infecciones crónicas del oído poco a poco pueden desgastar la membrana del tímpano y dejar un agujero.

El tímpano también puede romperse por un golpe fuerte en la cabeza o un incremento repentino en la presión del aire exterior, como aquel ocasionado por una explosión, una bofetada en el oído o un accidente de buceo. El tímpano incluso puede perforarse si introduces un objeto, como un cotonete o clip de metal, en las profundidades del canal auditivo.

Los signos y síntomas de un tímpano roto incluyen dolor de oído, pérdida auditiva parcial, ruidos como pitidos, zumbidos o rugidos en los oídos (tinnitus) y sangrado o secreción leve del oído. En algunos casos, los tres pequeños huesos (huesecillos) en el oído medio pueden sufrir daños, lo cual puede causar una pérdida auditiva más grave y, tal vez, mareo.

A menudo, un tímpano roto sana por sí solo sin complicaciones y con poca o nula pérdida auditiva permanente. Sin embargo, algunas roturas requieren asistencia médica. Si crees que se te ha roto el tímpano, llama a tu médico de inmediato.

Estos consejos de autocuidado pueden ayudar:

- Toma aspirina u otros analgésicos, de ser necesario.
- Pon una almohadilla térmica tibia —no caliente— sobre tu oído.
- Mantén seco tu oído.
- Antes de bañarte, coloca una bola de algodón con una capa de vaselina en tu canal auditivo para evitar que le entre agua.

El médico podría recetarte un antibiótico para curar tu infección de oído y prevenir que se vuelva algo recurrente. Él o ella también podría colocar un parche de papel delgado sobre tu tímpano para sellar la abertura mientras sana. Si tu tímpano todavía no ha sanado después de varios meses, tal vez necesites cirugía.

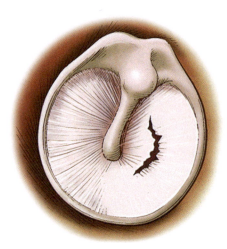

Pese a que un tímpano roto suele sanar por sí solo, aún hay un riesgo de infección y pérdida auditiva. Es importante consultar a tu médico si crees que tu tímpano podría estar dañado.

*Oído de avión*

El oído de avión (barotrauma del oído) es provocado por una diferencia sustancial entre la presión del aire en tu oído medio y la presión externa que te rodea.

Por lo regular, el canal estrecho que conecta el oído a la nariz y a la parte superior de la garganta (trompa de Eustaquio) permite que el aire fluya hacia dentro y hacia fuera del oído medio. Este movimiento del aire ayuda a ecualizar la presión en ambos lados del tímpano. Puede que notes algunos sonidos leves como clics o tronidos en los oídos al tragar o bostezar para ecualizar la presión.

El oído de avión ocurre cuando experimentas un cambio repentino y dramático en la presión externa del aire o en la presión del agua. Puede presentarse cuando un avión realiza un descenso rápido para aterrizar o durante un buceo en aguas profundas.

El cambio súbito en la presión externa restringe el flujo de aire en la trompa de Eustaquio, lo cual ocasiona que la presión del aire en el oído medio sea menor a la presión del exterior. Este desequilibrio hace que las partes del oído que están llenas de aire se compriman y que el tímpano se curve hacia dentro (retraiga).

La distorsión del tímpano interfiere con el paso de las ondas sonoras, lo cual reduce ligeramente la calidad de tu audición. Cuando realices actividades que involucren cambios rápidos en la presión externa, quizá necesites abrir la boca o tragar con frecuencia para ecualizar la presión en tus oídos.

Los signos y síntomas del oído de avión incluyen dolor en uno o ambos oídos, pérdida auditiva leve y la sensación de que ambos oídos están tapados.

Cuando existe un cambio extremo de presión o una trompa de Eustaquio se encuentra bloqueada, esto provoca un problema más grave: los pequeños vasos sanguíneos en tu oído medio podrían romperse y, en consecuencia, llenar tu oído de sangre y producir pérdida auditiva.

Aunque el oído de avión puede causar incomodidad, por lo normal no produce una pérdida auditiva permanente. El dolor suele desaparecer algunas horas después de que la presión ha sido ecualizada y recuperas tu audición.

Si tienes que tomar un vuelo cuando estás resfriado o con una congestión nasal, usa un descongestionante nasal en espray de venta libre (Afrin, NeoSynephrine, otros) entre 30 y 60 minutos antes de tu vuelo. Esto ayuda a mantener tus trompas de Eustaquio desbloqueadas. Si tienes una afección cardiaca o problemas de tensión arterial, comenta con tu médico antes de tomar un descongestionante.

Durante el vuelo, masca chicle o bebe agua para promover la deglución. Un método empleado por pilotos es taparse las fosas nasales haciendo una pinza con los dedos pulgar e índice, y ya sea inhalar y tragar, o tratar de sacar el aire por los oídos. El tronido que escuchas en tus oídos es señal de que el aire ha pasado por la trompa de Eustaquio hacia tu oído medio.

Si no desaparecen tus síntomas, habla con tu médico. Si tu trompa de Eustaquio está bloqueada o no funciona de forma correcta, quizá necesites una pequeña incisión en el tímpano. El procedimiento utilizado para hacer esto se conoce como miringotomía, que ayuda a ecualizar la presión del aire y permite extraer líquido de tu oído medio.

## PROBLEMAS DEL OÍDO MEDIO

Las infecciones, quistes, tumores y crecimientos irregulares de hueso pueden afectar tu oído medio. Estos problemas causan pérdida auditiva cuando dañan el tímpano o los huesecillos en el oído medio: el martillo (*malleus*), el yunque (*incus*) o el estribo (*stapes*). Con frecuencia, la audición puede restablecerse con medicamentos o cirugía. Sin embargo, si no se trata un problema del oído medio y se expande hacia el oído interno, podrías tener una pérdida auditiva permanente.

He aquí los principales tipos de problemas que pueden dañar el oído medio.

### Infección del oído medio

A la infección del oído medio por lo común se le conoce como *otitis media*. Se relaciona con los resfriados y otras infecciones de las vías respiratorias superiores, las cuales pueden bloquear la trompa de Eustaquio. Cuando la trompa de Eustaquio se encuentra bloqueada, el oído no puede limpiarse de manera apropiada. Esto provoca hinchazón e inflamación, y una acumulación de líquido en el oído medio.

Al mismo tiempo, las bacterias provenientes de la nariz, boca o garganta pueden viajar a través del revestimiento de la trompa de Eustaquio e infectar el líquido atrapado en el oído medio. Este líquido suele causar dolor de oído, así como la formación de un moco espeso o pus. Además, puede restringir los movimientos del tímpano y los huesecillos, lo cual puede provocar pérdida auditiva porque las ondas sonoras no pueden viajar a través del oído medio de la forma en que necesitan hacerlo.

En raras ocasiones, la presión ejercida por una infección puede rasgar o romper el tímpano. Cuando esto ocurre, la rasgadura suele sanar con rapidez, sin problemas duraderos. Una infección aguda del oído medio es un episodio único y grave que empieza relativamente rápido y suele durar no más de dos semanas.

Los signos y síntomas de una infección del oído medio incluyen:

- Dolor grave o presión en el oído
- Fiebre superior a los 38 grados Celsius
- Sueño interrumpido
- Sentir que el oído está tapado

Otros signos y síntomas pueden incluir mareo, pérdida del equilibrio, náuseas, vómito y secreción del oído.

Aunque una infección del oído medio puede observarse a cualquier edad, suele ser más frecuente en niños. De hecho, 5 de cada 6 niños tendrán al menos una infección de oído para cuando cumplan tres años. Esto se debe, en parte, a la forma que tiene la trompa de Eustaquio de un niño, que es más corta y horizontal que la de un adulto. Cuando la orientación de la trompa de Eustaquio es más horizontal, la probabilidad de que drene bien el líquido es menor. Por lo tanto, puede producirse una acumulación de líquido en el oído.

Este líquido atrapado es un caldo de cultivo ideal para las bacterias y los virus que causan infecciones. A veces, el líquido permanece atrapado incluso después de curarse la infección, lo cual puede provocar infecciones recurrentes, de las cuales aprenderás más adelante en este capítulo.

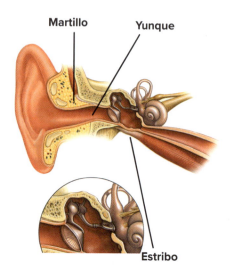

Los problemas del oído medio pueden provocar pérdida auditiva cuando lastiman el tímpano o los huesecillos en el oído medio: el martillo (*malleus*), el yunque (*incus*) y el estribo (*stapes*).

*Cómo tratar las infecciones del oído medio*

El dolor, la fiebre o la secreción de una infección del oído medio es lo que tal vez te llevará a consultar a un médico. Al revisar tus oídos, el médico podría notar que tu tímpano está descolorido, hinchado o abollado. Quizá tengas que realizarte una prueba que mide el movimiento del tímpano (timpanometría). Esta prueba podría mostrar que tu tímpano no se está moviendo como debería. El médico también podría tomar una muestra del líquido que está secretando tu oído para ver qué está causando la infección.

Muchas infecciones del oído sanan por sí solas sin necesidad de tratamiento. Con esto en mente, tú y tu médico pueden esperar a ver cómo evoluciona la infección antes de recurrir a los antibióticos. Si el líquido en el oído no está infectado o si la infección es viral en vez de bacteriana, los antibióticos no servirán de nada —y las investigaciones muestran que los virus causan la mayor parte de las infecciones de oído.

Para aliviar el dolor de oído, toma analgésicos sin receta como ibuprofeno (Advil, Motrin IB, otros) o acetaminofeno (Tylenol, otros). Mientras esperas a que el medicamento haga efecto, prueba ponerte una compresa fría o un paño mojado y frío en el oído externo durante 20 minutos. Como alternativa a una compresa fría, también puedes usar una compresa tibia.

Tomar un antihistamínico o descongestionante puede mejorar la calidad de tu respiración a través de la nariz. Esto, a su vez, puede ayudar a elevar el flujo de aire a través de la trompa de Eustaquio.

En las consultas de seguimiento, el médico revisará si la infección ha mejorado o empeorado, y verá si existen signos y síntomas de una enfermedad más grave. Algunos ejemplos de esto son dolor agudo, fiebre elevada, dolor detrás del oído, problemas para mover los músculos del rostro, rigidez del cuello, deshidratación, dificultad para respirar e irritabilidad extrema.

Si tus síntomas persisten por más de 2 o 3 días, el médico podría recetarte un antibiótico. A menos que tu médico sepa con exactitud qué está causando la infección, lo más probable es que te recomiende un antibiótico que sea efectivo contra una variedad de bacterias. Si la infección no responde a un tipo de antibiótico específico, el médico podría recetarte otro.

Una vez que inicies el tratamiento con un antibiótico, es importante terminar de tomarlo, incluso si tus síntomas mejoran, ya que esto garantiza que todas las bacterias hayan sido desechadas.

El líquido en el oído medio suele eliminarse entre 3 y 6 semanas después de curarse la infección.

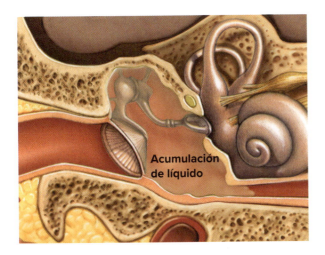 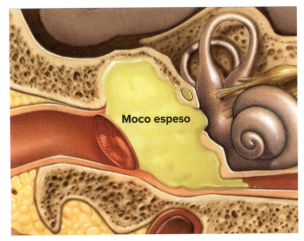

Una infección del oído (izquierda) puede presentarse cuando la trompa de Eustaquio se bloquea a causa de un resfriado u otra infección respiratoria. Puede acumularse líquido en el oído medio donde suele haber aire. Las bacterias de la nariz y la garganta pueden infectar el líquido atrapado (derecha), y hacer que se forme un moco espeso o pus. Esto es lo que impide que el tímpano y los huesecillos se muevan como lo hacen por lo común y causa pérdida auditiva.

### Infección crónica del oído

A veces, incluso después de haber sido tratado por una infección de oído, es posible que todavía tengas una infección leve. Otras veces, una infección puede poner a tu oído en riesgo de sufrir infecciones futuras. O la inflamación e irritación persistente en el tejido detrás de tus canales nasales puede bloquear la trompa de Eustaquio. Éstas son sólo algunas de las maneras en que las infecciones de oído pueden volverse crónicas, y ocurrir una y otra vez.

Las infecciones crónicas del oído pueden parecer más leves que una infección aguda. De hecho, tal vez ni siquiera sepas que tienes una infección crónica hasta que se haya establecido en tu oído. Pero una infección crónica del oído puede ser más dañina que su versión aguda, ya que puede causar daño permanente al oído y pérdida auditiva.

Cuando la trompa de Eustaquio se bloquea con regularidad, el tejido del oído medio comienza a engrosarse e inflamarse, al igual que el moco atrapado en el oído medio. La trompa bloqueada puede causar un vacío en el oído medio que, con el tiempo, puede ocasionar que el tímpano se rompa o deforme.

A medida que se observan estos cambios, las estructuras del oído medio e interno comienzan a descomponerse, lo cual produce daños permanentes y pérdida auditiva. Una

---

### INFECCIÓN AGUDA DEL OÍDO: PUNTOS CLAVE

- Por lo regular, no se requiere atención médica de urgencia para tratar el dolor de oído o posibles infecciones del oído.
- La mayor parte de las infecciones del oído no son graves y sanan por sí solas sin necesidad de antibióticos.
- Los analgésicos y otras estrategias de manejo del dolor como la aplicación de compresas de agua tibia o fría son útiles para tratar el dolor de oído.
- Los médicos suelen recomendar antibióticos para tratar las infecciones del oído cuando el dolor dura más de 2 o 3 días o si presentas signos o síntomas más graves.
- Busca atención inmediata si empiezas a experimentar signos o síntomas de enfermedad grave.

infección también puede extenderse hasta el hueso detrás del oído (mastoides) —e incluso hasta el cerebro.

Si te está fluyendo pus del canal auditivo, si te duele el oído constantemente, o si experimentas pérdida auditiva, busca atención médica. Tu médico podría referirte con un audiólogo, quien puede descifrar qué tipo de pérdida auditiva tienes y qué tan grave es.

El médico también podría tratar de buscar la fuente de la infección. Asimismo, podría realizarse una tomografía computarizada (TC), aunque es raro, para ver si la infección se ha esparcido al hueso detrás del oído.

*Cómo tratar las infecciones crónicas del oído*
Los fármacos y la cirugía son dos de las formas más comunes de tratar las infecciones crónicas del oído.

Si la congestión nasal causada por un resfriado o alergia está contribuyendo a tu infección, el médico podría mandarte un antihistamínico o un descongestionante. Esto ayuda a abrir la trompa de Eustaquio y te permite respirar mejor por la nariz. Además, permite que el aire fluya hacia y desde el oído medio. Sin embargo, algunos estudios cuestionan la eficacia de estos medicamentos en las infecciones crónicas del oído.

Algunos médicos recomiendan una dosis baja de antibióticos para evitar que las infecciones del oído medio se vuelvan recurrentes. Sin embargo, no se ha demostrado que estos prevengan este tipo de infecciones. Además, el uso generalizado y prolongado de antibióticos puede contribuir a la proliferación de bacterias resistentes a los fármacos.

Si tu oído medio está lleno de líquido durante más de tres meses y no tienes el tímpano roto, tal vez necesites que te hagan una pequeña incisión en el tímpano para aliviar la presión y ayudar a drenar el líquido. La audición suele mejorar de inmediato después de este procedimiento.

Por lo regular, la incisión en el tímpano, la extracción del líquido y la inserción de un tubo de metal o plástico a través del agujero formado toma menos de 15 minutos. Este tubo permanece en su lugar para permitir el drenaje del líquido. Algunos permanecen fijos hasta un año y luego se caen por sí solos. Otros permanecen fijos más tiempo y se requiere cirugía para retirarlos.

Si tu tímpano y huesecillos tienen daños significativos, tal vez requieras cirugía para retirar el tejido infectado y reparar esas estructuras. Este procedimiento se conoce como timpanomastoidectomía, y puede llevarse a cabo todo al mismo tiempo. O primero podrías someterte a una cirugía sólo para eliminar la infección. Más adelante, se realiza una cirugía para reconstruir las estructuras del oído medio. Las infecciones crónicas del oído a menudo requieren más de una cirugía.

## Colesteatoma

El colesteatoma es un quiste que por lo común se encuentra en el oído medio o en el hueso detrás del oído, y puede ocurrir cuando la piel del canal auditivo crece hacia el oído medio a través de un agujero o rotura en el tímpano. El quiste también puede formarse si la trompa de Eustaquio está bloqueada; el bloqueo crea un vacío en el oído medio, el cual dobla tu tímpano hacia adentro para formar un bolsillo. Algunas células viejas de la piel quedan atrapadas en el bolsillo del tímpano y se transforman en un colesteatoma parecido a un quiste.

Los bebés a veces nacen con este quiste cuando las células de la piel quedan atrapadas detrás del tímpano.

Los signos y síntomas del colesteatoma incluyen secreción de pus del oído, pérdida auditiva, dolor o sensación de taponamiento en los oídos, mareo y debilidad de los músculos en el rostro.

El colesteatoma no es canceroso y no se propaga. La magnitud de la pérdida auditiva causada por este quiste depende de su tamaño y ubicación. Con frecuencia, este quiste daña los delicados huesos del oído medio (huesecillos) o dificulta su funcionamiento, lo cual produce una pérdida auditiva significativa.

De no tratarse, el quiste podría dañar la cóclea y el laberinto vestibular del oído interno, lo cual podría resultar en una pérdida auditiva permanente y problemas de equilibrio. Además, puede dañar el nervio facial. En raras ocasiones, puede causar una infección del sistema nervioso central (meningitis).

*Cómo tratar un colesteatoma*
Se requiere cirugía para tratar un colesteatoma. Si es grande o más invasivo, tal vez requieras una serie de operaciones para corregir el daño a los huesos de tu oído medio y quizá reconstruirlos. Si no se extirpa el quiste por completo, lo más probable es que vuelva a crecer, y que sea necesaria otra cirugía más adelante. Aunque por lo regular la cirugía no requiere hospitalización, algunas personas necesitan quedarse una noche después del procedimiento.

En casos graves, cuando el colesteatoma es grande o se localiza en una zona del oído de difícil acceso, podría requerirse una cirugía para extirpar partes dañadas del hueso detrás de tu oído. Esto deja una cavidad que debe limpiarse de vez en cuando, y no restaura la audición perdida de forma efectiva. Quizá se necesite una cirugía adicional para reconstruir la cadena de huesecillos (osicular) en el oído medio si ésta ha sufrido daños.

### Otros quistes y tumores

Con menos incidencia, pueden desarrollarse crecimientos irregulares en el oído medio y en los tejidos que lo rodean. La mayor parte de los tumores del oído medio no son cancerosos, pero algunos sí lo son —y pueden propagarse a otras partes del cuerpo. Los tumores no cancerosos suelen crecer despacio. Sin embargo, cuando son cancerosos, tienden a crecer con rapidez.

Si tienes un tumor, tal vez sientas que tienes el oído tapado. Incluso podrías experimentar ruidos como pitidos, zumbidos o rugidos en los oídos (tinnitus), pérdida auditiva, secreción del oído, mareo y pérdida del equilibrio. También podrías ser incapaz de mover los músculos en tu rostro.

Habla con tu médico si tienes cualquiera de estos signos y síntomas. Una tomografía computarizada (TC) o una resonancia magnética pueden mostrar si presentas un tumor. De ser así, el médico podría obtener una muestra (biopsia) para ver si es canceroso.

Los tumores más comunes son:

- **Glomus timpánico y glomus yugular.** Son masas de células que dificultan el trabajo de los tres pequeños huesos del oído medio (huesecillos). Recordarás que los huesecillos se mueven de tal forma que permiten que las ondas sonoras lleguen al oído interno. Un tumor glomus a menudo produce un sonido pulsante en el oído que acompaña cada latido del corazón. La mayor parte de estos tumores no son cancerosos. Sin embargo, en raras ocasiones, pueden propagarse hacia los nódulos linfáticos del cuello y convertirse en un problema más grave.

- **Carcinoma de células escamosas.** Los tumores cancerosos del oído son raros, pero entre los que se presentan el carcinoma de células escamosas es el más común. Este tumor se desarrolla en las células de la piel del oído externo y el canal auditivo y se esparce hacia el oído medio y la parte ósea detrás del oído. Aunque en un inicio el sol y las camas de bronceado suelen causar este tipo de cáncer de piel, también puede presentarse en la piel que no está expuesta a la luz solar, por motivos que los investigadores aún no comprenden. El dolor de oído, la secreción de líquido del oído y los periodos prolongados de sangrado del oído son signos y síntomas de este tipo de cáncer. De no tratarse, este tipo de cáncer es mortal.

*Cómo tratar los quistes y tumores del oído*

La cirugía y la radiación pueden emplearse para tratar los tumores del oído. A veces, sobre todo en adultos mayores, los tumores pueden verse a lo largo del tiempo. Con este enfoque, se llevan a cabo tomografías computarizadas o resonancias magnéticas para monitorear el crecimiento del tumor.

La cirugía para extirpar un tumor es delicada y compleja. Puede involucrar la eliminación parcial o total del oído, dependiendo de la naturaleza y el tamaño del tumor. Esto puede resultar en una pérdida auditiva permanente. También puede hacer que los nervios que desembocan en el rostro y la garganta dejen de funcionar, lo cual puede afectar tu voz y tu capacidad para tragar.

Es importante tratar un tumor canceroso de inmediato. La radioterapia puede usarse por sí sola o junto con una cirugía. La radioterapia suele utilizarse después de una cirugía para destruir las células cancerosas restantes.

### Otosclerosis

La otosclerosis se desarrolla cuando se forma un crecimiento de hueso en la entrada del oído interno (ventana oval). Este crecimiento hace que el estribo —uno de los pequeños huesos del oído medio— se adhiera a la ventana oval.

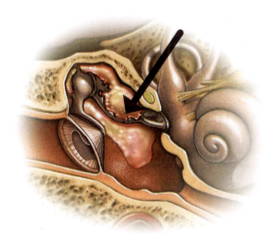

Este colesteatoma (véase la flecha) no ha sido tratado. Ha desgastado los huesos en el oído medio y roto el tímpano. Cuando se elimina este quiste con cirugía, a veces es necesario colocar un parche en el tímpano y remplazar los huesecillos con un dispositivo artificial.

En consecuencia, el estribo pierde su capacidad de vibrar y ayudar a mover las ondas sonoras hacia el oído interno.

Para un pequeño número de personas con otosclerosis, la pérdida auditiva puede ser profunda, sobre todo si daña el tejido en la cóclea del oído interno. Otros signos y síntomas de otosclerosis incluyen mareo, problemas de equilibrio y tinnitus.

La otosclerosis es una causa frecuente de pérdida auditiva conductiva en adultos jóvenes. Es más común en mujeres que en hombres y afecta a las personas blancas con más frecuencia que a individuos de otras razas. Por lo regular, los signos y síntomas de la condición aparecen entre los 20 y los 50 años. La enfermedad se desarrolla a lo largo del tiempo y puede afectar uno o ambos oídos.

Las investigaciones sugieren que la composición genética puede elevar la probabilidad de que una persona padezca esta enfermedad. Si uno de los padres tiene el trastorno, esto hace que el hijo tenga 25 % más probabilidades de desarrollarlo. El riesgo se duplica si ambos padres lo tienen.

*Cómo tratar la otosclerosis*
Debido a que la otosclerosis suele resultar en una pérdida auditiva leve a moderada y que no avanza más allá de eso, los aparatos auditivos u otros dispositivos de audición pueden ayudar a la mayoría de las personas que tienen una pérdida auditiva provocada por esta condición.

La cirugía también es una opción. El estribo adherido al hueso puede remplazarse con un pequeño alambre u otra prótesis. Este procedimiento se conoce como estapedotomía o estapedectomía. La prótesis trabaja como solía hacerlo el estribo, al dejar que las vibraciones de sonido pasen del tímpano al oído interno. Quizá no notes ninguna mejoría en tu audición hasta 3 o 6 semanas después de la cirugía, pero la mejoría suele ser permanente. Sin embargo, en casos excepcionales, esta cirugía podría agravar la pérdida auditiva.

Esta cirugía presenta algunas posibles desventajas. La prótesis podría moverse de lugar, podría reaparecer un crecimiento de hueso, o la parte del oído a la que está adherida la prótesis podría desgastarse. En raras ocasiones, esta cirugía resulta en una pérdida auditiva total en el oído afectado u otras complicaciones, como mareo, pitido en el oído, alteraciones del gusto o parálisis facial. Si la enfermedad empeora después de la cirugía, la prótesis podría no ser la mejor opción al paso del tiempo.

Si tienes otosclerosis, es posible que te recomienden tomar tabletas de fluoruro de sodio para ayudar a preservar la audición. Sin embargo, la eficacia de este método aún es motivo de debate.

Quienes defienden este tratamiento dicen que el fluoruro podría ayudar a endurecer el crecimiento de hueso, al prevenir cambios en el oído interno y la pérdida auditiva que pueden ocasionar. Sin embargo, el fluoruro ya está presente en la mayor parte de los suministros públicos de agua en Estados Unidos, por lo que comúnmente no se necesita un tratamiento adicional con fluoruro.

### Discontinuidad de la cadena osicular

Un traumatismo craneoencefálico puede causar que los pequeños huesos del oído medio (huesecillos) se muevan o rompan.

El traumatismo suele ocasionar problemas donde se unen estos huesos, y con frecuencia uno de los huesos se rompe

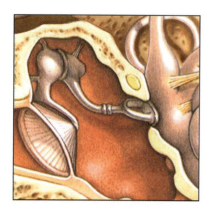 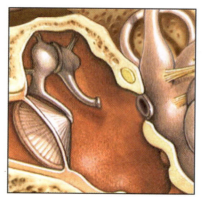 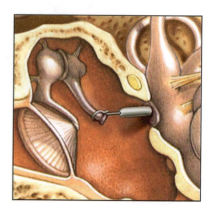

La cirugía conocida como estapedotomía o estapedectomía a veces se emplea para tratar la otosclerosis. En esta operación, el estribo que permanece adherido e inmóvil se extirpa parcial o totalmente, y luego se remplaza con un pequeño alambre u otra prótesis que guía las ondas sonoras hacia el oído interno.

de forma parcial. Las fracturas alteran la cadena de huesos, al provocar una interrupción en el canal de sonido que va del tímpano al oído interno. Esto resulta en una pérdida auditiva significativa.

*Cómo tratar la discontinuidad de la cadena osicular*
Por razones obvias, después de sufrir cualquier tipo de lesión grave en la cabeza lo mejor es realizar un examen médico completo. Las pruebas pueden mostrar qué tipo de pérdida auditiva tienes y su gravedad. Si después de seis meses de la lesión sigues teniendo pérdida auditiva, el médico podría sugerir que te operes o que vayas al audiólogo para evaluar la posibilidad de usar un aparato auditivo.

Si decides someterte a una cirugía, lo más probable es que te realicen una osiculoplastia, la cual busca reconstruir los huesecillos desplazados o remplazarlos ya sea con una prótesis o con pequeños pedazos de hueso o cartílago. Debido a que los huesecillos son minúsculos, esta operación es delicada. Además, es probable que no recuperes tu audición por completo.

Aunque las complicaciones son raras, cualquier cirugía de oído conlleva estos riesgos:

- Sordera total en el oído afectado
- Tinnitus
- Mareo y pérdida del equilibrio
- Daño al nervio facial que resulta en cambios al sentido del gusto o parálisis facial en el lado afectado

El otorrinolaringólogo seguramente hablará sobre estos riesgos contigo antes de que tomen cualquier decisión respecto a la cirugía.

A veces, las lesiones de la cabeza dañan la cóclea, lo cual provoca una pérdida auditiva en el oído interno que no puede ser reparada con cirugía. En estos casos, lo mejor es optar por un aparato auditivo.

Reconocer los signos y síntomas de problemas del oído medio y externo puede ayudar a tratarlos con rapidez, antes de que tengan la oportunidad de causar problemas de audición y equilibrio.

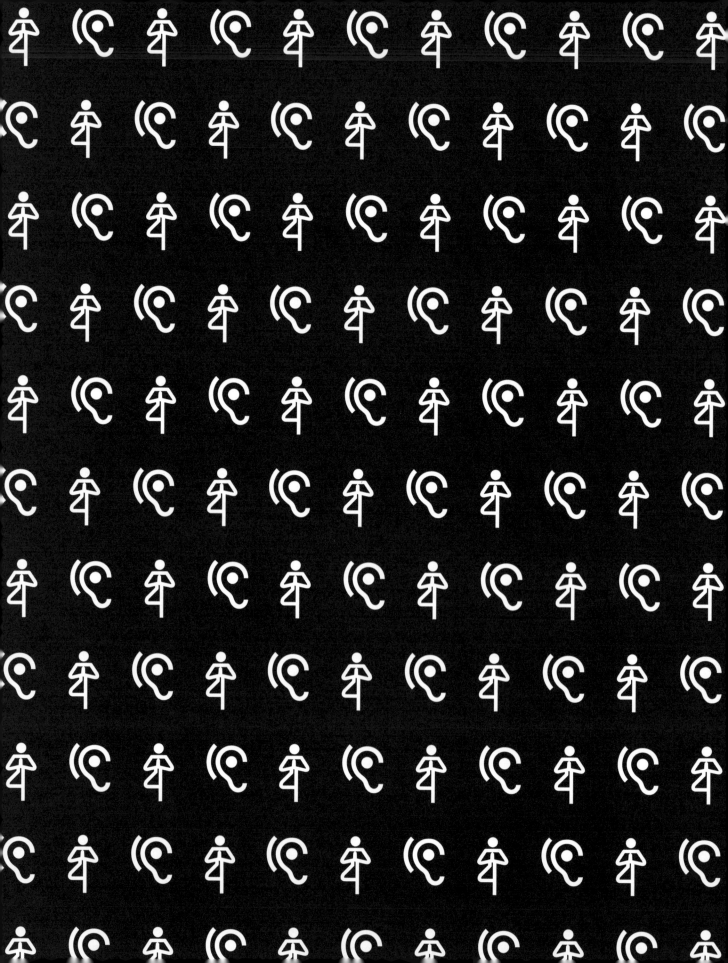

## CAPÍTULO 4

# Problemas del oído interno

El oído interno es una estación de paso que hace posible la audición y el equilibrio. Las células en el oído interno transforman el sonido en una señal que el cerebro puede entender. Mientras que las finas células ciliadas y el líquido que están en el oído interno pueden ayudar con el equilibrio.

Por eso es que, cuando el oído interno no funciona de manera apropiada, la audición y el equilibrio se ven muy afectadas.

Consideremos, por ejemplo, la pérdida auditiva neurosensorial, que involucra daño al oído interno (la cóclea, el nervio auditivo o ambos). La presbiacusia es el tipo de pérdida auditiva que se presenta con el envejecimiento. Las células ciliadas en el oído interno se desgastan, y esto causa una pérdida de sensibilidad al sonido. Algunos adultos sufren poca pérdida auditiva a medida que envejecen; otros mucha más.

Otros problemas del oído interno, como un tumor en los nervios que conectan el oído interno con el cerebro, pueden provocar mareo y dificultades con el equilibrio.

Este capítulo describe sólo aquellas condiciones relacionadas con los problemas del oído interno.

### PROBLEMAS DEL OÍDO INTERNO RELACIONADOS CON LA AUDICIÓN

Muchas condiciones del oído interno causan pérdida auditiva. He aquí los tipos de problemas más frecuentes del oído interno que se vinculan con la pérdida auditiva.

### Presbiacusia

La presbiacusia, como viste antes, se conoce como la pérdida auditiva relacionada con la edad. Casi 1 de cada 10 adultos entre los 55 y 64 años tienen alguna pérdida auditiva. Esta cifra se eleva a cerca de 1 en cada 3 en adultos de 65 a 74 años. Adicionalmente, alrededor de 50 % de los adultos mayores de 75 tienen pérdida auditiva.

Aunque no todas las personas envejecen de la misma manera, con el paso de los años suele ser más difícil distinguir algunos detalles sensoriales. Podrías perder células ciliadas en la cóclea del oído interno, lo cual deriva en una pérdida auditiva neurosensorial. Asimismo, tu cerebro podría perder la capacidad de traducir señales del nervio auditivo en sonidos reconocibles con la velocidad con que solía hacerlo.

En un principio, tal vez notes que ya no percibes los sonidos de frecuencia (tono) alta tan bien como solías hacerlo. Esto se debe a que el daño inicial a las células ciliadas se presenta en la zona donde se procesan los sonidos de frecuencia alta. Cuando esto sucede, es probable que no consigas oír o notar la diferencia entre ciertos sonidos del habla, como *s*, *f* y *d*.

Mientras esto ocurre, la capacidad para oír sonidos de frecuencia baja suele mantenerse intacta. Algunos sonidos, como el ruido retumbante de un bajo o de un camión que pasa por la calle, podrían percibirse de manera *muy* fuerte.

Con la presbiacusia, además, podrías experimentar un pitido o zumbido en los oídos, una condición conocida como tinnitus (ver capítulo 5). La presbiacusia también dificulta las conversaciones en espacios públicos, como en una tienda o restaurante abarrotados de gente donde hay mucho movimiento y ruido de fondo.

Ser incapaz de oír todos los detalles de una conversación es como leer un libro al que se le han arrancado algunas páginas o tratar de reconocer una canción tomando como base sólo el acompañamiento del bajo que suena en el radio de la casa de tu vecino. Puede ser una experiencia frustrante, por no decir molesta.

La presbiacusia tiende a ser hereditaria, lo cual sugiere que tiene un componente genético. La aparición de la enfermedad suele ser más temprana en algunas familias que en otras.

Al igual que es posible ajustarse a otros cambios que conlleva la edad, como la pérdida de visión, existen formas de trabajar con la presbiacusia. En particular, los aparatos auditivos pueden ayudarte con los sonidos de frecuencia alta sin hacer que los sonidos de frecuencia baja sean muy fuertes. Los aparatos auditivos por sí solos no pueden restablecer tu audición al nivel de tu juventud, pero son útiles.

### Pérdida auditiva inducida por el ruido

A diario las personas están rodeadas de ruido. El bullicio del tráfico; los zumbidos y rechinidos de las máquinas; las conversaciones de la gente; la música y las voces en la radio, y el sonido de aviones sobrevolando el cielo son ejemplos de esto. La mayoría de las personas quizá no se detienen mucho a pensar en estos sonidos que consideran familiares. Por lo regular, no son lo bastante altos como para interferir con rutinas diarias o dañar los oídos. Pero, a veces, un sonido puede llegar a ser demasiado fuerte, y algunos sonidos pueden ocasionar daño permanente.

La exposición al ruido puede dañar la audición de dos maneras:

- **Una sola explosión de ruido.** La exposición repentina y sin protección a un sonido que mide entre 120 y 190 decibeles (dB), como el disparo de un rifle o la explosión de un petardo, puede ocasionar una pérdida auditiva inmediata. Los sonidos de artillería y explosiones son aún más peligrosos. La pérdida auditiva inducida por el ruido es una lesión común en el ámbito militar.
- **Exposición prolongada a un ruido fuerte.** La exposición de largo plazo a concentraciones de ruido por encima de los 85 decibeles puede dañar tu audición. Esto puede ocurrir en el trabajo o durante alguna actividad recreativa. Las fuentes de ruido incluyen herramientas eléctricas, equipo de jardinería, tractores, motocicletas y motonieves, y equipo de sonido como reproductores personales configurados a un volumen alto.

La pérdida auditiva inducida por el ruido puede presentarse en uno o ambos oídos. Quizá notes que algunos sonidos cotidianos parecen apagados o distorsionados. También es probable que experimentes una sensación de pitido o zumbido en los oídos (tinnitus).

Luego de una exposición repentina a un sonido fuerte, tal vez experimentes de inmediato estos síntomas. Pero, con la exposición prolongada, la pérdida auditiva puede ser tan gradual que ni siquiera lo notes hasta que alguien lo mencione o al llevar a cabo una prueba de audición. Además, la exposición al ruido puede acumularse con el tiempo. Los sonidos fuertes que hayas experimentado años atrás pueden contribuir a la pérdida auditiva con la edad.

La pérdida auditiva tras exponerse a un ruido fuerte se conoce como un cambio de umbral temporal. La audición suele recuperarse en minutos o incluso días. Un cambio temporal que dura más de 30 días se conoce como un cambio de umbral permanente. Es poco probable que esta pérdida auditiva mejore.

Casi 1 de cada 4 personas en Estados Unidos entre los 20 y 69 años tiene algún grado de pérdida auditiva provocado por la exposición a sonidos fuertes o ruido en el trabajo o en actividades de esparcimiento.

*Cómo prevenir la pérdida auditiva inducida por el ruido*

Aunque por lo general la pérdida auditiva inducida por el ruido no puede recuperarse, sí puede prevenirse. He aquí cómo:

- Conoce qué ruidos pueden ocasionar daño.
- Evita exponerte a ruidos fuertes.
- Toma pausas si has estado expuesto a ruidos fuertes de forma prolongada.
- Aléjate de la fuente del ruido.
- Utiliza protectores de oído al llevar a cabo actividades ruidosas.

Los protectores de oído son más efectivos cuando se emplean durante todo el periodo de exposición a un ruido fuerte. Tanto los tapones como las orejeras son buenas opciones. Los tapones son pequeños insertos que se ajustan con comodidad dentro del canal auditivo. Por su parte, las orejeras se ajustan a lo largo de todo el oído externo. Ambos pueden reducir el ruido entre 15 y 30 decibeles.

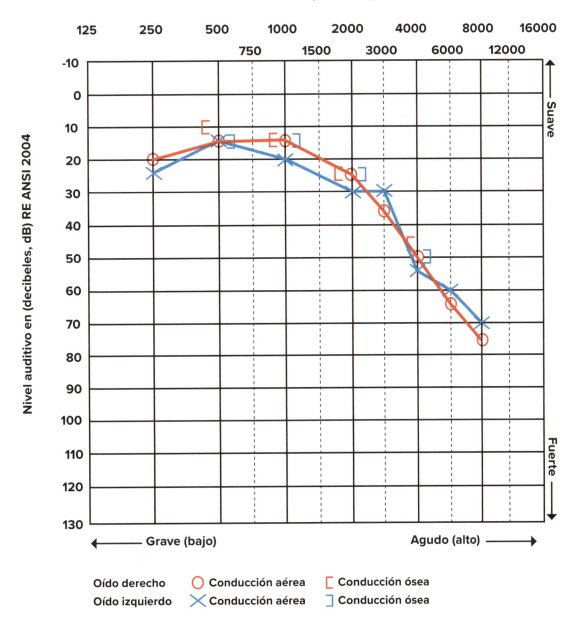

Este audiograma muestra un patrón común de pérdida auditiva por presbiacusia. A menudo con la edad, la gente suele ser capaz de escuchar sonidos de frecuencia baja. Sin embargo, suele ser más difícil escuchar sonidos de frecuencia alta. Y tal vez algunos sonidos de frecuencia alta se vuelvan imposibles de oír, como el timbre o el canto de los pájaros.

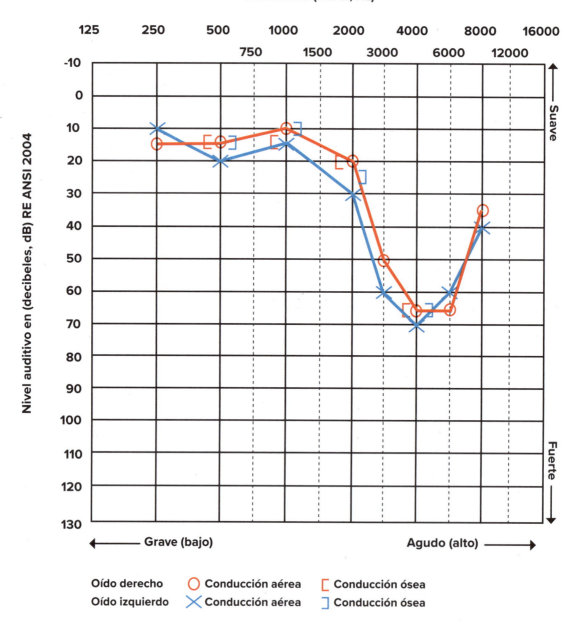

Este audiograma muestra un patrón común de pérdida auditiva por exposición al ruido. Muchas personas son capaces de oír sonidos de frecuencia baja, pero su capacidad de frecuencia alta disminuye, sobre todo a los 4 000 Hertz.

> **PARA SABER MÁS**
>
> ¿Tu audición está en riesgo? Aprende a proteger tus oídos con estos consejos de Greta C. Stamper, Au.D., Ph.D., audióloga de Mayo Clinic: links.mayoclinic.org/protectears

Cuando se usan en conjunto, los tapones y las orejeras ofrecen una reducción adicional de 5 decibeles —lo cual es importante cuando las concentraciones de ruido son altas.

Sin importar el tipo de protector de oído que utilices, asegúrate de que esté limpio y bien ajustado. Los tapones deben mantener un sello hermético en tu oído. Las orejeras tienen que estar en contacto con toda la piel que rodea tu oído. Los dispositivos que cumplen con los estándares federales en Estados Unidos pueden adquirirse en farmacias, ferreterías, tiendas deportivas y con la mayor parte de los proveedores de salud auditiva.

Las compañías estadunidenses que trabajan con concentraciones de 85 decibeles o más en promedio a lo largo de una jornada de ocho horas están obligadas a tener un programa de conservación auditiva, el cual debe incluir mediciones de ruido, protectores de oído y pruebas anuales de audición para los empleados, además de sesiones educativas y de capacitación.

## OTROS PROBLEMAS DEL OÍDO INTERNO

Factores como el envejecimiento y la exposición al ruido pueden afectar el oído interno y el nervio auditivo, lo cual deriva en problemas de audición y equilibrio. Los efectos de este daño pueden ser repentinos o desarrollarse de manera gradual. A partir de la página 46, encontrarás ejemplos comunes de problemas auditivos y de equilibrio relacionados con el oído interno, y en el capítulo 16 descubrirás algunos ejemplos adicionales vinculados con el equilibrio.

> **REDUCE EL NIVEL DE RUIDO**
>
> Casi todas las personas están conscientes de los peligros que supone el ruido relacionado con el trabajo. Pero es fácil pasar por alto el ruido al que estamos expuestos en nuestra propia casa.
>
> Reduce el nivel de ruido en tu casa con estos consejos:
>
> - Baja el volumen de tu televisión o de tu sistema de sonido.
> - Usa audífonos cómodos que bloqueen el ruido de fondo en tus reproductores de sonido personales para que no tengas que subir tanto el volumen.
> - Elige electrodomésticos más silenciosos.
> - Coloca almohadillas debajo de los electrodomésticos más ruidosos.
> - No emplees varios electrodomésticos al mismo tiempo.
> - Instala alfombra para que absorba el sonido.
> - Sella ventanas y puertas para bloquear el ruido del tránsito.
> - Usa tapones u orejeras al emplear herramientas eléctricas.
> - Descansa tus oídos. Alterna entre actividades ruidosas y otras más silenciosas.
>
> La pérdida auditiva causada por actividades recreativas es cada vez más común. Usa protectores de oído cuando te subas a una motonieve o motocicleta, cuando utilices armas de fuego, o cuando estés escuchando música muy ruidosa.

## ¿QUÉ TAN RUIDOSOS SON LOS SONIDOS COTIDIANOS?

Estos niveles de sonido están organizados con un código de color que facilita su consulta para mostrar los sonidos que son seguros para los oídos (verde), los que requieren precaución (amarillo), y los que pueden dañar la audición cuando no se usa un protector de oído (rojo).

| Nivel de sonido (decibeles) | Ruido |
|---|---|
| 30 | Susurro |
| 40 | Zumbido del refrigerador |
| 50 | Lluvia |
| 60 | Conversación normal, máquina de coser |
| 70 | Lavadora de ropa |
| 85 | Tránsito pesado de la ciudad |
| 95 | Motocicleta, podadora eléctrica, resonancia magnética |
| 100 | Motonieve, taladro de mano, secadora de pelo, transporte colectivo metro |
| 105 | Reproductor de sonido personal al volumen más alto |
| 110 | Motosierra, concierto de rock |
| 120 | Sirena de ambulancia |
| 130 | Motor de jet al despegar |
| 150 | Petardo |
| 165 | Escopeta calibre 12 |
| 180 | Lanzamiento de cohete |

Los ruidos que no son tan dañinos para los oídos tienden a estar por debajo de los 60 decibeles. A partir de ahí, cuanto más alto sea el nivel de sonido, mayor será el daño que podrían experimentar tus oídos. Analiza a qué sonidos estás expuesto regularmente y piensa en cómo mejorar tu protección auditiva.

¿Qué tan alto es demasiado alto? He aquí una regla de oro: si tienes que gritar para que alguien que se encuentra a un brazo de distancia de ti te escuche, te estás exponiendo a un exceso de ruido.

## REPRODUCTORES DE SONIDO PERSONALES

Los reproductores de sonido personales son cada vez más populares. Su calidad de sonido ha mejorado a lo largo de los años, y son más pequeños y fáciles de usar. En consecuencia, la gente pasa más tiempo escuchando música y otros medios con estos dispositivos. Por desgracia, muchos usuarios los utilizan por demasiado tiempo y a un volumen muy alto. Esto puede ocasionar una pérdida auditiva inducida por el ruido, algo que quizá ni siquiera notes hasta que tus oídos sufran daños significativos.

Algunos consejos para emplear estos dispositivos son: mantén el volumen a un nivel que te permita acompañar una conversación al mismo tiempo; o usa audífonos cómodos o que aíslen el ruido. Ambos pueden ayudar a bloquear el ruido de fondo, con lo cual te permiten escuchar a un menor número de decibeles.

Aunque no es fácil medir el número de decibeles de tu música, una pauta sencilla para un uso seguro es la regla del 80/90, la cual dice que está bien utilizar un reproductor de sonido a 80% del volumen máximo por hasta 90 minutos diarios. Si decides escuchar durante más tiempo, debes bajar el volumen. Esta regla asume que no existen otras exposiciones adicionales a un nivel alto de ruido dentro de ese periodo de 24 horas. Muchos dispositivos tienen una configuración que te ayuda a evitar que el volumen exceda 80%, incluso cuando fijas el volumen al máximo.

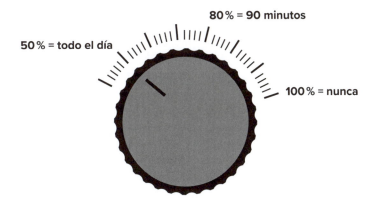

Otras formas de notar si el volumen está muy alto son:

- No puedes escuchar las conversaciones que suceden a tu alrededor.
- Notas que gritas mientras hablas con gente que se encuentra cerca de ti.
- Después de oír, experimentas sonidos apagados o pitido en los oídos.

## Sordera súbita

La audición que se pierde de un momento a otro o en cuestión de días se conoce como pérdida auditiva neurosensorial súbita (SSNHL, por sus siglas en inglés).

Entre 1 y 6 de cada 5 000 personas experimentan pérdida auditiva neurosensorial súbita cada año en Estados Unidos. Casi siempre daña a un solo oído. Mucha gente experimenta un sonido de tronido cuando se presenta. O pueden detectar la pérdida auditiva al despertar o intentar usar el oído afectado. Además, pueden desarrollar mareo o tinnitus.

Si detectas estos síntomas, contacta a tu médico de inmediato. La pérdida auditiva neurosensorial súbita a menudo se confunde con una infección común del oído o algún otro problema. Pero puede diagnosticarse con precisión al realizar la prueba indicada.

Durante el examen, el médico evaluará el grado de pérdida auditiva. Cuanto menos audición se haya perdido, es más probable que se recupere en el curso de unas semanas. Aunque muchas personas recuperan su audición, algunas podrían recuperar poco o nada en el oído afectado.

Detectar con precisión el motivo de la pérdida auditiva neurosensorial súbita puede ser difícil. La mayor parte de las veces, se desconoce la causa. Si se conoce, atacar el problema subyacente podría solucionar la pérdida auditiva.

Cuando la causa no es obvia, el médico podría considerar muchas posibilidades, tales como:

- Infección viral del oído interno
- Alteración abrupta del flujo sanguíneo a la cóclea
- Rotura de la membrana dentro de la cóclea
- Neuroma acústico

Podría llevarse a cabo una prueba de audición especial o una resonancia magnética para asegurarse de que la causa de la pérdida auditiva no sea un tumor o crecimiento irregular.

Si recuperas rápido tu audición, tal vez no requieras tratamiento. Si requieres tratamiento, el médico podría recetarte un corticoesteroide como la prednisona o la dexametasona para reducir la inflamación lo antes posible. A veces, se inyecta el corticoesteroide de manera directa en el oído medio a través del tímpano.

Es importante recibir tratamiento cuanto antes, ya que no es tan efectivo si se receta más de dos semanas después de la pérdida auditiva. El tratamiento podría no servir de nada después de más de seis semanas de la pérdida auditiva.

## Infecciones virales

Antes de que se popularizara la práctica de vacunar a la gente durante la infancia, los virus que causaban muchas enfermedades también eran responsables de la pérdida auditiva. Por ejemplo, el virus del sarampión suele atacar las células que recubren los pulmones y la parte trasera de la garganta. De igual modo, el virus de las paperas suele afectar a una de las glándulas salivales que se encuentran entre el oído y la mandíbula. Cualquiera de estas infecciones puede extenderse al oído interno y destruir células ciliadas en la cóclea, lo que resulta en una pérdida de audición.

La pérdida auditiva provocada por estas enfermedades que solían ser frecuentes ahora es rara en Estados Unidos porque puede prevenirse con una vacuna. Los niños reciben la vacuna triple viral (sarampión-paperas-rubéola) de forma rutinaria entre los 12 y los 15 meses de edad y de nuevo a los 4 o 6 años. Otra manera de obtener inmunidad es al infectarse naturalmente con sarampión o paperas.

Si vas a viajar a un lugar donde aún prevalecen estas enfermedades, coméntalo con tu médico para asegurarte de estar al día con todas tus vacunas.

Otros virus podrían viajar por el torrente sanguíneo hacia la cóclea, lo cual tendría como consecuencia una pérdida auditiva. Entre ellos están los virus de la gripe, varicela y mononucleosis, y el citomegalovirus (CMV).

## Traumatismo craneoencefálico

A veces, un golpe en la cabeza puede ocasionar problemas de audición, sobre todo si se fractura la parte del cráneo que alberga el oído (hueso temporal). Este tipo de fractura puede lesionar la delicada estructura de la cóclea o el nervio auditivo. El daño al nervio interfiere con la comunicación hacia el cerebro.

El cerebro reposa dentro del cráneo, protegido por un colchón de líquido cefalorraquídeo. Un golpe fuerte en la cabeza ocasiona que el cerebro se mueva de lugar abruptamente, lo cual puede rasgar vasos sanguíneos, estirar fibras nerviosas y lesionar tejidos. Las ondas de presión que resultan del golpe pueden alterar estructuras en la cóclea (daño conocido como conmoción coclear) y provocar una pérdida auditiva neurosensorial. La pérdida auditiva derivada de este tipo de traumatismo puede pasar desapercibida durante un tiempo. Si has sufrido una conmoción coclear, tu audición podría mejorar a lo largo de un periodo de seis meses.

### Pérdida auditiva oculta

Algunas personas reciben resultados normales en sus audiogramas y, sin embargo, tienen problemas para oír en ciertas situaciones. Otras tienen más dificultades para entender de lo esperado con cierto tipo de pérdida auditiva. Esto se conoce como pérdida auditiva oculta. La gente que la padece suele tener problemas para comprender el habla en entornos con mucho ruido de fondo, pero pueden oír sonidos —incluso a alguien susurrando— en un cuarto silencioso.

Históricamente, los expertos se han enfocado en el daño a las células ciliadas o los nervios en el oído como una causa potencial de la pérdida auditiva oculta. Se cree que esta pérdida auditiva es ocasionada por el proceso de envejecimiento y la exposición a ruidos fuertes. Pero otras cuestiones de mayor peso podrían estar en juego: los ruidos fuertes pueden causar una pérdida de conexiones entre las células ciliadas internas y el nervio auditivo (sinapsis). Los audiogramas se hacen en habitaciones silenciosas, y en estas situaciones sólo se requieren un par de sinapsis para oír. No obstante, si existe mucho ruido compitiendo por nuestra atención, el oído debe tratar de procesar el sonido al activar ciertas sinapsis.

Cuando se pierden estas sinapsis, las señales pueden volverse más confusas, lo cual provoca que el cerebro batalle para entender el mensaje.

La pérdida auditiva oculta también puede ocurrir cuando ciertas condiciones alteran el proceso de las células de producir aislamiento para las fibras nerviosas en el oído. El síndrome de Guillain-Barré es un ejemplo de esto. Los problemas cognitivos, la neuropatía, las lesiones de la cabeza o el cerebro, un accidente cerebrovascular (ACV), el trastorno por déficit de atención e hiperactividad (TDAH) y los fármacos también pueden contribuir a la pérdida auditiva oculta.

Hacer pruebas de audición completas además de un audiograma puede ofrecer una imagen mucho más precisa de lo que está sucediendo. Si existe la posibilidad de tener una pérdida auditiva oculta, lo más probable es que los profesionales de la salud evalúen tu audición en entornos ruidosos. Esto se conoce como *pruebas de habla en ruido*. No hay un tratamiento para la pérdida auditiva oculta, pero reducir tu exposición a ruidos fuertes, recibir entrenamiento auditivo-cognitivo, y emplear aparatos auditivos u otros dispositivos de apoyo pueden ayudar a mantenerla bajo control.

---

#### CUANDO LA PÉRDIDA AUDITIVA ES GENÉTICA

Más de 100 genes tienen mutaciones que pueden provocar pérdida auditiva. Cerca de 30 de estas mutaciones están relacionadas con la pérdida auditiva temprana en adultos o la pérdida auditiva progresiva. Estos cambios genéticos tienden a ser dominantes, lo cual significa que sólo tienes que heredar el gen modificado de un padre —en lugar de heredar un gen modificado de ambos padres— para que te afecte de forma negativa. Lo más común es que las mutaciones ocurran en genes que son necesarios para que la cóclea y sus células ciliadas sensoriales funcionen de manera apropiada.

Para algunos adultos, la pérdida auditiva suele ser uno de muchos síntomas que resultan de un síndrome hereditario. Por ejemplo, el síndrome de Usher tipo 3 ocasiona una pérdida auditiva tardía, ceguera y problemas de equilibrio.

Aunque se sabe que la genética es una causa común de pérdida auditiva en niños, se sabe muy poco sobre la cantidad de adultos que han heredado pérdida auditiva. Descifrar qué puede ser ocasionado por la genética, qué puede ser causado por factores ambientales y qué puede ser provocado por ambos es difícil. Lo más probable es que haya múltiples factores involucrados. Sin embargo, algunas estimaciones atribuyen hasta 55% de algunos tipos de pérdida auditiva tardía en adultos a mutaciones genéticas. También es probable que la genética desempeñe una función en la susceptibilidad a la pérdida auditiva causada por la edad o relacionada con el ruido, un área de investigación que se está estudiando hoy día.

Entender mejor el componente genético detrás de la pérdida auditiva es elemental, ya que podría ayudar a los investigadores a desarrollar nuevas terapias para prevenirla y tratarla.

### Enfermedad de Ménière

La enfermedad de Ménière se caracteriza por episodios espontáneos y fluctuantes de pérdida auditiva, tinnitus y la sensación de tener el oído tapado. A menudo la acompaña una sensación de estar girando o rotando (vértigo), náuseas y vómito. Un ataque puede durar desde 20 minutos hasta varias horas, pero por lo regular no más de 24 horas. La enfermedad de Ménière puede dañar a adultos de cualquier edad, pero es más probable que ocurra en personas en sus cuarenta, cincuenta o sesenta años.

Los ataques son impredecibles y pueden presentarse desde varias veces a la semana hasta una vez al año. Muchas personas dicen que el peor síntoma es el mareo. Entre cada ataque, mucha gente no experimenta ningún síntoma. Aunque la audición va y viene con los ataques, puede empeorar con el tiempo. La enfermedad de Ménière suele afectar sólo a un oído, pero algunas personas desarrollan síntomas en los dos.

Nadie sabe qué es lo que ocasiona la enfermedad de Ménière, pero los científicos relacionan sus signos y síntomas con cambios en la cantidad de líquido en el oído interno. Un exceso de líquido aumenta la presión sobre las membranas del oído interno, lo cual puede distorsionarlas y, en ocasiones, romperlas. Esto, a su vez, afecta la audición y el sentido del equilibrio.

Tratar la enfermedad de Ménière suele involucrar tomar fármacos para lidiar con el mareo y las náuseas. Lo más probable es que además, tengas que limitar el consumo de alcohol y cafeína, incluyendo el chocolate, y llevar una alimentación baja en sal.

El médico podría recetarte un medicamento para reducir la cantidad de líquido en tu oído interno. Algunos ejemplos incluyen una píldora de agua (diurético), un antihistamínico y un fármaco para la migraña. También podrían inyectarte medicamentos en el oído medio para reducir o eliminar los ataques. Los corticoesteroides son un tipo de fármaco que puede utilizarse, porque reducen la inflamación. El antibiótico llamado gentamicina es otra opción, ya que reduce la actividad en el oído interno.

Si el mareo es grave, podría contemplarse una cirugía del oído interno. Para saber más sobre este tipo de cirugía, consulta la página 189.

Una nota final: la enfermedad de Ménière suele ser mal diagnosticada. Si tienes ataques de mareo, pero no presentas ningún otro síntoma, quizá tengas otro trastorno, como migraña vestibular (ver capítulo 14).

### Laberintitis y neuritis vestibular

Aunque la neuritis vestibular y la laberintitis son similares, se trata de dos condiciones distintas. La laberintitis es una infección del oído interno, mientras que la neuritis vestibular es una infección del nervio vestibular que conecta el oído interno con el cerebro. Ambas pueden ser ocasionadas por una infección viral. La falta de sangre hacia el oído interno es otra posible causa. La laberintitis puede provocar pérdida auditiva, pero la neuritis vestibular no. He aquí más información sobre ambas condiciones.

La laberintitis es la inflamación de una parte del oído interno conocida como laberinto. Puede afectar tanto la cóclea, que es crucial para poder oír, como el laberinto vestibular, que desempeña una función en el equilibrio y el movimiento ocular. Si la inflamación daña sólo el laberinto vestibular, se conoce como neuritis o neuronitis vestibular.

La inflamación a menudo aparece después de una infección viral o, en raras ocasiones, una bacteriana. Por ejemplo, la meningitis bacteriana puede causar una pérdida auditiva entre grave y profunda. Hoy día, se recomienda proteger a niños y adultos con la aplicación de vacunas que combaten a los organismos causantes de esta infección.

La laberintitis también puede ocurrir después de un golpe a la cabeza, a menudo llamada conmoción laberíntica. O puede presentarse sin ningún tipo de enfermedad o traumatismo relacionados.

Los signos y síntomas de la laberintitis incluyen mareo, pérdida auditiva, tinnitus, náuseas, vómito y movimientos oculares involuntarios. El vértigo grave puede durar varios días. Algunas personas pierden la audición por completo en el oído afectado.

Para disminuir el mareo, sirve permanecer sentado y evitar cambios de posición bruscos. A veces se usan medicamentos para aliviar el mareo y las náuseas graves. La mayor parte del tiempo, la inflamación desaparece por sí sola después de unas semanas. Por lo regular, los síntomas del mareo no suelen durar más de tres días. Después de ese tiempo, es importante retomar tus actividades para poder ajustarte a cualquier cambio en el funcionamiento.

El tratamiento con antibióticos puede ayudar cuando el problema subyacente es de origen bacteriano. Los fármacos pueden aliviar el mareo y las náuseas. Si el mareo persiste, algunas personas se benefician de realizar fisioterapia o terapia ocupacional. Muchas personas se recuperan totalmente de la laberintitis, pero algunas tienen problemas constantes de equilibrio y pérdida auditiva.

Los síntomas de neuritis vestibular son similares a los de la laberintitis. Ambos provocan una aparición repentina de vértigo, náuseas, vómito y movimientos oculares rápidos y repetitivos (nistagmo).

Los signos y síntomas de la neuritis vestibular pueden durar desde varios días hasta semanas, siendo más graves en un principio y mejorando de manera gradual. Con frecuencia, la neuritis vestibular se desarrolla después de un resfriado u otra infección viral de las vías respiratorias superiores. La mayoría de las personas se recuperan por completo de la neuritis, aunque algunas suelen experimentar una falta de equilibrio leve después de curarse la infección.

Los fármacos con receta pueden suprimir el vértigo y las náuseas. Esteroides como la prednisona ayudan a reducir la inflamación de la infección. La rehabilitación vestibular también es otra opción para recuperarse (ver capítulo 16).

### Schwannoma vestibular

El schwannoma vestibular se conoce por lo común como neurinoma del acústico y es un tumor benigno que crece despacio en el nervio principal que va del oído interno al cerebro. El tumor es resultado de un crecimiento descontrolado de células de Schwann, las cuales recubren los nervios. El neurinoma del acústico ejerce una presión grave sobre estos nervios y afecta su suministro de sangre. Asimismo, esta presión causa pérdida auditiva en un oído, pitido en el oído (tinnitus) y falta de equilibrio.

Debido a que el neurinoma del acústico afecta los nervios relacionados tanto con la audición como con el equilibrio, la pérdida auditiva y el tinnitus en un oído son comunes con este trastorno. A medida que crece el tumor, puede afectar otros nervios, lo cual provoca adormecimiento facial y debilidad.

Aunque el neurinoma del acústico suele crecer despacio, puede alcanzar un tamaño lo bastante grande como para presionar el cerebro e interferir con funciones vitales. Algunos tumores dejan de crecer o lo hacen tan lento que no requieren tratamiento. Otros se extirpan con cirugía o se tratan con una sola dosis de radiación especializada.

Para extirpar el neurinoma del acústico, el cirujano hace una pequeña incisión detrás o encima del oído y retira parte del cráneo para alcanzar el tumor. Una vez que se ubica y extirpa el tumor, se remplaza el segmento óseo para cubrir la abertura del cráneo y proteger el cerebro.

Si se extirpa el tumor sin lastimar los nervios, es posible mantener la audición. En general, cuanto más grande sea el tumor, es más probable que haya afectaciones en la audición, el equilibrio y los nervios faciales.

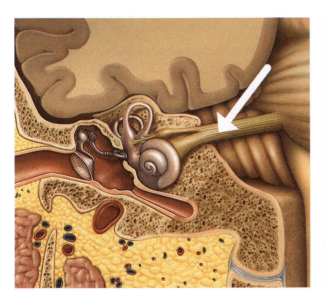 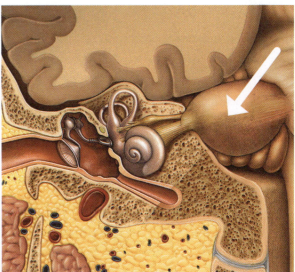

El neurinoma del acústico es un tumor que se forma en los nervios que controlan el equilibrio y la audición. La flecha en la imagen de la izquierda muestra la apariencia común de un nervio que sale del oído interno. La flecha en la imagen de la derecha muestra un tumor grande que se ha formado en la base de la parte ósea del canal auditivo interno.

## MEDICAMENTOS Y PRODUCTOS QUÍMICOS

A continuación, se listan algunos de los fármacos y productos químicos ambientales identificados como ototóxicos, esto es, que pueden causar pérdida auditiva. Si estás tomando alguno de éstos, es importante seguir ingiriéndolo según te lo hayan recetado hasta que hables con tu médico.

| Categoría | Ejemplo |
|---|---|
| Salicilatos | Aspirina, productos que contienen aspirina |
| Antipalúdicos | Cloroquina<br>Sulfato de quinidina<br>Quinina (Qualaquin) |
| Antivirales y antibióticos | Azitromicina (Zithromax, otros)<br>Remdesivir |
| Diuréticos del asa | Bumetanida (Bumex)<br>Ácido etacrínico (Edecrin)<br>Furosemida (Lasix)<br>Torsemida |
| Antibióticos aminoglucósidos | Amikacina, gentamicina, neomicina, estreptomicina, tobramicina |
| Medicamentos contra el cáncer (antineoplásicos) | Carboplatino, cisplatino |
| Productos químicos ambientales | Plomo, manganeso, alcohol n-butílico, tolueno |

Nota que el consumo de alcohol puede provocar vértigo y nistagmo, pero estos síntomas son temporales y desaparecerán una vez que los efectos de éste hayan disminuido. Sin embargo, los efectos del alcohol pueden durar hasta 24 horas. El abuso prolongado de alcohol puede dañar partes del cerebro y resultar en problemas permanentes de equilibrio.

**Efectos**

La ototoxicidad sólo ocurre en dosis altas. La pérdida auditiva casi siempre es reversible.

La ototoxicidad suele presentarse sólo en dosis altas, pero puede observarse en dosis más bajas. La audición podría mejorar al suspender el medicamento.

La ototoxicidad suele ocurrir sólo en dosis altas, pero puede presentarse en dosis más bajas. La audición suele mejorar al suspender el fármaco.

La ototoxicidad es temporal. Si estos medicamentos se dan junto con un antibiótico ototóxico, puedes tener un mayor riesgo de experimentar un daño auditivo permanente.

El riesgo de ototoxicidad suele elevarse cuando el antibiótico se administra de forma directa en el torrente sanguíneo. Esto permite que entre la mayor cantidad del fármaco al cuerpo. El daño puede ser permanente.

Los medicamentos diseñados para destruir células cancerígenas también podrían matar células del oído interno. El daño a menudo es permanente y puede volverte más susceptible a desarrollar pérdida auditiva inducida por el ruido.

La exposición permanente a estos productos químicos en el lugar de trabajo podría resultar en una pérdida auditiva permanente.

El neurinoma del acústico también puede atenderse con un tratamiento no invasivo conocido como radiocirugía estereotáctica. Con este procedimiento, las imágenes muestran dónde se localiza el tumor —el lugar en que deben concentrarse los rayos. Los rayos sólo afectan los tejidos donde se entrecruzan. Además, los rayos son demasiado débiles como para dañar el tejido que atraviesan.

Uno de los beneficios de este procedimiento es que no es necesario abrir el cráneo, lo cual elimina las probabilidades de que existan complicaciones quirúrgicas. Además, el tiempo de recuperación es más corto. Una desventaja es que no es 100 % efectivo. En algunos casos, el tumor continúa creciendo y debe extirparse con cirugía. Incluso cuando el procedimiento es exitoso, por lo regular se requieren imágenes por resonancia magnética para ver si el tumor empieza a crecer de nuevo.

### Reacciones adversas a los fármacos

Ciertos medicamentos o sustancias químicas pueden causar pérdida auditiva, tinnitus y problemas de equilibrio. Los fármacos también pueden agravar problemas de audición existentes. Estos medicamentos se describen como ototóxicos.

Los efectos de los ototóxicos pueden ser desde leves hasta graves. Por lo general, los efectos dependen de la dosis y el tiempo que hayas tomado los medicamentos. En la página 50, encontrarás algunos ototóxicos comunes.

Los problemas de audición ocasionados por algunos ototóxicos desaparecen después de que se suspende el medicamento. Aquellos fármacos que se sabe causan una pérdida auditiva permanente suelen administrarse sólo cuando no existe otra alternativa para tratar una enfermedad que amenaza la vida.

Más de 200 medicamentos se consideran ototóxicos. Si tú y tu médico deciden que la mejor opción es tomar un ototóxico, lo más probable es que un audiólogo te haga una prueba de audición antes, durante y después de tomar el fármaco.

Tu médico seguramente monitoreará los resultados de tus pruebas de audición para determinar cuánto tiempo puedes seguir tomando el medicamento o cuándo cambiar la dosis.

Los signos y síntomas de una reacción ototóxica incluyen los siguientes:

- Aparición de tinnitus
- Agravamiento del tinnitus existente
- Sentir que uno o ambos oídos están tapados
- Pérdida auditiva o agravamiento de una pérdida auditiva existente
- Mareo, a veces acompañado de náuseas y vómito
- Pérdida de equilibrio

Comenta con tu médico si tienes un problema prexistente de audición y equilibrio o si experimentas problemas del oído interno por tomar ciertos fármacos. Esto podría ayudarle a encontrar maneras de evitar exponerte de modo innecesario a estos medicamentos.

Si has suspendido un fármaco que te ha causado problemas de equilibrio, pero éstos persisten, habla con tu médico sobre la rehabilitación vestibular. Esta terapia te puede ayudar a adaptarte y lidiar con una pérdida continua de equilibrio. Conoce más en el capítulo 16.

### Enfermedad autoinmune

La enfermedad autoinmune del oído interno (EAOI) se presenta cuando el sistema inmunológico del cuerpo confunde las células comunes en el oído interno con un virus o bacteria y comienza a eliminarlas. Esto produce una reacción inflamatoria que puede derivar en problemas de audición y equilibrio. La enfermedad autoinmune del oído interno es rara, ya que representa menos de 1% de los casos de pérdida auditiva. Se desconoce por qué ocurre esta reacción. Al igual que con muchos otros trastornos, los científicos sospechan que la enfermedad autoinmune del oído interno puede tener un componente genético.

La pérdida auditiva que avanza con rapidez en ambos oídos y que se observa a lo largo de varias semanas o meses es una de las características de la enfermedad autoinmune del oído interno. Algunas veces, la pérdida auditiva comienza en un oído y se pasa al otro.

---

**PARA SABER MÁS**

Matthew L. Carson, doctor en Medicina y Otorrinolaringología de Mayo Clinic, explica qué es un schwannoma vestibular, un tumor benigno que crece lentamente en el nervio principal que va del oído interno al cerebro, en esta entrevista: links.mayoclinic.org/tumor

Otros signos y síntomas incluyen tinnitus, sensación de oído tapado y, casi la mitad del tiempo, mareo. Debido a que estos signos y síntomas son similares a los de muchos otros trastornos del oído, es difícil hacer un diagnóstico preciso.

De manera adicional, la enfermedad autoinmune del oído interno a menudo se vincula con otros trastornos autoinmunes, incluyendo:

- Espondilitis anquilosante, una enfermedad que daña la columna vertebral
- Síndrome de Sjögren, una condición que causa resequedad en los ojos y en la boca
- Síndrome de Cogan, que afecta los ojos y oídos
- Colitis ulcerativa, que ataca el tracto intestinal
- Granulomatosis de Wegener, que inflama los vasos sanguíneos
- Artritis reumatoide, que inflama las articulaciones
- Escleroderma, que afecta la piel y otros tejidos conjuntivos
- Lupus eritematoso sistémico (LES) y síndrome de Behçet, los cuales afectan múltiples sistemas en el cuerpo

Si tienes la enfermedad autoinmune del oído interno, tu médico podría recetarte corticoesteroides orales (prednisona, dexametasona) para reducir la irritación e inflamación. Aunque los corticoesteroides son el tratamiento más efectivo para la EAOI, tienen efectos secundarios que pueden limitar su uso a largo plazo. Algunas veces, para prevenir los efectos secundarios, los esteroides se inyectan de forma directa en el oído. La terapia esteroidea, sobre todo en dosis altas y utilizada por más de tres meses, no suele recomendarse.

## INVESTIGACIONES FUTURAS

Los científicos están aprendiendo cada vez más sobre cómo varios aspectos de la salud están relacionados con problemas del oído interno y cómo estos problemas podrían tratarse e incluso prevenirse. He aquí más información sobre las últimas investigaciones en el tema.

### Pérdida auditiva y deterioro cognitivo

Un creciente número de estudios vinculan la pérdida auditiva con un mayor riesgo de desarrollar demencia, una condición que se estima que afectará a hasta 130 millones de personas en Estados Unidos para 2050.

Una revisión y análisis recientes encontraron que la pérdida auditiva relacionada con la edad se vinculaba de forma significativa con un deterioro en las principales áreas de la cognición, incluyendo cognición en general, función ejecutiva, memoria de largo plazo y velocidad de procesamiento, pero no con un aumento de ciertos tipos de demencia, como la enfermedad de Alzheimer. Estos cambios en la audición ocurrieron hasta 10 años antes de que apareciera la demencia.

Algunas investigaciones independientes encontraron que los adultos con pérdida auditiva demostraron una tasa de deterioro cognitivo hasta 41 % más rápida que aquellos sin pérdida auditiva.

Muchos factores pueden dañar la cognición en adultos mayores. Algunos factores pueden ocurrir de manera simultánea, lo cual hace que sea más difícil determinar con precisión una sola causa o vínculo. Por ejemplo, los cambios vasculares podrían resultar tanto en una pérdida auditiva como en un deterioro cognitivo.

Además, al parecer la historia de la pérdida auditiva y el deterioro cognitivo no termina ahí; esto es algo que los expertos llaman la teoría de la carga cognitiva. De acuerdo con esta teoría, el deterioro cognitivo y la pérdida auditiva podrían estar conectados porque el cerebro tiene que emplear más recursos para procesar sonidos, lo cual podría disminuir las concentraciones de energía necesarias para realizar otras tareas cognitivas.

Lo más probable es que cualquier conexión que hay entre la pérdida auditiva y la demencia esté influenciada por muchos factores.

Los aparatos auditivos e implantes cocleares pueden ayudar a quienes tienen pérdida auditiva a oír mejor. Y algunas personas que utilizan un dispositivo de audición reportan mejorías en su cognición. Esto puede presentarse porque la capacidad para oír y comprender lo que se está preguntando mejora.

O quizá, si seguimos la teoría de la carga cognitiva, ser capaz de oír mejor disminuye las demandas sobre el cerebro y permite un procesamiento más eficiente.

Los investigadores continúan estudiando el problema con la esperanza de encontrar una respuesta y, a su vez, mejores opciones de tratamiento.

Con todo esto en mente, si experimentas pérdida auditiva, no es un hecho que desarrollarás demencia. De igual modo, si no usas un aparato auditivo u otro dispositivo para tu pérdida auditiva, esto no significa que desarrollarás problemas cognitivos.

> **PARA SABER MÁS**
>
> Peter A. Weisskopf, doctor en Medicina, y Nicholas L. Deep, doctor en Medicina y Otorrinolaringología/Cirugía de Cabeza y Cuello de Mayo Clinic, conversan sobre la conexión entre la audición y la función cognitiva: links.mayoclinic.org/mind

### Apnea del sueño y pérdida auditiva

La apnea obstructiva del sueño (AOS) está relacionada con una variedad de problemas de salud, en particular aquellos que afectan el corazón y el sistema circulatorio. La hipertensión, los latidos irregulares del corazón (fibrilación auricular), el adelgazamiento de los vasos sanguíneos (enfermedad de las arterias coronarias), la insuficiencia cardiaca y el infarto, así como la diabetes y el accidente cerebrovascular (ACV), son ejemplos de ello. Es probable que lo que altera el corazón también afecte otras funciones corporales, incluyendo la audición.

La apnea obstructiva del sueño ocurre cuando los músculos de la garganta se relajan de forma intermitente y bloquean las vías respiratorias durante el sueño. Como resultado, la respiración se detiene. Para contrarrestar esto, una persona con apnea obstructiva del sueño ronca, jadea y se despierta sin estar consciente de ello muchas veces durante la noche. Esto, a su vez, produce somnolencia durante el día. Estas pausas frecuentes en la respiración reducen los valores de oxígeno en la sangre, lo cual puede dañar los vasos sanguíneos y el corazón, y resultar en una circulación sanguínea menos efectiva.

La gravedad de la apnea obstructiva del sueño al parecer desempeña una función en el grado de pérdida auditiva. En un estudio, la variante leve de esta condición no tuvo ningún efecto en la audición, mientras que la variante moderada parece haber afectado la audición de frecuencia alta. La apnea obstructiva del sueño grave tuvo efectos significativos en todas las funciones auditivas en el mismo estudio.

Aún se desconoce si el tratamiento de la apnea obstructiva del sueño mediante intervenciones como la presión positiva continua en la vía aérea (CPAP, por sus siglas en inglés) puede reducir el riesgo de pérdida auditiva, y requiere más estudios. Sin embargo, lo que sí se sabe es que tener hábitos más saludables, como comer balanceado, hacer ejercicio, mantener un peso saludable y no fumar, pueden disminuir el riesgo de apnea obstructiva del sueño y problemas de salud relacionados.

### Avances en el tratamiento y la prevención de la pérdida auditiva

Por muchos años, los investigadores han estado trabajando para encontrar terapias y una solución para la pérdida auditiva causada por un daño al oído interno (pérdida auditiva neurosensorial). Aunque los aparatos auditivos y los implantes cocleares suelen ayudar a mejorar la audición, este tipo de pérdida auditiva no puede revertirse, y estos tratamientos no pueden restablecer la audición a su estado anterior.

La pérdida auditiva neurosensorial no puede revertirse sobre todo porque los humanos, a diferencia de otros animales, no regeneran las células ciliadas en los oídos que transportan las ondas sonoras al cerebro, donde son procesadas y comprendidas. Una vez que las células ciliadas se dañan y se pierden, desaparecen para siempre. Y sin estas células ciliadas, es imposible oír.

Los científicos están aprendiendo cada día más sobre cómo las personas oyen en un esfuerzo por encontrar formas de tratar y revertir la pérdida auditiva. Estas investigaciones usan ratones como sujetos de estudio porque sus oídos —y los canales entre sus oídos y su cerebro— son similares a los de los humanos.

Aunque todavía no hay una cura para la pérdida auditiva, los investigadores están teniendo grandes avances en varias áreas. He aquí lo que arrojan los estudios más recientes.

*Regeneración de células ciliadas*

En páginas anteriores aprendiste que muchos fármacos y productos químicos pueden ocasionar la muerte de las células ciliadas y, en consecuencia, pérdida auditiva. Los ruidos fuertes, las infecciones virales, el envejecimiento y ciertos trastornos también pueden causar que una persona pierda células ciliadas. La pérdida auditiva a menudo se vincula con una pérdida de células ciliadas en el oído interno.

Aunque aún es imposible regenerar células ciliadas una vez que se pierden, los investigadores están cada vez más cerca de desarrollar terapias que podrían hacerlo algún día.

**Terapia genética.** La terapia genética es una opción posible. Se ha visto que cerca de 140 genes provocan sordera en humanos, y es probable que se descubran más. Hoy día, se están llevando a cabo más de 3 000 ensayos clínicos que involucran la terapia genética. Los problemas genéticos contribuyen de manera significativa a la pérdida auditiva neurosensorial.

Con todo lo que se conoce sobre los genes humanos, los científicos están estudiando cómo emplear la terapia genética para remplazar las células ciliadas perdidas con nuevas células ciliadas completamente funcionales. O cómo usar la terapia genética para hacer que las células ciliadas funcionales generen nuevas células ciliadas.

La terapia genética puede utilizarse para restaurar la audición y tratar los trastornos del equilibrio causados por una pérdida de células ciliadas. Aunque la terapia genética muestra hallazgos prometedores en estudios preliminares con animales, se requiere más investigación antes de que pueda emplearse en humanos.

**Terapia con células madre.** Éstas son la materia prima del cuerpo. Son las células a partir de las cuales se crean otras células con funciones especializadas. Bajo las condiciones adecuadas en el cuerpo o en el laboratorio, las células madre se dividen para formar más células. Éstas o se convierten en nuevas células madre o se convierten en células especializadas con una función más específica.

Los médicos y científicos tienen la esperanza de que las células madre funcionen para generar células saludables que remplacen las células enfermas —como las células ciliadas que sufren daños y mueren, lo cual resulta en una pérdida auditiva y problemas de equilibrio. La esperanza es que la terapia con células madre pueda restablecer la audición.

Diversos estudios con animales muestran que las células madre pueden usarse para regenerar y remplazar células ciliadas en el oído. Sin embargo, esta terapia implica muchos riesgos potenciales en humanos. De modo adicional, la terapia con células madre es limitada debido a que su costo es alto. Estos desafíos necesitan estudiarse y superarse antes de que esta terapia pueda emplearse en personas. Aun así, los investigadores sienten que ésta es una terapia prometedora. Algunos investigadores incluso piensan que la terapia con células madre y la terapia genética podrían utilizarse en conjunto.

*Prevención de daños*
Los investigadores también están estudiando si los fármacos pueden prevenir daños a las células ciliadas en los oídos. Los antioxidantes se muestran prometedores, debido a que reducen la pérdida auditiva provocada por ruidos fuertes. Otros medicamentos, como la citicolina, se han utilizado para proteger la audición antes de recurrir a los ototóxicos. Desarrollar estas medidas preventivas podría resultar en la creación de una sola píldora capaz de reducir el riesgo de daño a los oídos.

## SOLUCIONES A LOS PROBLEMAS DEL OÍDO INTERNO

Durante las siguientes décadas, los aparatos auditivos e implantes seguirán siendo una preocupación clave de las investigaciones sobre el oído interno. Los expertos continuarán refinando estos dispositivos en un esfuerzo por mejorar la calidad de vida de la gente con problemas de audición y equilibrio provocados por problemas del oído interno.

Al mismo tiempo, los investigadores continuarán indagando sobre el funcionamiento del oído interno y su conexión con el cerebro. Sus hallazgos podrían derivar en descubrimientos que un día consigan recuperar la audición e incluso prevenir daños al oído interno en su totalidad.

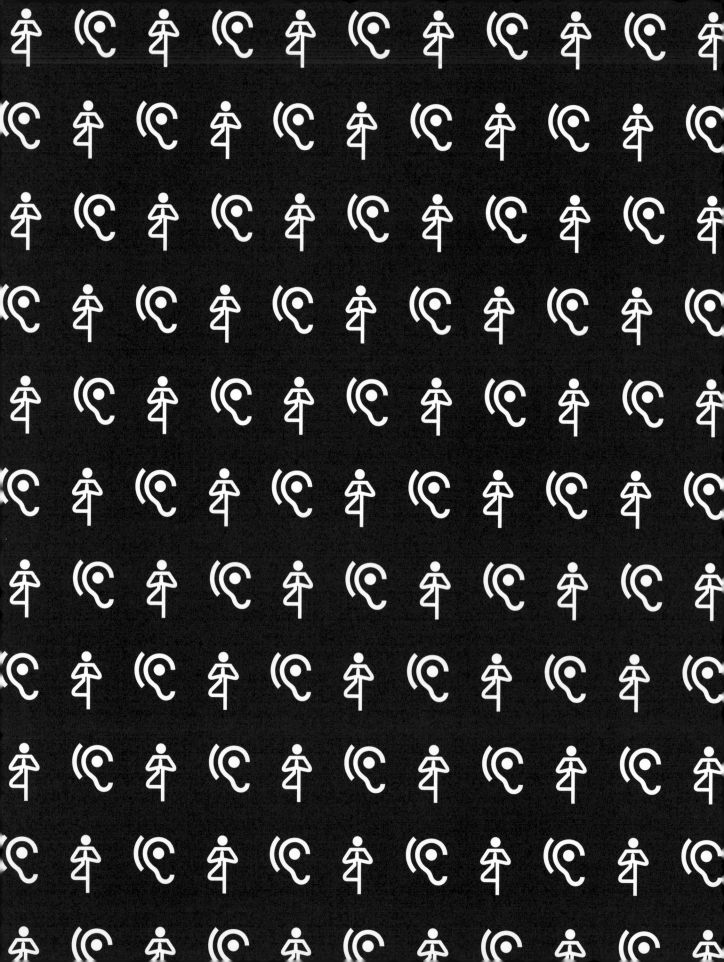

# CAPÍTULO 5

# Tinnitus

El tinnitus es la percepción de sonido en el oído ocasionada por una fuente externa inexistente. El sonido se caracteriza por un pitido, zumbido, silbido, chirrido, siseo, tarareo, rugido o chasquido, entre otras descripciones. Algunos individuos lo definen como música o el sonido de agua hirviendo.

Más allá de su descripción, es un sonido que no se produce en tu entorno, y que a menudo parece producirse en tu cabeza.

Muchas personas experimentan episodios breves de tinnitus luego de exponerse a un ruido muy fuerte o de tomar ciertos medicamentos. Sin embargo, pocas personas consideran estos episodios como un motivo de alarma, y el sonido suele desaparecer.

De acuerdo con la Asociación Estadunidense de Tinnitus, cerca de 50 millones de personas en Estados Unidos experimentan tinnitus. Para alrededor de 20 millones de éstas, el tinnitus es crónico, lo cual significa que es un problema de largo plazo. Y 2% padecen una forma de tinnitus tan extrema que es casi insoportable.

El impacto del tinnitus en la vida de las personas puede oscilar entre lo molesto y lo debilitante. Por las noches, el ruido puede interrumpir el sueño. El tinnitus también puede dificultar la concentración en las actividades o tareas diarias. La frustración que resulta de oír estos sonidos inexplicables con frecuencia puede derivar en ansiedad, miedo y depresión.

El tinnitus es un síntoma relacionado con muchos trastornos del oído, así como con otras enfermedades, incluyendo cardiopatía, alergias y anemia.

## DESENTRAÑANDO EL MISTERIO

Aunque se desconoce con exactitud qué desencadena el tinnitus —algo que podría explicar la forma y el motivo por el cual ocurre el ruido—, existen varias teorías.

Una de ellas propone que se trata de un fenómeno del sistema nervioso central, similar al de las sensaciones fantasma que experimentan los individuos a quienes se les amputa una extremidad. Una persona puede sentir dolor en el pie incluso después de amputarle la pierna. Con el tinnitus, el sistema nervioso central auditivo podría estar respondiendo a la pérdida de células ciliadas en el oído interno al volverse hiperactivo. Dicho de otro modo, una o más estaciones en el cerebro que procesan lo que escuchas podrían generar una actividad anormal.

Además del exceso de actividad en estos centros auditivos, otras partes del cerebro que *no están* involucradas en el procesamiento de sonidos también podrían desempeñar una función. Para algunas personas con tinnitus, por ejemplo, parece haber un vínculo entre el sistema auditivo y el sistema límbico, el cual es responsable de algunas emociones como el miedo y la ansiedad. Asimismo, parece que el sistema auditivo también se ve influenciado por la parte del cerebro involucrada con el tacto (sistema somatosensorial) y por el movimiento de algunas partes del cuerpo como apretar la mandíbula y ciertos movimientos del cuello. Estos movimientos pueden provocar cambios en el volumen y el tono del tinnitus.

Los científicos han descubierto todo esto al estudiar imágenes escaneadas mediante una tomografía por emisión de positrones (TEP), la cual revela las partes del cerebro que se usan para lograr tareas específicas. Las imágenes obtenidas a través de las tomografías de los cerebros de personas con tinnitus han llevado a los investigadores a pensar que las partes del cerebro que procesan lo que la gente oye interactúan con las áreas del cerebro que no están involucradas con la audición. Esto podría explicar por qué algunos sujetos con tinnitus perciben los sonidos que oyen con más intensidad en comparación con quienes no lo padecen.

Otros investigadores piensan que la causa del tinnitus podría estar relacionada con la actividad de algunas sustancias químicas en el nervio auditivo, las cuales llevan mensajes del oído interno al cerebro. Por último, para algunos, el tinnitus puede ser resultado de un flujo sanguíneo turbulento en las arterias y venas que se encuentran cerca del oído interno.

Aunque hay muchas explicaciones posibles, los científicos coinciden en que el tinnitus es un problema complejo en todo el sistema que involucra las partes del sistema nervioso central que procesan los sonidos, y muchas partes que no.

La buena noticia es que el tinnitus no suele ser grave ni poner en riesgo la vida. En algunos casos, podría ser ocasionado por una condición subyacente que puede tratarse.

Aunque no existe una cura para el tinnitus, hay muchas formas de lidiar con él y reducir sus efectos en tu vida cotidiana. Quizá necesites de un médico y un audiólogo, y tu participación es crucial. Más adelante en este capítulo, aprenderás varias formas de mantener bajo control los síntomas del tinnitus.

## TIPOS DE TINNITUS

Las descripciones del tinnitus varían de modo significativo de una persona a otra. Sin embargo, el único punto que tienen en común parece ser la existencia de un ruido inexplicable en la cabeza o en los oídos.

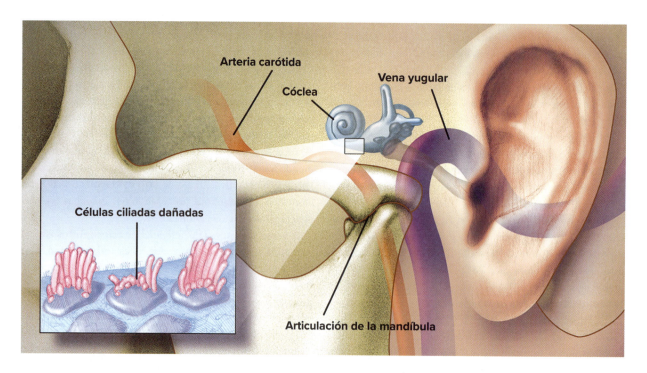

El tinnitus puede desarrollarse por muchas causas. Por ejemplo, algunos investigadores creen que el daño a las células ciliadas en la cóclea produce hiperactividad en la parte del sistema nervioso que procesa los sonidos. Los vasos sanguíneos, como la arteria carótida y la vena yugular, podrían ser otros causantes. Debido a su proximidad con el oído interno, si el flujo sanguíneo que circula a través de ellos es turbulento, esto podría producir un sonido. El tinnitus también podría ser resultado de una desalineación de la articulación de la mandíbula (articulación temporomandibular), un traumatismo craneoencefálico o del cuello, o una variedad de otras condiciones médicas.

Algunos expertos han clasificado la condición en dos tipos muy definidos: objetivo y subjetivo.

### Tinnitus objetivo

También llamado tinnitus pulsátil, es un sonido que puede ser oído tanto por otras personas como por ti. Los sonidos se originan dentro de tu cuerpo, por lo regular como resultado de un flujo sanguíneo turbulento en tus arterias y venas. Muy pocas personas con tinnitus tienen esta variante de la enfermedad. Por ejemplo, si tienes ateroesclerosis, una acumulación de colesterol y otros depósitos de grasa hace que tus vasos sanguíneos pierdan elasticidad. Esto impide que los vasos sanguíneos se flexionen de forma ligera con cada latido del corazón. Las aberturas más estrechas requieren un flujo sanguíneo más potente. Tu corazón trabaja más, a tal grado que tus oídos pueden detectar cada latido. Tu médico podría escuchar el sonido con ayuda de un estetoscopio.

La hipertensión podría hacer que el tinnitus objetivo sea más notorio, al igual que otros factores que elevan la tensión arterial de forma temporal, como el estrés, el consumo de alcohol o cafeína, y un alto contenido de sodio en tu dieta. Reposicionar la cabeza suele ayudar a que los sonidos desaparezcan.

Una malformación en los pequeños vasos sanguíneos (capilares) que conectan tus arterias y venas también puede producir un pulso que otros pueden escuchar. Otras fuentes de tinnitus objetivo incluyen espasmos musculares, movimiento de la trompa de Eustaquio y vibraciones espontáneas de las células ciliadas.

Tratar el trastorno subyacente podría ayudar a reducir o incluso eliminar los sonidos. Por eso, es importante describir el tinnitus a tu médico para recibir un diagnóstico preciso. Sé tan específico como puedas al describir los ruidos que escuchas y las circunstancias en las cuales se presentan.

---

### TINNITUS Y APNEA DEL SUEÑO

El pitido característico del tinnitus —o en algunos casos un zumbido, gruñido, chasquido, siseo o tarareo— puede alterar el sueño de forma significativa. La gente con tinnitus puede experimentar insomnio e indicios y síntomas relacionados, incluyendo fatiga, irritabilidad y problemas para concentrarse. Algunos expertos sugieren que el tinnitus además podría relacionarse con otros problemas del sueño, como apnea del sueño. La cual provoca que las personas dejen de respirar de manera periódica mientras duermen, lo que reduce el oxígeno en la sangre y hace que se despierten con frecuencia durante la noche.

No se han hecho muchas investigaciones sobre la conexión entre la apnea del sueño y el tinnitus. Un estudio llevado a cabo en Taiwán mostró que las personas de mediana edad y los adultos mayores que tenían problemas del sueño —en particular apnea del sueño— eran más propensos a padecer tinnitus que aquellos que no lo padecen. Sin embargo, el estudio no logró demostrar si un padecimiento era causa del otro.

En algunos casos, otras condiciones de salud podrían ser las responsables. Por ejemplo, cualquier cosa que aumente la presión en el cerebro (hipertensión intracraneal) puede hacer que el tinnitus y la apnea del sueño se observen al mismo tiempo. Las alteraciones del sueño y el tinnitus también podrían compartir causas neurológicas comunes, como un sistema nervioso hiperactivo.

Un estudio reveló que la gente que experimentaba un tinnitus molesto tenía más actividad en una zona del cerebro que controla las emociones (la amígdala). Esto, a su vez, sugiere que las personas con tinnitus molesto tienen respuestas emocionales más intensas a los sonidos del tinnitus que aquellas cuyo tinnitus no es tan molesto. La falta de sueño crónica provocada por la apnea del sueño puede elevar la intensidad de estas respuestas y agravar la forma en que las personas perciben su tinnitus.

Los tratamientos empleados para tratar la apnea del sueño, incluyendo la terapia de presión positiva continua en la vía aérea (CPAP, por sus siglas en inglés), pueden mejorar la calidad del sueño y reducir la fatiga.

### Tinnitus subjetivo

El tinnitus subjetivo es el tipo más frecuente de tinnitus e involucra sonidos que sólo tú detectas. Los científicos no están seguros de qué causa estos sonidos. Para estudiar el problema, deben basarse en las descripciones que hacen las personas sobre lo que están oyendo. Aun así, los expertos coinciden en que el tinnitus inicia dentro de las estructuras del oído interno, los canales auditivos centrales o en algún otro lugar del cerebro. Aunque se desconoce el motivo del tinnitus subjetivo, los expertos creen que diversos factores pueden contribuir o agravar la condición. He aquí algunas de las causas más comunes de tinnitus subjetivo.

*Pérdida auditiva*

Exponerse a ruidos fuertes, incluso durante un periodo corto, puede dañar las células ciliadas en tu cóclea y causar una pérdida auditiva permanente. La mayoría de las personas con tinnitus tienen algún tipo de pérdida auditiva, aunque es más común en quienes padecen pérdida auditiva inducida por el ruido. También es posible que el daño a las células ciliadas produzca el tinnitus.

Algunos expertos creen que la pérdida auditiva relacionada con la edad (presbiacusia) también podría desempeñar una función en el tinnitus. Debido a que la presbiacusia apaga los sonidos del mundo exterior, el tinnitus podría volverse más notorio. Otras condiciones que pueden reducir la audición, como cerumen impactado o una infección de oído, podrían incrementar la percepción del tinnitus.

*Medicamentos*

Existen más de 650 fármacos relacionados con el tinnitus, algunos de los cuales pueden dañar el oído (ototóxicos), a veces de forma permanente. Éstos suelen recetarse sólo cuando es estrictamente necesario, por ejemplo, para tratar una enfermedad grave como el cáncer. Otros medicamentos pueden producir tinnitus como efecto secundario. Por eso, es importante que siempre comentes con tu médico sobre los posibles efectos secundarios de cualquier fármaco. Luego de comenzar a tomar el medicamento, dile a tu médico si sientes que oyes menos o si experimentas tinnitus. Suspender el fármaco o ajustar la dosis a menudo eliminan el problema. Si ya tienes tinnitus, asegúrate de decírselo a tu médico.

*Trastornos de la mandíbula*

Los investigadores han visto un fuerte vínculo entre el tinnitus y los trastornos de la articulación temporomandibular. Si la articulación que conecta tu mandíbula con el hueso temporal de tu cráneo está desalineada, esto puede provocar chasquidos o chirridos cada vez que mueves la mandíbula. Un dentista especializado en tratar esta articulación podría corregir este problema.

*Otros factores*

Varias condiciones o factores del estilo de vida pueden ocasionar tinnitus:

- Exposición a ruido excesivo
- Traumatismo o lesión graves en la cabeza o el cuello
- Un schwannoma o tumor benigno que crece en las fibras de los nervios del equilibrio y la audición
- Endurecimiento de los huesecillos en el oído medio (otosclerosis)
- Enfermedad de Ménière, que causa un exceso de líquido en el oído interno
- Exceso de sodio en la dieta
- Estrés, ya sea emocional o físico

---

#### CÓMO DESCRIBIR EL TINNITUS

Éstas son algunas maneras de describir los ruidos que escuchas:

- Pitido
- Zumbido
- Rugido
- Chasquido
- Siseo
- Tarareo
- Pulsaciones o latidos del corazón

## PREGUNTAS FRECUENTES DEL MÉDICO

Antes de consultar con el médico sobre tu tinnitus, responde estas preguntas que suelen hacer los profesionales de la salud:

- ¿Están afectados ambos oídos o sólo uno de ellos? ☐ Un oído  ☐ Ambos oídos

- Si sólo está afectado un oído, ¿cuál es? ☐ Oído derecho  ☐ Oído izquierdo

- ¿Tienes pérdida auditiva? ☐ Sí  ☐ No

- ¿Tienes otros síntomas además del ruido, como sensación de oído tapado, mareo o dolor de cabeza?

- ¿El ruido va y viene o siempre está presente?

- ¿A qué suena el ruido? (Véase página 60 para ejemplos de descripciones que puedes emplear.)

_____
_____
_____
_____

- ¿El sonido es agudo o grave? ☐ Agudo  ☐ Grave

- ¿Qué tan fuerte es el ruido? ☐ Bastante silencioso  ☐ Algo fuerte  ☐ Muy fuerte

- ¿Los sonidos son constantes o cambian de volumen o tono? ☐ Constantes  ☐ Cambiantes

- ¿Qué circunstancias mejoran o empeoran el tinnitus?

_____
_____
_____
_____

- ¿Cómo afecta esta condición tus hábitos profesionales y tu capacidad para dormir y concentrarte?

_____
_____
_____
_____

- ¿Cómo ha dañado esta condición tu nivel de estrés?

_____
_____
_____
_____

### HIPERACUSIA

La hiperacusia es otra condición que a menudo se vincula con el tinnitus. La hiperacusia consiste en una aversión exacerbada al sonido que se observa cuando los sonidos cotidianos, como el tránsito, la conversación o el sonido del teléfono, resultan muy ruidosos. Al igual que con el tinnitus, también se desconoce la causa de la hiperacusia.

La hiperacusia podría ser más debilitante que el tinnitus. Una persona con hiperacusia grave podría evitar situaciones sociales por miedo a exponerse a un volumen de ruido doloroso (fonofobia), y preferir quedarse en un ambiente aislado. Aunque podría presentarse algún tipo de hiperacusia en personas con pérdida auditiva, quienes reportan hiperacusia por lo común no tienen problemas para oír.

El tratamiento consiste en sesiones de psicoterapia y participar en un programa que poco a poco eleva la tolerancia a los sonidos cotidianos. Esto podría requerir una máquina de ruido blanco, un dispositivo electrónico que genera un sonido de siseo persistente similar al que se escucha cuando un radio está sintonizado entre estaciones. En un principio, el dispositivo está sintonizado en un volumen casi imperceptible para el oído y luego se incrementa de modo gradual a valores más altos con el paso del tiempo.

## DIAGNÓSTICO

No existe duda de que el tinnitus puede ser fastidioso. En muchos casos, el tinnitus dispara un ciclo de incomodidad creciente: esa molestia constante hace que la persona se concentre más en el ruido, lo cual provoca más frustración. Para algunas personas, la distracción es tan grave que no consiguen llevar a cabo sus actividades cotidianas.

Existen varias opciones disponibles que pueden ayudarte a lidiar con tu tinnitus y seguir siendo funcional en tu vida diaria con un cierto grado de comodidad.

Primero, habla sobre la condición con tu médico o audiólogo. Él o ella pueden ayudarte a reconocer o descartar una causa tratable de tu tinnitus. Otros especialistas podrían involucrarse en el diagnóstico. Si una condición subyacente está ocasionando el tinnitus, tratar el motivo podría resolverlo. Algunas medidas como tratar una infección de oído o retirar cerumen impactado también pueden ayudar a reducir el tinnitus.

Si se desconoce el problema de tu tinnitus, tú y tu equipo médico pueden elegir la mejor opción de tratar tus síntomas. El historial clínico del paciente, un examen físico, las pruebas de audición y los exámenes de laboratorio podrían proporcionar claves vitales. Además de hacer estas evaluaciones, un audiólogo podría tratar de determinar la frecuencia específica (tono) e intensidad (volumen) de tu tinnitus mediante pruebas audiológicas. Esta información suele ayudarles a ti y a tu equipo médico a elegir el mejor tratamiento para tu situación.

### PARA SABER MÁS

Recibe más información sobre el tinnitus de manera directa de los expertos en esta entrevista con Gayla L. Poling, Ph.D. y audióloga de Mayo Clinic, en este pódcast de Mayo Clinic Radio:
links.mayoclinic.org/tinnitus

## OPCIONES DE TRATAMIENTO

Aunque todavía quedan muchas preguntas con respecto al tinnitus, diversas estrategias pueden ayudarte a aminorar sus signos y síntomas, llevar a cabo tus responsabilidades diarias y tener una vida satisfactoria.

Tú y tu equipo médico podrían probar abordajes distintos —incluyendo psicoterapia y varios tratamientos— antes de decidir cuál funciona mejor para ti. A menudo sirve emplear más de una estrategia a la vez. He aquí algunas.

### Aparatos auditivos

Dado que la mayoría de la gente con tinnitus también tiene pérdida auditiva, un método de tratamiento involucra usar aparatos auditivos. Los aparatos auditivos pueden reducir tu percepción del tinnitus y ayudarte a oír mejor. Como están programados para tratar tu pérdida auditiva, los aparatos auditivos elevan el volumen de los sonidos del entorno, lo cual hace que tu tinnitus sea menos notoria.

Muchas personas que tienen pérdida auditiva y tinnitus dicen que su tinnitus disminuye cuando emplean aparatos auditivos.

Si no tienes pérdida auditiva, los aparatos auditivos también pueden utilizarse para producir un sonido de fondo grave que suele ser más tolerable que el tinnitus. Incluso si no tienes problemas para oír, incluir un ruido de fondo sutil para cubrir (enmascarar) los sonidos del tinnitus podría beneficiarte. Estos sonidos por lo general se parecen al ruido de la estática o de un móvil de viento.

Con los aparatos auditivos, puedes tener controles para ajustar el volumen de los sonidos, pero la frecuencia suele programarla el audiólogo para obtener el mejor efecto.

Antes de comprometerte a comprar un aparato auditivo, asegúrate de que pueda darte suficientes beneficios para que tu inversión valga la pena. Pregúntale a tu proveedor de cuidado de la salud audiológica sobre la política de devolución en caso de que los aparatos auditivos no sean la mejor opción para ti.

### Otras fuentes de enmascaramiento

Los enmascaradores del tinnitus son dispositivos que se ubican detrás o dentro de los oídos.

Parecen aparatos auditivos, pero en vez de incrementar el volumen de los sonidos del entorno, producen un ruido de fondo grave que es mucho más tolerable que los sonidos del tinnitus.

Con los enmascaradores del tinnitus más recientes, puedes ajustar el volumen. En algunos casos, elegir entre varios tipos de ruido para obtener los mayores beneficios. Algunos sistemas deben ser programados por un audiólogo.

El tinnitus suele ser más notorio durante la noche. Algunas personas consideran útil utilizar un enmascarador de cabecera que reproduzca sonidos relajantes, como el de las olas del mar, la lluvia y el ruido blanco, mientras se preparan para dormir.

Estos sonidos ayudan con la relajación y apagan el tinnitus durante el sueño. Puedes encontrar estos enmascaradores como dispositivos independientes o como apps para tu celular o tableta.

### Terapia con medicamentos

Aunque no existen fármacos para curar el tinnitus, algunos pueden ayudar a reducir sus efectos.

Los antidepresivos tricíclicos (amitriptilina y nortriptilina), por ejemplo, han sido empleados para tratar el tinnitus con algo de éxito. Estos medicamentos suelen utilizarse sólo para tratar el tinnitus grave, ya que pueden causar efectos secundarios molestos, incluyendo resequedad en la boca, visión borrosa, estreñimiento y problemas cardiacos.

El alprazolam (Xanax) también podría ayudar a reducir los síntomas del tinnitus. Sin embargo, puede ocasionar mareo y náuseas, y causar dependencia.

### Terapia de reentrenamiento del tinnitus

La terapia de reentrenamiento del tinnitus (TRT) se basa en la idea de que una persona puede perder la percepción de un sonido de manera gradual si dicho sonido no representa ningún riesgo o exige poca atención. Los sujetos pueden dejar de notar el sonido del tictac de un reloj o el zumbido de un ventilador, o incluso el paso de un tren. Sin embargo, si el sonido posee algún tipo de significado —por ejemplo, si relacionas el tictac de un reloj con llegar tarde o retrasarte—, es probable que esto eleve tu percepción y haga que el sonido sea menos estresante.

Este concepto se aplica al manejo del tinnitus. Si lo padeces, quizá tengas una necesidad constante de examinar los sonidos y encontrar una causa para lo que estás oyendo. Ser incapaz de identificar una fuente de sonido puede hacerte sentir frustrado e inseguro, lo cual provoca que te concentres más en el tinnitus. Cuando esto se presenta, puede parecer como si nunca fueras a perder tu conciencia de esos sonidos.

El objetivo de la terapia de reentrenamiento del tinnitus es hacer que te acostumbres al tinnitus para que su sonido firme y persistente se vuelva como cualquier otro sonido no amenazante y se oculte. Si esto funciona, verás que percibes el tinnitus con menos frecuencia a nivel consciente. La TRT emplea una combinación de terapia de sonido y psicoterapia.

Para iniciar este tratamiento, podrían colocarte generadores de ruido en ambos oídos y pedirte que los uses todos los días. Los dispositivos están configurados de tal modo que el ruido suave que se genera sea perceptible, pero que no enmascare tu tinnitus. En otras palabras, el ruido generado y el tinnitus se mezclan.

También recibirás sesiones de terapia que te ayudarán a percibir el tinnitus de una forma que no te genere miedo u obsesión. El audiólogo te explicará lo que se sabe del tinnitus y cómo puedes acostumbrarte al sonido.

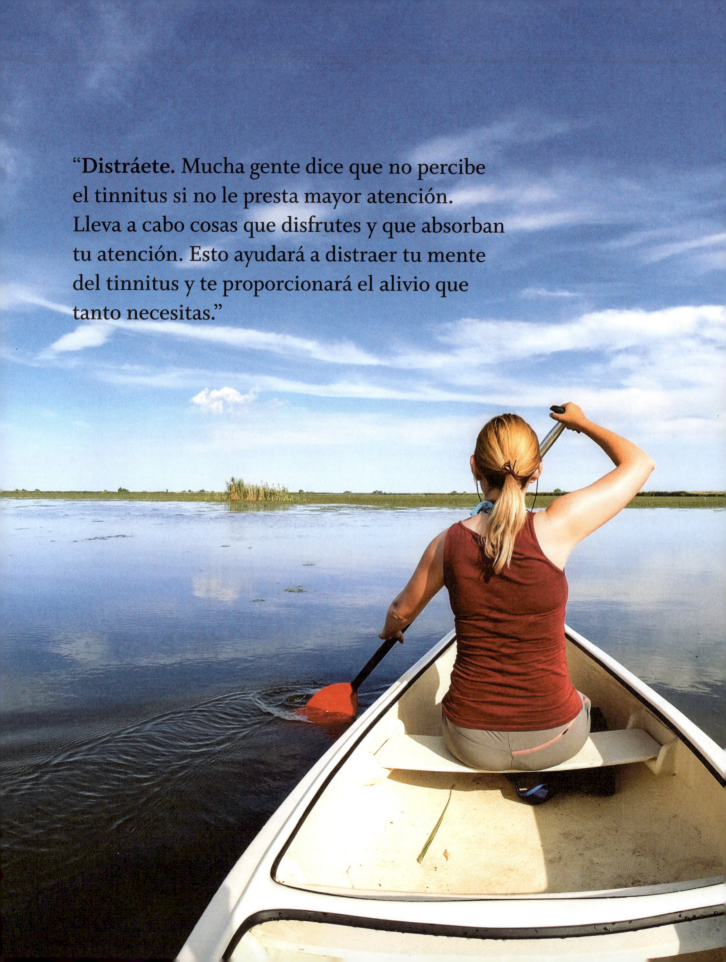

"**Distráete.** Mucha gente dice que no percibe el tinnitus si no le presta mayor atención. Lleva a cabo cosas que disfrutes y que absorban tu atención. Esto ayudará a distraer tu mente del tinnitus y te proporcionará el alivio que tanto necesitas."

## CONSEJOS DE AUTOAYUDA PARA EL TINNITUS

Reduce la gravedad del tinnitus y lidia con sus síntomas al tomar estas medidas:

**Protege tu audición.** Evita los ruidos fuertes, que podrían disminuir tu audición y agravar tu tinnitus. Si laboras en un entorno ruidoso, utiliza dispositivos de protección auditiva con regularidad.

**Llena tu entorno de sonido.** Si estás en un lugar silencioso donde el tinnitus es más perceptible, usa un enmascarador, ventilador, música suave, radio a un volumen bajo o un generador de sonido para producir un suave ruido de fondo que enmascare el tinnitus. Escuchar sonidos agradables y relajantes puede ayudar.

**Distráete.** Mucha gente dice que no percibe el tinnitus si no le presta mayor atención. Realiza cosas que disfrutes y que absorban tu atención. Esto ayudará a distraer tu mente del tinnitus y te proporcionará el alivio que tanto necesitas.

**Controla tu estrés.** El estrés puede hacer que el tinnitus parezca peor de lo que en realidad es. Los principios básicos de un estilo de vida saludable contribuyen a disminuir el estrés —dormir y hacer suficiente ejercicio, y llevar una alimentación saludable. Por ejemplo, reducir el consumo de tabaco, alcohol, cafeína y sal podría ayudarte a lidiar mejor con el agravamiento de tu tinnitus.

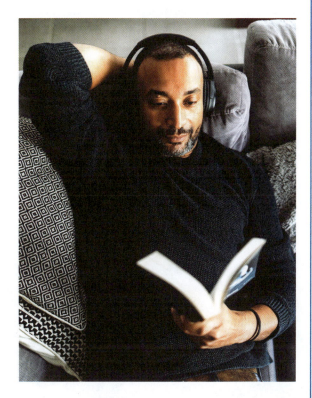

**Practica buenos hábitos de sueño.** La gente que duerme bien tiende a lidiar mejor con su tinnitus. Aunque tal vez no puedas controlar todos los factores que interfieren con el sueño, sí puedes adoptar hábitos que ayuden a una mejor calidad del sueño. Por ejemplo, trata de irte a acostar y despertarte más o menos a la misma hora cada día, y mantén tu recámara cómoda y oscura.

**Edúcate.** Aprender sobre el tinnitus puede darte una sensación de control sobre tu condición. Al final del libro, puedes encontrar una lista de recursos como la Asociación Estadunidense de Tinnitus.

Esta terapia toma tiempo. La mayoría de las personas participan en el programa por 1 o 2 años antes de descontinuar el uso de los generadores de ruido. Aunque la terapia de reentrenamiento del tinnitus no es para todos, la mayoría que recibe este tratamiento reporta al menos un poco de éxito en términos de la reducción de la percepción del tinnitus.

### Terapia integrativa

La terapia integrativa engloba tratamientos que se utilizan junto con otras opciones más convencionales. Por lo regular, el tratamiento integrativo suele ofrecerse como una opción para "cuando todo lo demás falla". Sin embargo, de manera ideal, cualquier tratamiento de este tipo debería incorporarse desde un inicio dentro de un programa diseñado para abordar todos los aspectos del manejo del tinnitus.

Al igual que otras terapias empleadas para tratar el tinnitus, las investigaciones aún no han demostrado que las opciones integrativas ofrezcan beneficios. Es importante recordar que no hay cura para el tinnitus, y la mayor parte de los tratamientos se enfocan en lidiar con los efectos. Sin embargo, usar uno o más de los siguientes tratamientos podría brindar alivio.

*Acupuntura*

La acupuntura consiste en la inserción de unas agujas muy delgadas en la piel en puntos estratégicos del cuerpo para intentar reequilibrar el flujo de energía. La acupuntura debe ser practicada por un acupunturista certificado en medicina tradicional china y se adapta a cada individuo —por ejemplo, su edad, estilo de vida, tipo de cuerpo— y se enfoca en tratar a la persona en su totalidad. Para quienes tienen tinnitus, los puntos más comunes en donde se colocan estas agujas son la parte frontal del oído y detrás del lóbulo del oído.

Se ha demostrado que la acupuntura resulta benéfica para algunas condiciones, incluyendo artritis de las rodillas, dolores de cabeza por tensión, y náuseas y vómito vinculados con la quimioterapia. Sin embargo, las investigaciones son poco precisas cuando se trata de afirmar que este tratamiento ayuda a reducir el impacto del tinnitus. Ciertos estudios más antiguos no encontraron beneficio o tuvieron fallas en el diseño de sus investigaciones que dificultaron la tarea de determinar los verdaderos alcances de la acupuntura. Algunos estudios sí encontraron al menos un beneficio en el hecho de que las personas percibieran que el tratamiento estaba funcionando o esperaran que la acupuntura les ayudara.

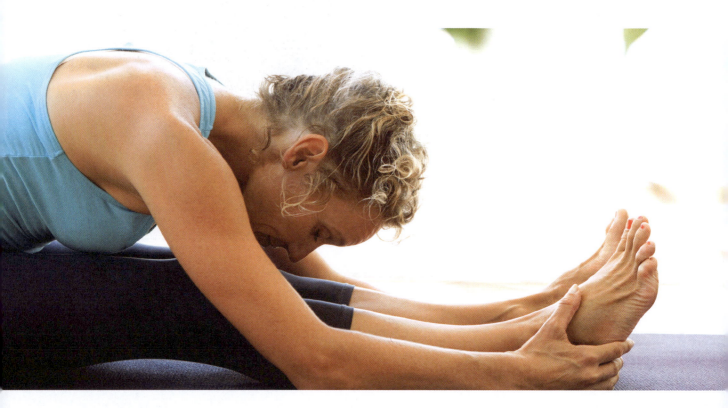

*Biorretroalimentación*

La biorretroalimentación es una forma de relajación que ayuda a las personas a sintonizarse con sus funciones corporales y a aprender a controlarlas. El principal objetivo es ayudar a la gente a cambiar sus reacciones frente al tinnitus, para reducir el estrés ocasionado por esta condición.

Un dispositivo especial de biorretroalimentación recopila información del cuerpo, como ritmo cardiaco o frecuencia respiratoria, y lo muestra. De modo efectivo, esto revela la forma en que el cuerpo reacciona ante el estrés. Esta información puede utilizarse para llevar a cabo cambios en la manera en que una persona reacciona ante situaciones tensas, lo cual puede disminuir los niveles de estrés. Muchas personas con tinnitus reportan una reducción en sus síntomas después de cambiar la forma en que responden a ellos.

*Terapia cognitivo-conductual*

La terapia cognitivo-conductual ayuda a las personas a explorar y procesar pensamientos y emociones relacionados con los síntomas físicos y las conductas provocadas por el tinnitus. Esto es importante debido a la cantidad de gente que experimenta angustia a causa del tinnitus y al modo en que ésta puede agravar la condición y, tal vez, ser un motivo de tinnitus.

Por lo regular, las sesiones son dirigidas por un psicoterapeuta u otro profesional certificado en salud mental. El proveedor suele preguntar sobre el historial de tinnitus de la persona, por ejemplo, cómo empezó, cómo afecta y qué impactos negativos causa. A partir de esta información, el psicoterapeuta puede ayudar a identificar y restructurar las creencias de una persona sobre su condición y los pensamientos negativos relacionados con ella (restructuración cognitiva). Algunas veces, las personas tienen ideas erróneas sobre el tinnitus que necesitan ser aclaradas, como la creencia de que éste está dañando su audición o que es señal de una enfermedad mental.

Entonces los terapeutas pueden ayudar a establecer mecanismos de defensa, que incluyen cómo emplear distracciones y técnicas de relajación. La gente que opta por la terapia cognitivo-conductual suele llevar un diario, además de realizar varios ejercicios en casa. La terapia puede ser presencial o en línea con un terapeuta especializado. Ambas formas son efectivas.

Es poco probable que la terapia cognitivo-conductual reduzca la percepción de la intensidad del tinnitus o de cualquier depresión vinculada con él, pero las investigaciones han mostrado que puede ayudar a lidiar con la condición y mejorar la calidad de vida.

Entre todas las opciones de terapia integrativa, la terapia cognitivo-conductual es la que se recomienda de forma constante, con base en estudios.

*Entrenamiento de salud*

El entrenamiento de salud se enfoca en la relación entre los proveedores de servicios de salud y los sujetos con tinnitus, en donde los proveedores ofrecen capacitación y psicoterapia sobre el tinnitus y cómo lidiar con éste. La gente aprende más sobre el tinnitus, incluyendo cómo puede desarrollarse y qué tratamientos pueden ayudar. Esta última parte es en especial importante. La frustración que provoca el tinnitus puede orillar a algunas personas a probar casi cualquier tratamiento, incluso los menos confiables.

La capacitación puede incluir folletos sobre el tinnitus, recomendaciones de libros de autoayuda que se enfocan en técnicas específicas para manejar la condición y recursos que detallan las opciones de tratamiento disponibles, como terapia cognitivo-conductual y terapia de sonido. En algunos casos, podría ser necesario acudir a otros proveedores de servicios de salud, como un psicólogo o audiólogo.

La capacitación y el entrenamiento suelen mejorar la calidad de vida, así como la forma en que las personas lidian con el tinnitus.

*Meditación de conciencia plena*

La meditación de conciencia plena te entrena para estar consciente de lo que pasa en tu mente —sentimientos, pensamientos, sensaciones, deseos—, al tiempo que te enseña a separar un evento (escuchar sonidos del tinnitus) de las reacciones ante ese evento (sentirte frustrado o molesto por escuchar el sonido). Un tipo de meditación de conciencia plena llamado entrenamiento de relajación basado en la conciencia plena emplea la meditación y el yoga para promover la conciencia y reducir el estrés.

Las investigaciones han encontrado que las terapias de conciencia plena son efectivas para tratar condiciones que, al igual que el tinnitus, ocasionan angustia. El dolor crónico es un ejemplo de esto. En algunas pruebas piloto pequeñas enfocadas en el tinnitus, la meditación de conciencia plena resultó en cambios positivos en varias áreas, incluyendo la percepción que tenían las personas sobre la gravedad de su tinnitus.

## LA CONEXIÓN ENTRE EL ESTRÉS Y EL TINNITUS

El tinnitus causa estrés, lo cual tal vez no resulta sorprendente si consideramos cuán disruptiva puede ser esta condición en nuestra vida cotidiana. Hasta 60 % de las personas con tinnitus reportan una angustia emocional prolongada.

Sin embargo, lo que aún se desconoce es qué viene primero, el tinnitus o el estrés. ¿Podría el estrés ser el causante del tinnitus o de agravarlo?

La respuesta no está del todo clara, aunque algunos expertos han observado que es normal que las personas reporten que experimentaron angustia emocional antes o durante la aparición del tinnitus.

Un estudio comparó a personas que experimentaban altos grados de estrés con personas expuestas a ruidos fuertes en el trabajo y encontró que la probabilidad de desarrollar tinnitus era más o menos similar entre ambos grupos. Si la gente estaba estresada y expuesta a ruidos fuertes, su riesgo de padecer tinnitus se duplicaba.

Se cree que el tinnitus está muy influenciado por la manera en que una persona procesa los estímulos emocionales, y a menudo aparece junto con otros problemas mentales, como depresión y ansiedad. Algunos expertos piensan que la gente que padece tinnitus que se agrava o que resulta incapacitante es la que tiende a reaccionar peor ante un sonido desagradable.

En consecuencia, pueden ser incapaces de "apagar" o lidiar con estresores de manera efectiva para reducir su impacto negativo.

En las personas con tinnitus angustiante, las imágenes del cerebro muestran que estas respuestas tienden a centrarse en el centro emocional del cerebro (amígdala), mientras que en las personas con valores más bajos de angustia a causa del tinnitus tienden a desviarse de la amígdala y usar las partes del cerebro encargadas de la resolución de problemas y el juicio.

Debido a que es probable que el tinnitus tenga un componente psicológico, abordar la salud mental mediante el tratamiento con técnicas como la terapia cognitivo-conductual a menudo involucra intervenciones enfocadas en cambiar pensamientos y sentimientos negativos en torno al tinnitus, suprimir mecanismos de afrontamiento negativos, e incrementar formas positivas de lidiar con la condición.

En investigaciones enfocadas en la terapia cognitivo-conductual como tratamiento para el tinnitus, los participantes del estudio reportaron mejorías significativas en su calidad de vida y depresión después de tomar esta terapia.

Esto no cambió la intensidad del tinnitus que experimentaban, pero les ayudó a lidiar mejor con éste. El uso de fármacos para tratar síntomas de ansiedad y estrés también puede resultar útil.

## OPCIONES DE TRATAMIENTO BAJO ESTUDIO

Hoy día, los tratamientos para el tinnitus se enfocan en ayudar a las personas a lidiar con los sonidos percibidos. Hasta la fecha, ningún tratamiento ha mostrado reducir o eliminar el sonido del tinnitus.

Las investigaciones sobre posibles terapias para tratar el tinnitus están en curso. Algunos tratamientos parecen prometedores, pero requieren más estudios para garantizar su seguridad y efectividad. Otros no han dado el ancho, pero los resultados de estos estudios podrían ayudar a alimentar otras investigaciones más prometedoras en el futuro. He aquí varias áreas de investigación que se están estudiando hoy día.

### Neuromodulación

La mayor parte de las terapias potenciales de estimulación eléctrica (neuromodulación) que se están probando para tratar el tinnitus se basan en la teoría de que éste es un trastorno del sistema nervioso central.

Cuando la cóclea sufre algún daño (como el causado por un ruido), se cree que las neuronas en varias partes del cerebro se vuelven más activas y disparan juntas para compensar el daño ocasionado a las células ciliadas cocleares, lo cual podría derivar en el desarrollo de tinnitus. Las investigaciones se han enfocado en si la estimulación eléctrica podría ayudar a reducir la actividad o alterar estos canales neuronales para reducir los síntomas del tinnitus.

La estimulación ocurre a través de dispositivos que se colocan por fuera de la cabeza (no invasivos) o que se implantan de manera quirúrgica dentro de la cabeza (invasivos).

*Técnicas no invasivas*
En la actualidad, se están investigando dos tipos de estimulación no invasiva para el tinnitus. He aquí cómo funcionan y qué tan efectivas son.

**Estimulación magnética transcraneal.** Durante este procedimiento, se coloca sobre el cuero cabelludo una bobina electromagnética unida a una máquina de estimulación que administra pulsos magnéticos —desde 100 hasta 3 000— de forma rítmica que no causan dolor. Esto produce un campo magnético que atraviesa el cráneo. Se cree que estos pulsos disminuyen la actividad en partes del cerebro que pueden ser hiperactivas en las personas con tinnitus.

Algunos estudios mostraron mejorías en la gravedad del tinnitus. Este procedimiento al parecer también suprimió el tinnitus. Sin embargo, éstos tuvieron fallas, incluyendo un número reducido de participantes y problemas con el diseño del estudio. Algunos ensayos controlados aleatorios no han mostrado ninguna diferencia en la mejoría de la gravedad del tinnitus o la calidad de vida al comparar a quienes reciben el tratamiento con quienes reciben el placebo. Asimismo, se desconocen los efectos a largo plazo de la estimulación magnética. Por estas razones, la estimulación magnética transcraneal no suele recomendarse para tratar el tinnitus.

**Estimulación transcraneal de corriente directa.** Ésta usa electrodos conectados a un dispositivo alimentado por una batería. Los electrodos se cubren con esponjas húmedas y se colocan sobre el cuero cabelludo para administrar una corriente débil, pero constante a varias partes del cerebro para reducir la actividad neuronal.

En los estudios, este tratamiento redujo temporalmente el volumen y la angustia provocados por el tinnitus desde varios segundos hasta varias horas. La duración de los efectos dependía de la parte del cerebro tratada. También mostró algo de promesa para condiciones que por lo común ocurren junto con el tinnitus, como ansiedad y depresión. No existe un régimen estándar para este tipo de tratamiento, y aunque es promisorio para aliviar el tinnitus y las condiciones relacionadas, se requieren más investigaciones.

*Técnicas invasivas*
Se está investigando el potencial de algunos dispositivos implantados para tratar el tinnitus. He aquí cómo funciona cada técnica y lo que los expertos han descubierto sobre la efectividad de cada método.

**Estimulación cerebral profunda.** El objetivo de ésta es modificar o alterar los circuitos en el cerebro responsables de procesar los sonidos del tinnitus.

Este tratamiento involucra la implantación quirúrgica de un electrodo en el lado opuesto del cerebro de donde se localizan los síntomas del tinnitus. Para quienes experimentan tinnitus en ambos oídos, el electrodo debe implantarse del lado derecho de la cabeza, o el lado no dominante del cerebro.

La estimulación cerebral profunda resulta efectiva para las personas que tienen variantes de condiciones resistentes al tratamiento como temblores, enfermedad de Parkinson y dolor crónico. Pero los electrodos no sólo se implantan para aliviar el tinnitus, por lo que las investigaciones se han enfocado en el impacto que tiene la estimulación cerebral profunda en el tinnitus en personas con trastornos del movimiento.

El tinnitus en estos individuos no es representativo del que padecen las personas que no sufren de los trastornos mencionados, por lo que los resultados de las investigaciones no pueden aplicarse a la persona típica con tinnitus. Los participantes de los estudios reportaron una disminución en el volumen de su tinnitus cuando la estimulación estaba encendida, pero se requieren más pruebas.

**Implante coclear.** Diseñado para tratar una pérdida auditiva significativa, el implante coclear "se salta" el oído interno para estimular el nervio auditivo de forma directa. En teoría, esto podría ayudar a las personas con tinnitus, de quienes se piensa que experimentan cambios en los circuitos del cerebro. Los componentes clave del implante son un micrófono y un procesador de sonido detrás del oído para detectar sonidos, un chip decodificador implantado debajo de la piel para transmitir información del micrófono, y electrodos conectados de manera directa al tronco encefálico que responden al sonido cuando son estimulados.

Los estudios sugieren que muchas personas que recibieron un implante coclear experimentaron cambios positivos en su tinnitus. Por lo regular, esto implicó una reducción de volumen.

**Estimulación del nervio vago.** Cada lado del cuerpo está atravesado por un nervio vago que sale del tronco encefálico y recorre el cuello, pecho y estómago. Este nervio es causante de tranquilizar al sistema nervioso central después de una reacción de lucha o huida en situaciones estresantes. Algunas investigaciones previas han mostrado que estimular este nervio puede tratar condiciones como la epilepsia y la depresión. Los expertos están evaluando el impacto que podría tener en el tratamiento del tinnitus.

La estimulación del nervio vago administra impulsos eléctricos a este nervio a través de un estimulador nervioso. Por lo común, este dispositivo se implanta de manera quirúrgica debajo de la piel a la altura del pecho y luego se pasa un cable por debajo de la piel para conectar el dispositivo al nervio vago izquierdo. Cuando se activa, el dispositivo manda señales eléctricas a lo largo del nervio vago izquierdo hacia el tronco encefálico, que luego envía señales a ciertas partes del cerebro. Además, existen dispositivos de estimulación del nervio vago no invasivos que no requieren implantación con cirugía.

Algunas investigaciones preliminares han mostrado que combinar la estimulación nerviosa con la terapia auditiva podría ayudar a mejorar el procesamiento auditivo y, por ende, reducir el estrés y la discapacidad provocadas por el tinnitus. Sin embargo, los estudios están en las primeras etapas. Hasta el momento, parece que este tipo de estimulación podría no resultar tan benéfica sin la terapia auditiva.

**Lidocaína.** La lidocaína es conocida como una forma de anestesia que bloquea el dolor. Sin embargo, también ha sido estudiada en el tratamiento del tinnitus por su capacidad de alterar el canal del tinnitus.

Diversos factores hacen de la lidocaína un tratamiento poco recomendable para el tinnitus. En primer lugar, su modo de administración no suele ser el más conveniente, porque requiere una inyección o colocarse vía intravenosa. Y, en el mejor de los casos, cualquiera de sus beneficios suele durar poco y podría no compensar el riesgo de experimentar efectos secundarios como vértigo, náuseas y vómito.

Una prueba piloto reciente investigó si un parche de lidocaína colocado en la piel podía tener mejores beneficios —y más convenientes— con efectos secundarios mínimos. Aunque este estudio era prometedor, muchos de los pacientes decidieron abandonarlo, citando entre sus razones que los beneficios no compensaban el alto costo de los parches.

**Neuromonía.** Un programa de neuromonía empleó la psicoterapia y la práctica de escuchar música que está integrada con ruido de fondo para desensibilizar a las personas al tinnitus de manera gradual. La terapia se llevó a cabo por hasta cuatro horas al día, desde 6 hasta 24 meses. Con el paso del tiempo, se reduce el ruido de fondo, lo cual se cree que resulta en una desensibilización.

Todavía se desconocen los beneficios de un programa de neuromonía porque no hay ninguna investigación independiente y sin sesgo que muestre con claridad qué tan bien funciona.

**Marihuana (cannabis).** *Cannabis* es el término genérico para denominar a las drogas derivadas de las plantas del género *Cannabis*. El cannabis tiene más de 400 sustancias químicas, incluyendo delta-9-tetrahidrocannabinol (THC) y cannabidiol (CBD). El THC está vinculado con los sentimientos "positivos" que produce la marihuana y contiene propiedades antieméticas, antiinflamatorias, analgésicas y antioxidantes. El CBD no altera el estado de ánimo, pero se le relaciona con propiedades antiepilépticas, ansiolíticas y sedantes.

Dados estos rasgos, se ha conjeturado que el cannabis podría reducir la hiperactividad en el cerebro vinculada con el tinnitus. Sin embargo, hacen falta investigaciones en esta área, y las que existen han sido hechas en su mayor parte en animales. En muchos estudios, se encontró que el cannabis disparaba o agravaba el tinnitus.

**Ketamina.** A menudo utilizada en procedimientos diagnósticos o quirúrgicos, la ketamina es una sustancia controlada que ha sido estudiada para emplearse en el tratamiento del tinnitus de corto plazo mediante una inyección en el oído. Los estudios en animales y los primeros en humanos se mostraron prometedores. Sin embargo, las investigaciones de gran escala no consiguieron mostrar que el tratamiento sea efectivo. Los efectos secundarios potenciales de la ketamina (a veces llamada Special K cuando se usa de forma ilegal y como droga recreativa) incluyen alucinaciones, confusión, nerviosismo y puede generar dependencia.

**Alimentación.** Varios multivitamínicos (como la vitamina B), cinc, antioxidantes y remedios herbales, incluyendo el *ginkgo biloba* y la melatonina, han sido promocionados como tratamientos para el tinnitus. Sin embargo, las investigaciones no han mostrado que algún suplemento en particular sea efectivo. Además, algunos de estos remedios podrían ser costosos e interactuar con algunos fármacos con receta.

Entender y vivir con tinnitus puede ser frustrante, pero al aprender sobre él y explorar las múltiples opciones disponibles, verás que existen maneras de lidiar con el estrés y la frustración que puede ocasionar y reducir sus efectos en tu vida.

**PARTE 3**

# Bases de la audición

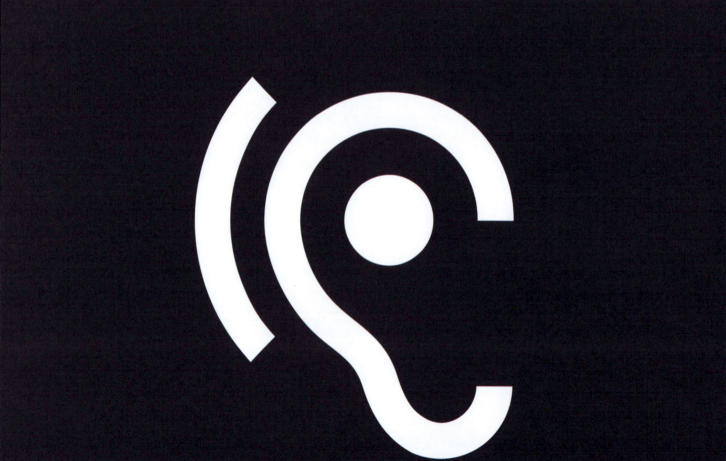

CAPÍTULO 6

# Cómo oyes

Ahora que has aprendido un poco sobre los problemas más frecuentes de audición y equilibrio, es momento de profundizar en la mecánica del oído y en las principales causas de estos problemas.

En este capítulo y en el próximo, verás lo que pasa detrás de cámaras con tu forma de oír y lo que se presenta durante una prueba de audición.

## CARACTERÍSTICAS DEL SONIDO

El oído consiste en una serie de estructuras delicadas y complejas que te permiten recopilar e interpretar los sonidos. Pero ¿qué es con exactitud el sonido?

El sonido ocurre cada vez que una sustancia —o, más bien, las moléculas que componen esa sustancia— vibra. Cuando esto sucede, dispersa todas las moléculas a su alrededor. Esto es similar a cuando arrojas una piedra en un estanque; el contacto de ésta con el agua produce ondas que se dispersan en todas direcciones. Una vibración se mueve de molécula en molécula en forma de una onda de sonido.

Tú percibes ondas sonoras que viajan a través del aire, como el sonido de los aplausos del público al final de una presentación o el zumbido de los pistones y las correas que emite el motor encendido de un automóvil.

Los sonidos también viajan a través del líquido. Por ejemplo, cuando estás sumergido en una alberca, de todos modos, puedes oír a los nadadores cercanos salpicar agua. Los sonidos atraviesan incluso la materia sólida como el hueso o el acero.

El sonido que percibes cuando te golpeas la cabeza contra un objeto es en parte resultado de las vibraciones que viajan a través de tu cráneo, así como del aire.

Cuando una onda sonora viaja a través del aire hacia tu oído externo y llega a tu tímpano, ocasiona una reacción en cadena a lo largo de los huesecillos, la cóclea, el nervio auditivo y el cerebro que te permite oír el sonido.

Como sabes, un sonido puede ser diametralmente opuesto a otro. Piensa en el retumbar grave de un camión de diésel y el gemido agudo de una motocicleta ligera. Ambos sonidos provienen de un motor de combustión. Sin embargo, no existe forma de confundir un sonido con el otro. Por lo regular, las diferencias entre los sonidos surgen a partir de tres cualidades: frecuencia, intensidad y timbre. Las primeras dos pueden medirse, y la tercera es subjetiva. He aquí más información sobre cada una de ellas.

### Frecuencia

La frecuencia del sonido, también llamada como tono, se refiere a la frecuencia con que fluctúa una onda sonora dentro de un periodo determinado de tiempo. Suele medirse en ciclos por segundo llamados Hertz (Hz). A mayor número de fluctuaciones por segundo, mayor es la frecuencia.

Las frecuencias de sonido que pueden oír los humanos van desde los 20 Hertz, un tono muy grave, hasta los 20,000 Hertz, un tono muy agudo. Los sonidos comunes en el habla humana cubren un amplio espectro, desde alrededor de 250 Hertz (el sonido grave de una vocal como o) hasta entre 4 000 y 6 000 Hertz (el sonido agudo de una consonante como s o f).

### Intensidad

La intensidad del sonido se mide por su volumen (amplitud). Esta característica se relaciona con el nivel de distorsión de la onda sonora y se mide en decibeles (dB).

Por ejemplo, un susurro puede medir 30 decibeles de nivel de presión sonora (dB SPL, por sus siglas en inglés). Por otro lado, un disparo podría registrar entre 140 y 170 dB SPL. Este ruido tan intenso es demasiado fuerte para el oído humano, sobre todo cuando te expones a él por demasiado tiempo. Los sonidos muy fuertes pueden causar daño permanente si los oídos no están protegidos con tapones o un dispositivo de protección auditiva (orejeras).

Cuando dices que un sonido es demasiado suave, cómodamente fuerte o dolorosamente fuerte, lo que estás describiendo es la intensidad del sonido.

### Timbre

El aspecto más subjetivo de un sonido puede ser su timbre, que describe la calidad de ese sonido. Te permite diferir entre sonidos de la misma frecuencia e intensidad, como la misma nota producida en distintos instrumentos musicales o la misma consonante o vocal pronunciada por diferentes voces.

El tono de un pícolo o una flauta, por ejemplo, vibra dentro de un rango restringido de frecuencias. Este tono podría representarse por una forma de onda relativamente suave y ondulante.

El timbre de un saxofón o un piano es más complejo. Sus múltiples vibraciones, en varias frecuencias distintas, son representadas por una forma de onda irregular. El pitido disonante que se produce al dejar caer un lápiz de madera sobre un piso duro es otro ejemplo de un sonido complejo.

## CANALES DE SONIDO

El sonido se crea a partir de vibraciones moleculares que viajan a través de la materia. La audición es la percepción de este sonido. Cuando escuchas un sonido, percibes su frecuencia, intensidad y timbre al mismo tiempo.

Aunque el viaje de una onda sonora a través del oído y hacia tu cerebro sucede casi de forma instantánea, involucra una cadena compleja de eventos.

El viaje de un sonido inicia cuando el oído externo (*pinna*) recopila ondas sonoras y las encamina hacia tu tímpano, como se muestra en la siguiente ilustración.

Muchos mamíferos, como gatos y perros, pueden rotar sus oídos externos hacia la fuente de un sonido. Pero los humanos no pueden hacerlo. En vez de eso, las ondas sonoras llegan a tus oídos externos desde direcciones diferentes en ángulos distintos y en momentos e intensidades distintos, con lo cual producen patrones diferentes dependiendo de dónde se localice la fuente del sonido en relación con tu cabeza. Esto ayuda a tu cerebro a ubicar la fuente del sonido.

---

**TONO**

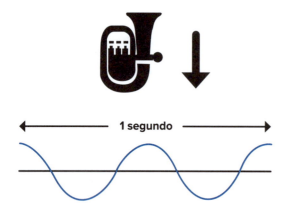

Frecuencia baja — Tono bajo — Sonido bajo

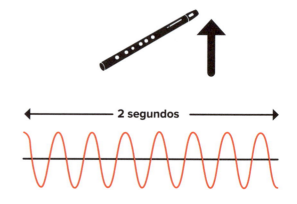

Frecuencia alta — Tono alto — Sonido alto

## CÓMO FUNCIONA LA AUDICIÓN

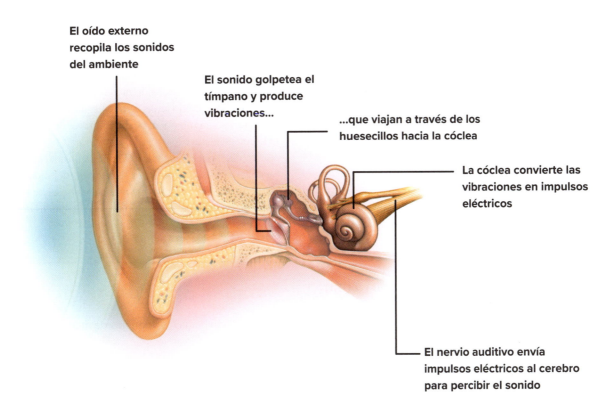

**El oído externo recopila los sonidos del ambiente**

**El sonido golpetea el tímpano y produce vibraciones...**

**...que viajan a través de los huesecillos hacia la cóclea**

**La cóclea convierte las vibraciones en impulsos eléctricos**

**El nervio auditivo envía impulsos eléctricos al cerebro para percibir el sonido**

**AMPLITUD**

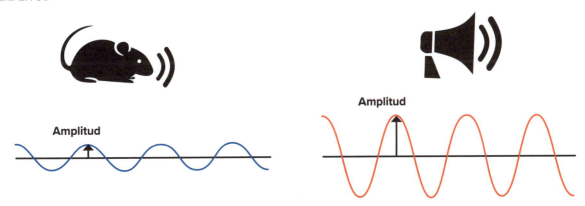

Amplitud baja — Sonido silencioso

Amplitud alta — Sonido ruidoso

CÓMO OYES 75

## Usar ambos oídos para oír

El uso de ambos oídos es crucial para conocer la fuente de un sonido. Oír con los dos oídos se conoce como audición binaural.

Un sonido que se presenta de tu lado izquierdo llegará a éste primero y se percibirá más fuerte en este oído que en el derecho. Cuando tu cerebro compara la información de ambos, puede distinguir si el sonido se originó de tu lado izquierdo o derecho.

Con la información auditiva de ambos oídos, tu cerebro a menudo puede separar los sonidos que quieres oír y de algún modo eliminar el ruido de fondo. Ésta es la razón por la que puedes sostener una conversación con alguien en una fiesta ruidosa y llena de gente.

## Hacia el oído medio

Después de que una onda sonora viaja a través del canal auditivo, golpetea la membrana tensa del tímpano y la hace vibrar. Estas vibraciones hacen que los huesecillos que cierran el espacio entre el tímpano y la ventana oval también vibren. Los huesecillos se mueven en conjunto como un sistema de palanca miniatura. Ve cómo funciona esto en la página 75.

Debido a que la superficie del tímpano es mucho más grande que la ventana oval, las vibraciones llegan con mayor fuerza al oído interno. Las ondas sonoras crean vibraciones en el tímpano, las cuales mueven los huesos del oído medio para enviar las ondas sonoras hacia la ventana oval de la cóclea. Los huesos del oído medio tienen que aumentar la intensidad del sonido antes de que llegue a la cóclea porque las ondas sonoras no viajan tan bien a través del líquido como lo hacen en el aire.

Amplificar el sonido eleva la energía, lo cual ayuda a empujar las vibraciones a través del líquido del oído interno. Debido a que el líquido opone más resistencia que el aire, se requiere más fuerza para empujar las vibraciones de sonido a través de él.

---

### NIVEL DE PRESIÓN SONORA Y NIVEL AUDITIVO

De seguro estás familiarizado con el término *decibel*. Los decibeles son unidades comunes de medida que pueden mostrar dos tipos de intensidad de sonido distintos.

Un tipo de decibel de intensidad de sonido se usa para describir el nivel de presión sonora, que es la fuerza de una onda sonora en el ambiente o la cantidad de presión que ejerce sobre tu tímpano. Un nivel de presión sonora de 10 decibeles (dB SPL) es uno de los sonidos más débiles que pueden oír los mejores oídos humanos. Para comparar, la intensidad del habla normal suele rondar los 60 dB SPL.

Los decibeles además se utilizan para medir qué tan bien se compara tu audición con el promedio para un grupo numeroso de jóvenes con audición normal. Esta medida se expresa en nivel auditivo en decibeles (dB HL).

Al llevarse a cabo una prueba de audición, el audiólogo tal vez quiera averiguar cuál es tu umbral auditivo. El umbral auditivo se refiere al nivel más débil en el que logras percibir un sonido. La gente cuya audición se considera normal o casi normal tiene un umbral auditivo de entre 0 y 25 dB HL.

Por otro lado, las personas que tienen problemas para entender conversaciones pueden percibir sonidos de hasta 40 dB HL, pero nada más bajo. Por eso, se considera que tienen una pérdida auditiva moderada. Aquellos que sólo logran oír una voz fuerte de cerca pueden tener un umbral auditivo de 70 dB HL. Se considera que estas personas tienen una pérdida auditiva grave.

En esta obra, la intensidad del sonido que se expresa en términos de dB representa una medida de nivel de presión sonora. Cuando se haga referencia a una medición del nivel auditivo, ésta se expresará como dB HL.

### Hacia el oído interno

Una vez que una onda sonora pasa el oído medio, llega a la cóclea en el oído interno. Esta estructura en forma de caracol está llena de líquido. Las vibraciones de sonido hacen reverberar el líquido que está dentro de la cóclea, lo cual a su vez provoca que una onda sonora continúe viajando hacia las partes más profundas de tu oído.

Unos pequeños sensores llamados células ciliadas se "trepan" sobre esta onda. Estas células perciben si un sonido es agudo o grave y ayudan incluso a mandar la onda sonora hacia el cerebro. Durante este proceso, se liberan sustancias químicas que crean una señal eléctrica, y el nervio de tu oído (nervio auditivo) transporta la señal eléctrica hacia el cerebro. Una vez que llega al cerebro, éste transforma la señal en un sonido reconocible.

### Un viaje hacia el cerebro

Desde el nervio auditivo, los impulsos eléctricos viajan a estaciones de procesamiento de información en el cerebro; éstas analizan las señales para descifrar su origen y filtran el ruido de fondo.

En este proceso, las señales de los oídos se transforman en sonidos que puedes reconocer y entender. Consulta una visualización de los canales del sonido en la página 78.

Los científicos todavía están trabajando para entender cómo es que el cerebro interpreta los impulsos y los identifica como sonidos distintos. Lo que sí saben es que el habla y el lenguaje —la forma en que el cerebro le da significado al sonido— están íntimamente relacionados con la capacidad de oír. Los expertos saben que la capacidad de una persona de reconocer y entender sonidos específicos inicia desde muy temprano. Por ejemplo, alrededor de los tres meses de edad, los bebés pueden diferenciar la voz de su mamá o de su papá de otras voces.

## TIPOS DE PÉRDIDA AUDITIVA COMUNES

Nuestro sistema auditivo es tan complejo que incluso el cambio o el daño más mínimo al oído puede afectar tu audición. Existen tres tipos de pérdida auditiva: conductiva, neurosensorial y mixta.

### Pérdida auditiva conductiva

El canal auditivo y el oído medio conducen ondas sonoras a los receptores sensoriales de tu oído interno. Cualquier bloqueo a este conducto altera las ondas sonoras, lo cual resulta en una percepción reducida del sonido. Esto puede ocurrir debido a una acumulación excesiva de cera en el canal auditivo. Aunque suele limpiarse solo, algunas veces se produce una acumulación de cera que podría requerir una limpieza profesional.

Otros problemas que pueden causar una pérdida auditiva conductiva incluyen objetos extraños alojados en el oído, infecciones del oído medio, traumatismo craneoencefálico y crecimiento óseo anormal en la región del oído. El capítulo 3 ofrece mayor información sobre la pérdida auditiva conductiva.

### Pérdida auditiva neurosensorial

La afectación a las estructuras del oído interno, como las células ciliadas en la cóclea o las fibras nerviosas que van desde la cóclea hasta el cerebro, suelen causar una pérdida auditiva neurosensorial.

La gente con pérdida auditiva neurosensorial a menudo tiene problemas para oír sonidos en frecuencias altas, como algunas de las consonantes que se emplean en el habla cotidiana. Por ejemplo, alguien con pérdida auditiva de frecuencia alta podría ser incapaz de distinguir entre las palabras *piel* y *miel* o *dije* y *rige*.

Este daño suele estar vinculado con el desgaste general del envejecimiento, conocido como presbiacusia, o con una exposición excesiva a ruidos fuertes. Algunas enfermedades, ciertos fármacos fuertes que pueden lastimar el oído, un traumatismo craneoencefálico y los trastornos genéticos también pueden provocar este tipo de pérdida auditiva. Otra causa son los crecimientos anormales como tumores que lastiman el nervio auditivo.

Aunque por lo general la pérdida auditiva neurosensorial no puede revertirse, los aparatos auditivos, así como otros dispositivos y técnicas de asistencia, pueden mejorar la audición lo suficiente como para que sea posible comunicarse con efectividad.

### Pérdida auditiva mixta

Algunas personas podrían padecer una combinación de pérdida auditiva conductiva y neurosensorial. Por ejemplo, alguien con pérdida auditiva neurosensorial relacionada con la edad también podría desarrollar una infección del oído. La pérdida auditiva conductiva ocasionada por la infección suele eliminarse con tratamiento médico. Sin embargo, es posible que el daño neurosensorial no pueda tratarse.

El grado de pérdida auditiva que tengas de cualquiera de estos tipos depende de algunos factores clave:

#### EN EL OÍDO

Las ondas sonoras que han pasado a través del canal auditivo hacen vibrar el tímpano y los huesecillos del oído medio. Estas vibraciones desencadenan una ola de líquido que dobla las pequeñas células ciliadas en la cóclea, con lo cual ocasionan una reacción en cadena que envía impulsos eléctricos a lo largo del nervio auditivo y hacia el cerebro.

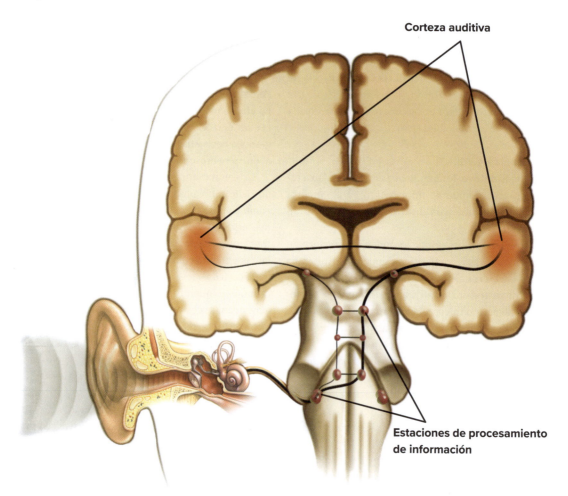

#### EN EL CEREBRO

Los impulsos eléctricos del nervio auditivo atraviesan y se entrecruzan con algunas estaciones de procesamiento de información mientras se dirigen hacia las áreas de la corteza auditiva en los lóbulos temporales. Una vez ahí, el cerebro clasifica, procesa, analiza, compara y archiva información sobre los sonidos, con lo cual te ayuda a entender lo que oyes.

## PARA SABER MÁS

Consulta el resumen de un minuto sobre los principales tipos de pérdida auditiva y cómo tratarlos que ofrece el doctor en Medicina Matthew L. Carlson, cirujano de oído de Mayo Clinic: **links.mayoclinic.org/hearingloss**

- **Ruido acumulativo.** Toda una vida de percibir los sonidos de herramientas eléctricas, maquinaria, armas de fuego, electrodomésticos, conciertos y vehículos con motor puede afectar de forma gradual tu capacidad para oír.
- **Ruido intenso y repentino.** El ruido fuerte de una explosión cercana o un disparo es otro motivo de pérdida auditiva neurosensorial.
- **Medicamentos.** El uso de ciertos fármacos dañinos para la audición (ototóxicos) puede resultar en una pérdida auditiva permanente.

## CÓMO COMPENSAR LA PÉRDIDA AUDITIVA

En términos generales, oír te ayuda a estar conectado con el mundo. Perder parte de tu audición puede ser, en el mejor de los casos, un obstáculo. Y en el peor de los casos, puede ser peligroso. Aunque tal vez pienses que tu audición es lo que más te permite entender lo que los demás dicen, también te da pistas sobre dónde estás y te alerta ante posibles riesgos.

Muchas personas evitan aceptar que tienen pérdida auditiva. Sin embargo, admitirlo es el primer paso para volverte a involucrar con el mundo que te rodea.

Antes de avanzar a los siguientes capítulos, tómate un momento para evaluar tu capacidad auditiva actual.

¿Has observado si últimamente haces lo siguiente?

- Culpar a otros por balbucear o hablar con demasiada suavidad
- Limitar o evitar actividades sociales
- Subir el volumen de la televisión o el radio
- Sonreír y asentir con la cabeza sin entender

Si respondiste que sí a cualquiera de estas afirmaciones, no tengas miedo de solicitar ayuda. Considera hablar con tu médico sobre tus preocupaciones y buscar la ayuda de un audiólogo. Abordar un problema auditivo puede hacer que te vuelvas un participante más activo en la vida, así como un compañero y amigo más involucrado.

A continuación, aprenderás qué pasa al plantearle tus preocupaciones al médico.

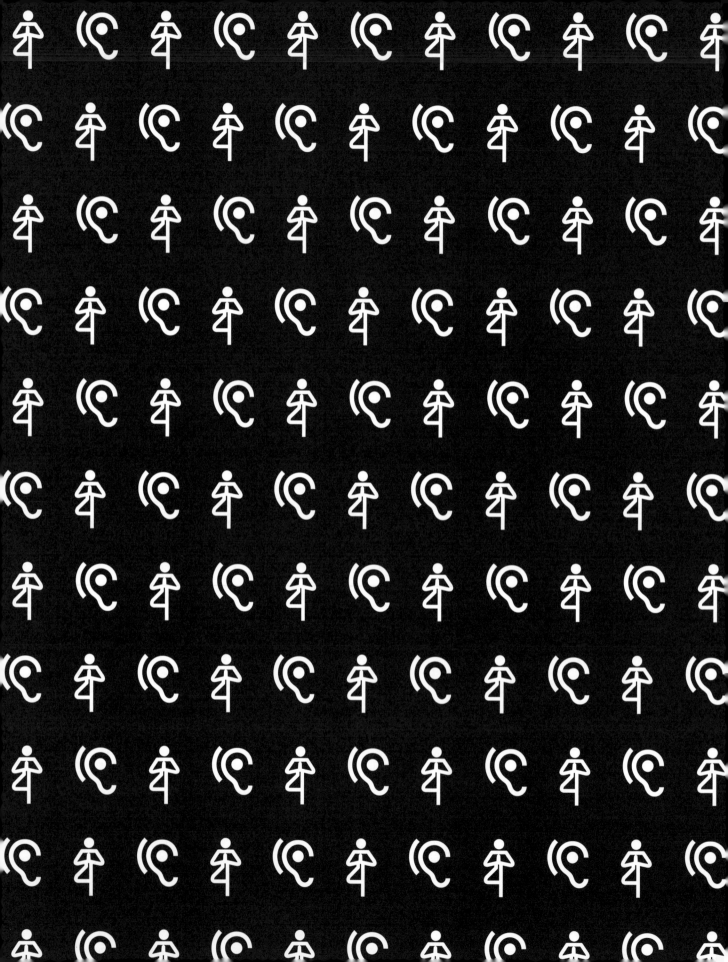

CAPÍTULO 7

# Realizarse una prueba de audición

A últimas fechas, quizás hayas notado que tienes problemas para distinguir el sonido de ciertas letras cuando alguien conversa contigo. O tal vez durante una reunión has tenido dificultades para escuchar la voz de quien habla por encima del ruido de fondo. O te ha costado trabajo acompañar las pláticas cotidianas que se presentan durante la cena. Como no estás seguro de lo que se está diciendo, te has vuelto reacio a participar en las conversaciones.

Si estas situaciones se están volviendo cada vez más frecuentes, es probable que tengas algún grado de pérdida auditiva. Aunque quizá te sientas tentado a aceptar o ignorar el problema, considera buscar ayuda de un médico.

Una prueba de audición podría ayudar a identificar aquello que está provocando tu pérdida auditiva. También podría derivar en tratamientos que te permitan oír mejor, además de sentirte más involucrado de manera social y seguro de ti mismo. Empieza por comentar con tu médico de atención primaria. El médico podría examinar tus oídos y darte explicaciones para muchas de tus preocupaciones. En caso de ser necesario, éste también podría recomendarte a un especialista en audición (audiólogo).

En este capítulo, encontrarás información más detallada de cada uno de los especialistas que podrían involucrarse en el diagnóstico y el tratamiento de la pérdida auditiva. También aprenderás cuándo es necesario llevar a cabo una prueba de audición, qué sucede durante este procedimiento y qué significan los resultados. Saber qué pruebas esperar y por qué son necesarias puede ayudarte a sacar el mayor provecho de tu prueba de audición y encaminarte hacia una solución efectiva.

## ¿QUIÉN BRINDA CUIDADOS DEL OÍDO?

En cualquier visita de rutina, el médico podría indagar sobre tu audición y animarte a que te realices una prueba si existe alguna preocupación. Cada vez que te expongas a un ruido fuerte, que notes algún signo de pérdida auditiva, o un pitido, zumbido o rugido en los oídos (tinnitus), la mejor persona con la que puedes hablar es tu médico.

En ocasiones, la pérdida auditiva es causada por un exceso de cera, una infección, un tumor u otros problemas que requieren de fármacos o cirugía. Por eso, lo mejor es que hables con tu médico sobre cualquier cambio que experimentes en tu audición, para que puedas recibir el tratamiento adecuado.

Si necesitas cuidados más especializados, tu médico podría referirte con un especialista en audición. Debido a que la pérdida auditiva puede tener múltiples causas, los especialistas en audición suelen trabajar de la mano con otros especialistas para hacer un diagnóstico y decidir sobre el tratamiento. Más adelante conocerás sobre estos especialistas.

A menudo los especialistas en audición trabajan juntos para diagnosticar y tratar una condición. Por ejemplo, un neurootólogo o un especialista en oído, nariz y garganta (otorrinolaringólogo) podría pedirte que acudas con un audiólogo para que éste evalúe tu audición antes de tratar un trastorno del oído, y de nuevo más adelante para ver si el tratamiento está funcionando.

O si un audiólogo piensa que tu pérdida auditiva es causada por una condición médica, entonces podrías consultar a un neurootólogo o a un otorrinolaringólogo para recibir

> ### ESPECIALISTAS AUDITIVOS COMUNES
>
> Si tu médico te recomienda a un especialista auditivo, tal vez consultes a uno de estos profesionales de la salud.
>
> **Otorrinolaringólogo.** Profesional médico capacitado para diagnosticar y tratar enfermedades de los oídos, los senos paranasales, la boca, la garganta, la caja de voz (laringe), y otras partes de la cabeza y el cuello. Un otorrinolaringólogo —mejor conocido como doctor de oído, nariz y garganta (ENT, por sus siglas en inglés)—, también podría hacer una cirugía cosmética y reconstructiva de la cabeza y el cuello.
>
> **Neurootólogo.** Este médico se especializa en problemas físicos del oído, como infecciones, parálisis facial, mareo, pérdida auditiva, pitido, zumbido o rugido en los oídos (tinnitus), tumores y deformidades congénitas del oído. Si necesitas cirugía para tratar un trastorno del oído, lo más probable es que consultes a un neurootólogo o a un otorrinolaringólogo con especialización en cirugía del oído.
>
> **Audiólogo.** Cuando alguien experimenta pérdida auditiva sin signos físicos de una enfermedad, lo más probable es que termine por consultar a un audiólogo. Dicho especialista puede evaluar y determinar la gravedad de la pérdida auditiva y también puede ayudar al proporcionar aparatos y rehabilitación auditivos cuando se requieran.
>
> Debido a que algunos fármacos pueden dañar la audición, el audiólogo también podría monitorear la audición de personas que estén recibiendo tratamiento para una enfermedad, como cáncer o una enfermedad infecciosa.

el tratamiento indicado. Después del tratamiento, lo más probable es que regreses al audiólogo para hacer tu rehabilitación auditiva. El especialista que visitas y el momento en que lo llevas a cabo es importante, ya que cada especialista aborda un problema con entrenamiento y puntos de vista distintos.

### PROGRAMA TUS PRUEBAS AUDITIVAS

Es importante que todas las personas a cualquier edad se hagan pruebas auditivas. Si te preocupa perder la audición o te has expuesto a una situación que eleve tu riesgo de perderla, puedes solicitar una prueba de audición. A veces, se requiere una prueba auditiva por ley.

Las pruebas para detectar pérdida auditiva en recién nacidos y niños se llevan a cabo con regularidad (ver capítulo 12). Por su parte, estas mismas pruebas en adultos se realizan sólo cuando es necesario. La Asociación Estadunidense de Habla-Lenguaje-Audición recomienda que los adultos se hagan pruebas auditivas por lo menos cada 10 años en sus cincuentas y cada tres años después de eso.

Examinar la audición es en particular importante durante la mediana edad y más adelante, ya que la pérdida auditiva aumenta con la vejez. Sólo 2 % de los adultos de entre 45 y 54 años tienen pérdida auditiva. Pero en adultos de entre 55 y 64 años, esta cifra se incrementa a casi 1 en 10 personas. Alrededor de 1 en 3 personas de entre 65 y 74 años y casi la mitad de los adultos mayores de 75 tienen pérdida auditiva.

Tu lugar de trabajo también influye en la frecuencia con que debes hacerte pruebas auditivas. La exposición continua a ruidos fuertes puede llevarte a perder la audición poco a poco con el paso del tiempo —y esta pérdida auditiva puede ser permanente.

Para ayudar a prevenir la pérdida auditiva relacionada con el trabajo, la Administración de Seguridad y Salud Ocupacional (OSHA, por sus siglas en inglés) exige a los empleadores que monitoreen los valores de ruido si éstos son de 85 decibeles (dB) o más en promedio a lo largo de una jornada laboral de ocho horas. Si el ruido en el lugar de trabajo alcanza este nivel, el empleador debe crear y mantener un programa de conservación auditiva sin costo para sus empleados.

Dicho programa debe incluir el mantenimiento de registros, pruebas auditivas periódicas y gratuitas, monitoreo de ruido, y acceso a tapones para oídos o dispositivos protectores como orejeras. El empleador también debe capacitar a los empleados en protección auditiva. La OSHA requiere que el programa sea administrado por un especialista en audición.

Si las pruebas periódicas muestran que ha habido pérdida auditiva, el empleado debe ser notificado al respecto y emplear protectores de oídos en ambientes de trabajo cuyos niveles de ruido sean de 85 decibeles o más. Todos los empleados deben utilizar protectores auditivos cuando los niveles de ruido excedan los 90 decibeles en promedio a lo largo de una jornada laboral de ocho horas. Los protectores auditivos deben tener el ajuste correcto y usarse de modo continuo durante los periodos de exposición al ruido.

## PRUEBA AUDITIVA TÍPICA

Si te preocupa la posibilidad de tener pérdida auditiva, lo mejor es que trates el tema con tu médico. A partir de ahí, el médico podría solicitarte exámenes de laboratorio adicionales o sugerirte que consultes a un audiólogo.

Por lo regular, el audiólogo evalúa todos los aspectos de la audición. Seguro te pedirá información sobre tu audición para elaborar un historial clínico y te revisará los oídos. Quizá te pide análisis de laboratorio. Además, es probable que te realicen pruebas auditivas específicas, incluyendo una audiometría, recepción del habla y reconocimiento de palabras. En breve aprenderás sobre estas pruebas a detalle.

Si a todas luces parece que tienes pérdida auditiva, el médico o audiólogo quizá evaluará tus signos y síntomas y verá si existe alguna condición médica que pueda estar causando tu pérdida auditiva. La prueba también ayudará a mostrar cuán grave es la pérdida auditiva y qué tratamiento podría ser el más efectivo. He aquí más información sobre cada parte de una prueba auditiva típica.

### Evaluación médica

La primera parte de una prueba auditiva consiste en llevar a cabo una evaluación médica completa. Esta revisión ofrece una foto instantánea de tu salud en general y ayuda a mostrar si tu pérdida auditiva podría ser resultado de una condición subyacente.

Antes de la prueba, prepárate para responder preguntas como éstas:

- ¿Cuándo fue la primera vez que notaste signos y síntomas de pérdida auditiva?
- ¿Tu pérdida auditiva afecta uno o ambos oídos?
- ¿Tu pérdida auditiva ha empeorado, mejorado o se ha mantenido igual?
- ¿Te cuesta oír algunos sonidos más que otros, o más bien te cuesta oír cualquier sonido?
- ¿Tienes problemas para reconocer de dónde proviene un sonido?
- ¿Tienes dolor de oído, secreción, infección, mareo, pitido en los oídos o pérdida del equilibrio?
- ¿Alguien en tu familia tiene problemas de audición?

Asegúrate de decirle a tu médico si te has expuesto a ruidos fuertes o si has tenido algún traumatismo craneoencefálico, cirugía de oído o enfermedad crónica. Inclusive debes decirle si has tenido alguna infección de las vías respiratorias superiores, como un resfriado o neumonía, en fechas recientes. Asimismo, es importante mencionar los fármacos que tomas hoy día o que tomaste en el pasado.

### Examen físico

A continuación, el médico revisará el tamaño, forma y posición de tu oído externo (*pinna*) para observar si existe inflamación, deformidad o enrojecimiento.

También podría revisar tus ojos, cavidad nasal, boca y cuello para ver si existe algún problema que pudiera relacionarse con daños al oído. El médico utiliza un tubo delgado y flexible con una luz en un extremo para revisar si hay signos de una acumulación de líquido o una infección en la parte trasera de tu nariz y en la parte superior de la garganta (nasofaringe) y tus trompas de Eustaquio, que conectan tus oídos con tu nasofaringe.

### Otoscopia

La examinación visual del canal auditivo, tímpano y oído medio se conoce como otoscopia. El prefijo *oto-* significa "oído". Para la prueba, el médico o audiólogo de seguro utilizará un otoscopio (ver más adelante). Su luz y lente de aumento hacen que sea más fácil ver el interior del oído. También puede usarse un microscopio especial llamado otomicroscopio para ver el canal auditivo y el tímpano.

En general, esta prueba no provoca dolor y toma entre 1 y 2 minutos. Ayuda a mostrar la presencia de cera, acumulación de líquido, objetos extraños, un tumor o irregularidad de la piel en el canal auditivo, y cualquier rasgadura pequeña en el tímpano.

La otoscopia también muestra el color de tu tímpano, si es transparente y conserva su tradicional color gris aperlado. Si la membrana de tu tímpano está abultada, esto casi siempre es motivo de la presencia de líquido en el oído medio.

## HACERSE UNA OTOSCOPIA

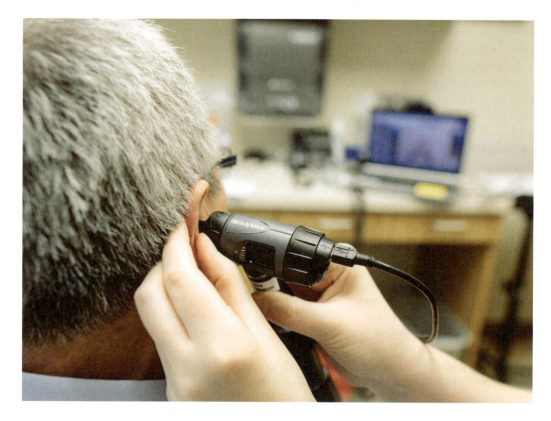

Durante una otoscopia, un médico o audiólogo emplea un otoscopio —un instrumento que tiene una luz y una lente de aumento— para ver el interior del oído.

### Prueba del diapasón

El diapasón es parecido a un tenedor, pero sólo tiene dos púas. Está hecho de acero y emite un solo tono cuando golpea un objeto sólido —y ese tono varía de acuerdo al tamaño y grosor de las púas.

Para esta prueba, se colocan diapasones vibratorios con distintos tonos cerca del oído, los cuales miden la sensibilidad auditiva a la conducción aérea de ondas sonoras. También los diapasones se colocan sobre el cráneo para medir la sensibilidad a la conducción ósea de ondas sonoras.

Comparar los resultados de estas pruebas proporciona pistas relevantes sobre la causa de la pérdida auditiva. Algunas personas escuchan mejor cuando el diapasón se pone sobre el cráneo. Esto significa que una pérdida de la audición puede deberse a una pérdida auditiva conductiva, lo cual significa que las ondas sonoras están teniendo problemas para atravesar el canal auditivo o el oído medio. Si no hay una diferencia en capacidad auditiva con el diapasón cerca del oído o sobre el cráneo, lo más probable es que la causa de la pérdida auditiva sea un daño en el oído interno.

### Análisis de laboratorio

Podrían realizarte análisis de sangre para confirmar o descartar enfermedades infecciosas o inflamatorias vinculadas con la pérdida auditiva, como sífilis, rubéola (sarampión alemán), citomegalovirus (CMV) y varios trastornos autoinmunes.

Los análisis de sangre son en particular importantes para las mujeres embarazadas. Cualquiera de estas enfermedades en las futuras madres puede derivar en una pérdida auditiva congénita en bebés. Las muestras de sangre también podrían analizarse para encontrar irregularidades en el ADN.

### Pruebas de imagen

Si hay la posibilidad de que un tumor, una irregularidad de tejido o un daño al nervio auditivo estén detrás de tu pérdida auditiva, de seguro tendrás que realizarte pruebas de imagen como una resonancia magnética (RM) o una tomografía computarizada (TC).

La resonancia magnética crea imágenes detalladas de los tejidos blandos al emplear campos magnéticos y ondas de radio. La tomografía computarizada produce imágenes de la estructura ósea a partir de una serie de rayos X. Ambas pruebas pueden revelar trastornos que de otra forma permanecerían ocultos. Además, pueden utilizarse otras pruebas de imagen para localizar irregularidades congénitas y traumatismo al oído.

### Evaluación audiológica

Esta serie de pruebas se enfocan en qué tan bien oyes. Los audiólogos usan varias pruebas para determinar el estado de tu audición y el grado de pérdida auditiva.

Dichas pruebas muestran diferencias entre tipos de pérdida auditiva posibles. Además, revelan si la pérdida auditiva está dañando uno o ambos oídos. De modo adicional, estas pruebas muestran si la pérdida auditiva involucra 1, 2 o más frecuencias.

La repetición de las pruebas puede mostrar si la discapacidad está empeorando.

## INFECCIÓN DE OÍDO

La ilustración muestra cómo se observa el interior del oído cuando está infectado.

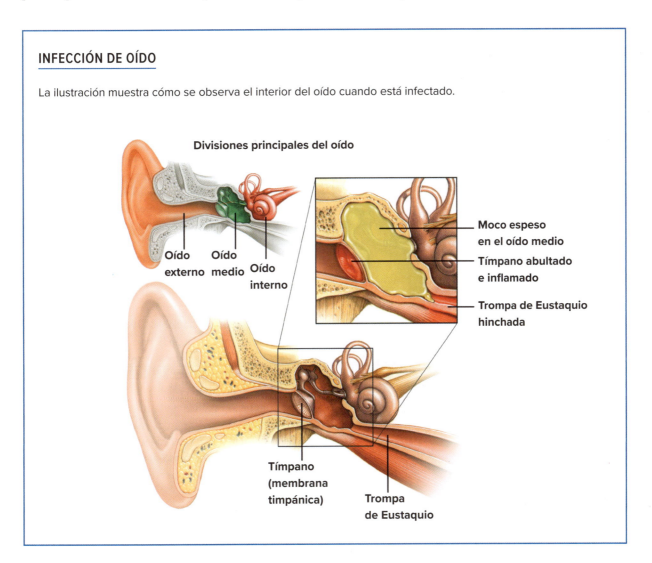

REALIZARSE UNA PRUEBA DE AUDICIÓN  85

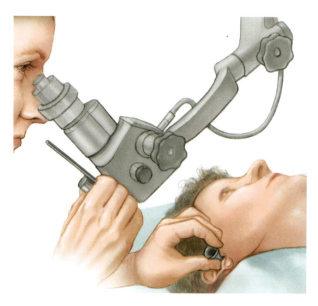

Un otomicroscopio ofrece una vista más detallada del interior del oído. Para enfocar la imagen, se introduce un pequeño tubo de visualización en el canal auditivo.

## OÍDO LLENO DE CERA

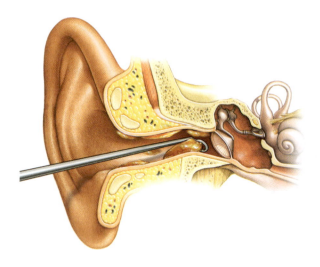

Esta ilustración muestra cómo se observa el interior del oído cuando está lleno de cera.

### Audiometría

Esta prueba checa tu capacidad de oír tonos puros. La prueba del diapasón sobre la que leíste en párrafos anteriores es una forma simple de audiometría. Existen dos tipos de pruebas: de conducción aérea y de conducción ósea.

Para evaluar tu audición por conducción aérea, te pondrán unos audífonos grandes sobre las orejas o unos pequeños dentro del canal auditivo que reproducen tonos alternando entre un oído y otro. La frecuencia e intensidad de los tonos varía.

Cuando escuches un tono, el médico o técnico que lleve a cabo la prueba te pedirá que se lo hagas saber por medio de una señal, que suele ser levantando la mano o presionar un botón. Tus respuestas se registrarán en una especie de gráfica llamada audiograma. Esta prueba muestra los sonidos más débiles que eres capaz de oír, o lo que se conoce como tus umbrales auditivos.

Para evaluar qué tan bien oyes cuando las ondas sonoras atraviesan los huesos de tu cráneo, te colocarán un dispositivo vibratorio ya sea detrás del oído o en la frente. Las vibraciones de sonido viajan a través del cráneo y estimulan de manera directa tu órgano auditivo (cóclea). Esta prueba omite cualquier bloqueo que pudiera existir en el oído externo o medio.

Si los resultados de esta prueba muestran que oyes mejor los sonidos cuando se conducen a través del hueso del cráneo que del canal auditivo y el oído medio, entonces quiere decir que el sonido no está pasando de modo adecuado por el oído externo y el oído medio. Esto significa que lo más probable es que tengas algún tipo de pérdida auditiva conductiva. Si los resultados indican que tu audición no es mejor por conducción ósea que por conducción aérea, lo más probable es que tengas un problema en el oído interno (neurosensorial).

### Prueba de recepción del habla

Para realizar esta prueba el audiólogo reproduce una grabación o pronuncia palabras conocidas de dos sílabas, como *panqué* o *beisbol*, mientras tú oyes por medio de unos audífonos.

Conforme escuchas una palabra, debes repetirla o señalar una representación gráfica de la misma. La intensidad de cada palabra se va suavizando de manera gradual. El nivel más débil del habla que puedes entender al menos la mitad del tiempo se conoce como tu umbral de recepción del habla (umbral de reconocimiento del habla o SRT, por sus siglas en inglés).

Si tu umbral de reconocimiento del habla es normal —por lo regular un nivel auditivo en decibeles de entre 0 y 25 (dB HL)—, en general oír no debería ser difícil para ti, y tendrías

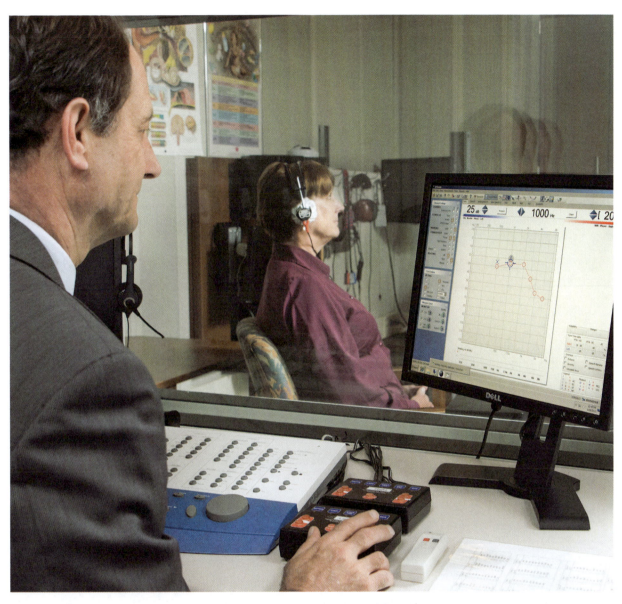

Durante una audiometría, deberás sentarte en una habitación insonorizada mientras el audiólogo está en un cuarto separado. Cada vez que escuches un tono reproducido en tus audífonos, deberás indicarlo con alguna señal. El aparato registrará qué tan bien oyes distintos tonos en un audiograma (a un lado). El audiograma además, mide otras cualidades relacionadas con la audición.

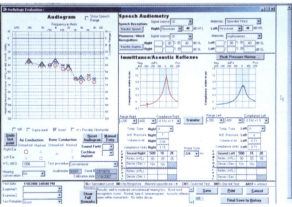

REALIZARSE UNA PRUEBA DE AUDICIÓN 87

que ser capaz de comprender conversaciones en un ambiente silencioso. Un umbral de reconocimiento del habla de 26 dB HL o superior es señal de niveles más graves de pérdida auditiva. Si es mayor a 91 dB HL, esto significa que existe una pérdida auditiva profunda. Los resultados de las pruebas del umbral de reconocimiento del habla y la audiometría suelen coincidir.

### Prueba de reconocimiento de palabras

Esta prueba determina qué tan bien comprendes el habla a un volumen cómodo. También se conoce como prueba de discriminación del habla. El profesional médico que haga la prueba te pedirá que identifiques una serie de palabras familiares de una sola sílaba (monosílabas), como *con*, *rin*, *frac* y *tris*. Al oír las palabras, debes repetir cada una de ellas o señalar una imagen de éstas. En ocasiones se agrega ruido de fondo para ver cómo las distracciones afectan tu entendimiento.

Tu calificación refleja la cantidad de palabras que has identificado de forma correcta, lo cual ayuda al audiólogo a entender qué tan difícil te resulta comprender una conversación en un entorno silencioso y si esto es lo que debería esperarse para tu nivel de pérdida auditiva.

Cuando esta prueba se lleva a cabo con o sin aparatos auditivos, eso permite determinar la utilidad de los dispositivos en tu caso y si tiene sentido que los uses.

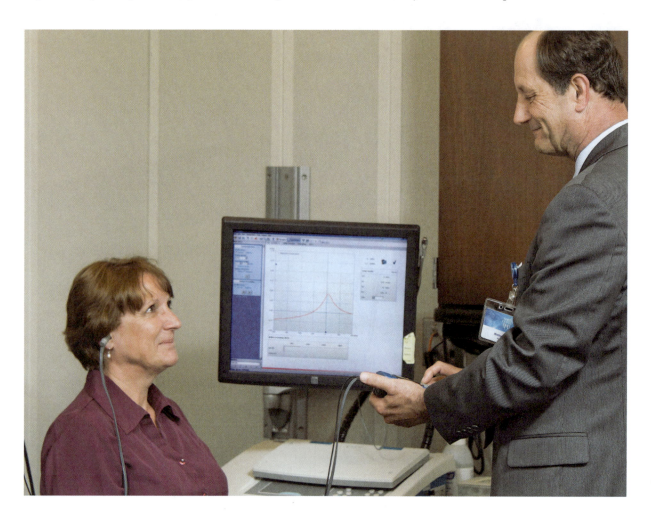

Tu médico o audiólogo puede emplear la timpanometría para ver cómo responde tu tímpano a distintas cantidades de presión aérea. El timpanograma puede mostrar si tus problemas auditivos se vinculan con un problema del oído externo o interno (conductivo), como un tímpano perforado o una acumulación de líquido en el oído medio.

## NIVELES DE PÉRDIDA AUDITIVA

| Rango de decibeles (dB) | Nivel de pérdida auditiva | Características |
|---|---|---|
| 16 a 25 dB HL * ** | Poca | • Tiene dificultad para oír sonidos débiles o lejanos. |
| 26 a 40 dB HL | Leve | • A veces no percibe las consonantes.<br>• Tiene cada vez más dificultad para comprender el habla en entornos ruidosos y con hablantes lejanos. |
| 41 a 55 dB HL | Moderada | • Puede comprender una conversación normal si ésta es cara a cara y el vocabulario es controlado. |
| 56 a 70 dB HL | Moderadamente grave | • Es probable que no comprenda la mayor parte de lo que se dice en una conversación normal.<br>• Tiene problemas para oír en un ambiente grupal. |
| 71 a 90 dB HL | Grave | • Podría ser incapaz de oír el habla cotidiana a menos que se hable muy fuerte.<br>• Necesita amplificación para poder participar en una conversación. |
| 91 dB HL y superior | Profunda | • Podría ser incapaz de oír el habla cotidiana en su totalidad.<br>• Se apoya en pistas visuales como lectura de labios o lenguaje de señas. |

* dB HL = nivel auditivo en decibeles
** La mayor parte de las clínicas consideran que entre 0 y 25 dB HL es el rango estándar de sensibilidad auditiva.

Con base en información de la Asociación Estadunidense de Habla-Lenguaje-Audición, 2013.

## Otras pruebas

Además de un examen médico y audiológico, tal vez tengas que hacerte más pruebas que evalúen otros aspectos de tu audición. Éstas pueden ayudar a refinar tu diagnóstico o indicar el tratamiento más adecuado para ti. He aquí más información sobre las pruebas adicionales que podrían realizarte.

### Timpanometría

Esta prueba valora el funcionamiento del tímpano y el oído medio. La timpanometría ayuda a detectar condiciones como una perforación del tímpano, presencia de líquido en el oído medio y una disminución de la presión aérea en el oído medio que hace que el tímpano se succione hacia adentro (retraiga). Para esta prueba, se coloca una sonda suave en el canal auditivo. A medida que se ejercen distintas cantidades de presión aérea sobre el oído, la sonda mide los movimientos del tímpano. Los resultados se observan en una gráfica llamada timpanograma.

En un timpanograma, una respuesta típica muestra una línea ascendente que forma un pico a la mitad de la gráfica, como la cumbre de una montaña. Si tienes líquido en el oído medio, el tímpano tendrá dificultades para moverse, y la línea de la gráfica no formará un pico. La gráfica puede mostrar incluso una diferencia de presión en el oído medio que se presenta cuando sientes que necesitas destapar tu oído.

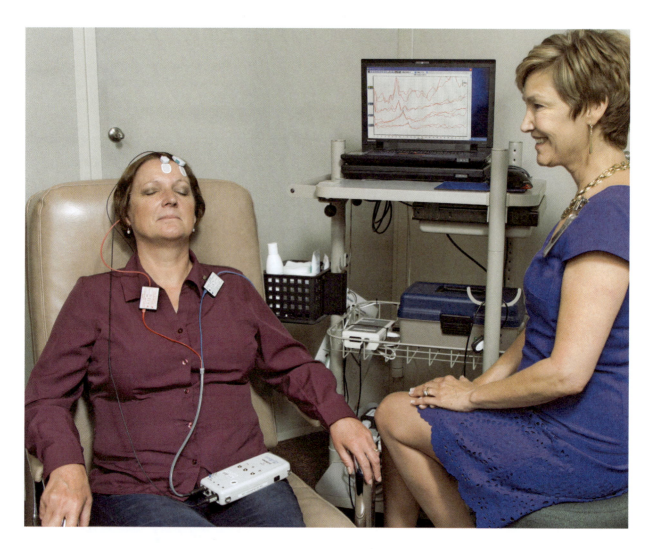

En una prueba de respuesta auditiva del tronco encefálico, varios electrodos se colocan en los oídos y la cabeza para medir cómo el nervio auditivo recibe impulsos eléctricos del oído interno y los transmite al cerebro.

*Prueba del reflejo acústico*
La prueba del reflejo acústico mide el nivel en el cual el músculo del oído medio se comprime en respuesta a un sonido fuerte.

Pero primero un poco de contexto. El reflejo acústico protege al oído interno de los sonidos que son muy fuertes. Sin embargo, este reflejo no garantiza que tus oídos estarán siempre protegidos contra los daños que pueden provocar los ruidos fuertes. Lo anterior se debe a que hay un pequeño retraso entre la respuesta del nervio auditivo a un sonido repentino y la contracción protectora del músculo del oído medio. Este breve retraso hace que el oído interno quede vulnerable a los daños ocasionados por el ruido de impacto.

Debido a esto, un disparo cercano, por ejemplo, podría causar un daño inmediato y permanente al oído.

Durante una prueba del reflejo acústico, oirás sonidos a distintos niveles de intensidad. El nivel de sonido que hace que tu oído medio se contraiga —o si tu oído medio no se contrae en respuesta al sonido— proporciona información sobre tu pérdida auditiva.

*Prueba de respuesta auditiva del tronco encefálico*
Esta prueba mide los impulsos eléctricos de los nervios que se envían desde el oído interno hacia el cerebro cuando se introducen sonidos al oído. Lo anterior permite saber qué tan

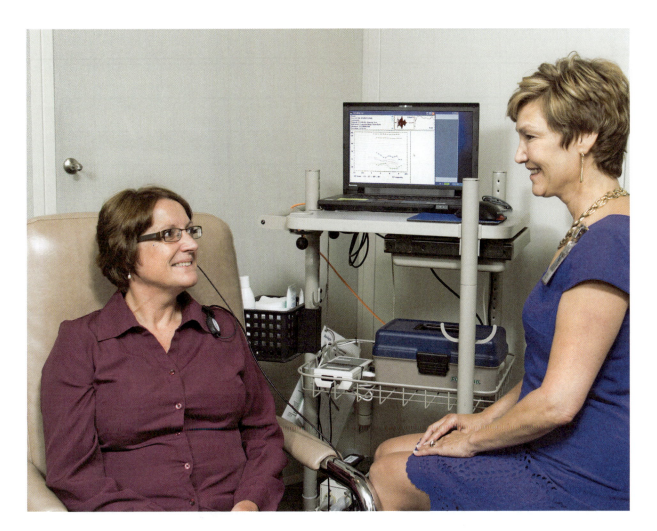

Durante una prueba de emisiones otoacústicas, se pone una sonda con un pequeño micrófono en el canal auditivo. Este micrófono busca captar sonidos inaudibles llamados emisiones otoacústicas; los cuales se producen en personas con audición normal, pero no en personas con pérdida auditiva.

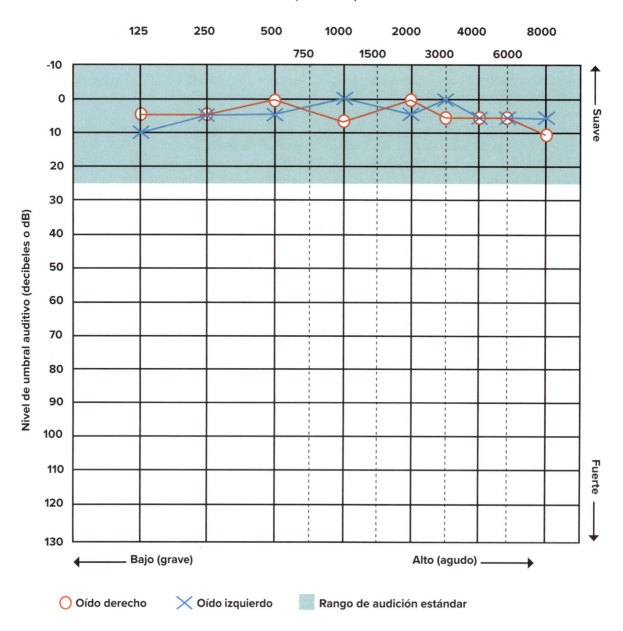

Este audiograma muestra una audición normal tanto en el oído derecho como izquierdo. La audición del oído derecho está marcada con la letra "O" y la del oído izquierdo con la letra "X". Si tu audición es normal, todas tus letras "X" y "O" por lo general caerán dentro del rango de entre menos 10 y 25 decibeles de nivel auditivo (dB HL), el área sombreada del audiograma. Conforme se desarrolla una pérdida auditiva, las letras "X" y "O" caerán cada vez más abajo en la gráfica, y debajo del área sombreada.

bien están trabajando los canales auditivos del oído interno, llamada cóclea, y el cerebro.

Primero se colocan electrodos alrededor del oído y en la cabeza. A través de unos audífonos se introducen una serie de sonidos de clic en tu oído. Una computadora conectada a los electrodos registra la actividad que se presenta cuando el nervio auditivo envía impulsos al cerebro.

Debido a que esta prueba no requiere una respuesta —hacer una señal con la mano, por ejemplo—, a menudo se usa con recién nacidos y niños pequeños. Además, puede evaluar otros problemas con el nervio auditivo. Por ejemplo, se utiliza en adultos con pérdida auditiva que es más grave en un oído que en el otro.

*Prueba de emisiones otoacústicas*
Ésta mide cómo responden las células ciliadas del oído interno al movimiento de líquido en la cóclea.

Cuando tus células ciliadas vibran, producen sonidos llamados emisiones otoacústicas. Tú no puedes percibir estos sonidos, pero una sonda equipada con un micrófono, colocada en el canal auditivo, sí puede medirlas. Esta prueba es útil porque las personas con audición normal producen emisiones otoacústicas, pero la gente con pérdida auditiva ocasionada por daños a las células ciliadas no.

Los resultados de esta prueba ayudan a mostrar qué tan grave es la pérdida auditiva. Esta prueba también se utiliza para monitorear la audición en recién nacidos y niños pequeños porque no requiere una respuesta voluntaria, como alzar la mano cada vez que escuchas un tono. Esta prueba también es útil para personas que están tomando ciertos fármacos que pueden dañar la audición.

## CÓMO ENTENDER TU AUDIOGRAMA

Cualquiera o todas las pruebas sobre las que has visto en este capítulo pueden llevarse a cabo para compilar una evaluación detallada de tu audición. Esta evaluación se conoce como audiograma.

El audiograma es una gráfica que revela los sonidos más suaves que puedes escuchar en diferentes tonos. Un audiograma representa el sonido en términos de dos de sus cualidades más importantes: tono (frecuencia) medido en Hertz (Hz) y volumen (intensidad) medida en decibeles (dB).

Observa un ejemplo de un audiograma más adelante. A lo largo de la parte superior de la caja, verás un rango de frecuencias, desde un tono bajo (grave) a la izquierda (125 Hz) hasta un tono alto (agudo) a la derecha (8 000 Hz). Como referencia, las frecuencias más comunes en el habla humana son de entre 500 y 4 000 Hertz.

Las líneas horizontales en el audiograma representan qué tan intenso es el sonido. Un nivel auditivo de cero decibeles representa sonidos muy débiles que alguien con audición normal casi siempre es capaz de oír.

Cada punto en un audiograma representa un sonido distinto, el cual es determinado por su tono a una intensidad dada.

Aunque un audiograma proporciona varios detalles relacionados con la audición, la audiometría de tono puro (página 86) es la prueba que más se usa para evaluar la pérdida auditiva.

## EL ESPECTRO DEL HABLA

Si tu audiograma representara todos los sonidos que componen el habla humana a un nivel conversacional normal, esto aparecería como un área en forma de plátano justo arriba de la mitad de la gráfica. Esta área, que se muestra en la página 94, se conoce como el espectro del habla. Los sonidos suaves y de tono alto, como *s*, *f* y *t* estarían en el lado derecho del espectro. Los sonidos fuertes y de tono bajo como *z*, *j* y *n* se ubicarían en el lado izquierdo. Los sonidos como *ch* y *g* caen en medio del espectro.

Si colocaras una imagen del espectro encima de los resultados de tu audiometría, podrías ver qué partes del habla conversacional te resultan fáciles de escuchar y cuáles no. Los sonidos que no consigues oír sólo pueden percibirse si se eleva el nivel de decibeles y los sonidos son más fuertes.

La pérdida auditiva suele ser mayor en las frecuencias altas. Aquí es en donde se presentan muchos de los sonidos consonantes. A menudo las personas que no logran oír en estas frecuencias dicen que escuchan el habla, pero que no pueden comprenderla.

## EL ESPECTRO DEL HABLA

El área del habla con forma de plátano representa todos los sonidos que integran el habla conversacional. Si tienes pérdida auditiva leve o moderada, lo más probable es que seas incapaz de escuchar ciertos sonidos. Si tu pérdida auditiva es grave o profunda, lo más probable es que no logres oír los sonidos del habla conversacional a menos que éstos se vuelvan más fuertes con ayuda de aparatos auditivos.

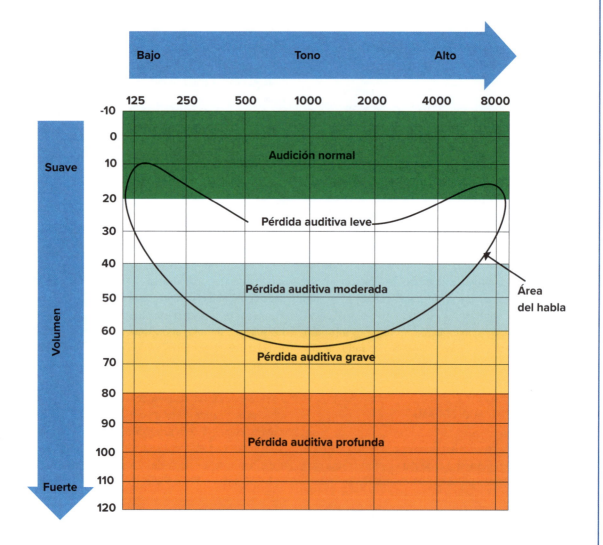

Con base en información de la Asociación Estadunidense de Habla-Lenguaje-Audición, 2021.

## POR QUÉ SON IMPORTANTES LAS PRUEBAS AUDITIVAS

Por lo general, no piensas en revisar tu audición hasta que te das cuenta de que algo anda mal o hasta que otra persona lo nota y te hace ver ese problema auditivo.

Proteger tu audición puede tener un impacto físico, social y emocional inmediato y positivo en tu vida. El tratamiento podría ayudarte a eliminar sentimientos de aislamiento y frustración y permitirte participar más activamente en el mundo que te rodea. La decisión de actuar hoy y programar una prueba auditiva puede determinar qué tan bien escucharás en las semanas, meses y años venideros.

**PARTE 4**

# Vivir bien con pérdida auditiva

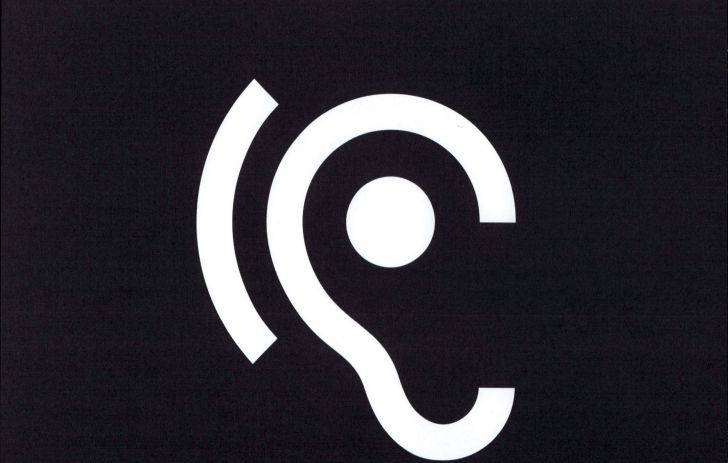

## CAPÍTULO 8
# Calidad de vida

Cuando Ken era guardia en la Marina de los Estados Unidos, sufrió daños en su oído izquierdo durante una práctica de tiro. A pesar de que su oído derecho trabajaba más para compensar lo que no podía escuchar con el izquierdo, Ken aún enfrentaba desafíos. Asegurarse de colocar su oído sano cerca de la persona que hablaba con él y sentarse hasta adelante de la sala de juntas durante las reuniones eran hábitos frecuentes. Aunque Ken se las arreglaba y sentía que lidiaba bastante bien con su pérdida auditiva, a veces era difícil sobreponerse a los obstáculos diarios que enfrentaba.

Al igual que Ken, Julie a menudo llegaba temprano para quedar al frente del salón y así poder escuchar las presentaciones de los conferencistas. Después de ser diagnosticada con pérdida auditiva neurosensorial bilateral en sus veintes, Julie se dedicó a la educación, pero con el paso del tiempo tuvo que renunciar cuando se dio cuenta de que ya no estaba siendo justa con sus alumnos.

Las experiencias de Ken y Julie ilustran el hecho de que la pérdida auditiva implica mucho más que sólo perder uno de tus sentidos. Puede significar incluso perderte de experiencias valiosas y de las actividades que disfrutas. Si tienes pérdida auditiva, es posible que te sientas excluido y dejes de interactuar con otros o con el mundo que te rodea.

Por éstas y otras razones, la pérdida auditiva suele tener un impacto significativo en la calidad de vida.

Al tomar medidas para mejorar su audición, tanto Ken como Julie recuperaron las cosas que disfrutaban en la vida, y tú también puedes hacerlo. Sus experiencias, sobre las cuales leerás más adelante en este capítulo, y los consejos prácticos que veras en las siguientes páginas y en los próximos dos capítulos te servirán como guía y motivación.

El sonido ayuda a anclarte al mundo que te rodea. Además, te brinda placer y un sentido de pertenencia. Incluso te alerta ante la presencia de un peligro o una oportunidad.

La discapacidad auditiva podría privarte de estas experiencias. Tal vez no podrías escuchar la risa y la conversación entre amigos en una reunión social o los sonidos inspiradores de la naturaleza en el sendero de un bosque. Actividades como comer en un restaurante; viajar; asistir a servicios religiosos, clases o conciertos; y ver películas se vuelven más complicados. Esto fue lo que le paso a Ken, quien podía sobrellevar muchas situaciones de manera adecuada a pesar de su pérdida auditiva, excepto aquellas veces en las que estaba en un restaurante con amigos y había ruido de fondo y varias personas hablaban al mismo tiempo. Incluso algo tan rutinario como hablar por teléfono, hacer el súper o alguna diligencia puede plantear desafíos.

Con frecuencia, la pérdida auditiva se presenta poco a poco a lo largo de varios años. Por eso, reconocer que estás teniendo problemas para escuchar podría tomar tiempo. De hecho, tu familia y amigos podrían notar tu pérdida auditiva antes que tú.

En un inicio, podrías negar o intentar minimizar la discapacidad auditiva, tal vez porque todavía logras oír ciertos sonidos bien. Ésa fue la experiencia de Ken. "Estaba en negación, me rehusaba a gastar miles de dólares en mi audición cuando creía que la tenía bajo control. Estaba satisfecho con los amigos que tenía, el trabajo que hacía. Mi vida era buena", recuerda Ken. Incluso podrías convencerte a ti mismo de que si los demás hablaran más claro o despacio, podrías escucharlos sin ningún problema.

Negar tus dificultades para oír no hará que desaparezcan. Al contrario, ir por la vida con pérdida auditiva podría crear más problemas. En lugar de eso, analiza tu vida con honestidad. Realiza un balance de las áreas en las que la pérdida auditiva está causando problemas, y observa qué ajustes puedes desarrollar para mejorar tus experiencias. Usa las sugerencias de este capítulo como guía.

## ENFRENTA DESAFÍOS COMUNES

Las personas con pérdida auditiva a menudo se enfrentan a los mismos desafíos. Sentirse desconectados de los demás suele encabezar la lista, tanto en casa como en el trabajo. El acceso a la información también se ve afectado. La pérdida auditiva además podría tener un impacto en tu sentido de identidad. A su vez, estas dificultades podrían provocarte ansiedad o depresión.

### Obstáculos en las relaciones

Los humanos son criaturas sociales; la mayoría de las personas buscan conexiones con otras y prosperan en ellas. Vivir en un mundo intensamente social puede ser difícil cuando tu capacidad para comunicarte se ve afectada. La pérdida auditiva puede generar tensión en tus relaciones con familiares, amigos, compañeros de trabajo y cualquier individuo con quien interactúes de forma cotidiana.

Por ejemplo, cuando no puedes escuchar todo lo que se dice durante una cena, es probable que termines por cansarte o sentirte excluido. Entonces, podrías dejar de asistir a estos eventos para quedarte en casa. En la tienda, tal vez tengas dificultades para oír lo que debes pagar si la cajera habla en voz baja. Si tu pareja te llama mientras estás arreglando el fregadero o la lavavajillas, quizá no entiendas sus

---

### ¿ESTÁS POSPONIENDO PEDIR AYUDA?

Si el simple hecho de pensar en pedirle ayuda a tu médico para tratar tu pérdida auditiva te resulta difícil, no estás solo. Muchas personas niegan que están teniendo problemas para oír y posponen su consulta al médico.

Éstas son algunas de las razones detrás de esto:

**Es tan gradual que apenas si la notas.** La pérdida auditiva suele desarrollarse a lo largo del tiempo, por lo que al principio tal vez no reconozcas ningún problema. Sin haberlo notado, quizás hayas encontrado formas de compensar tu pérdida auditiva. Por ejemplo, quizá te hayas vuelto un experto en leer los labios de otras personas.

**Oyes bien a la gente, es sólo que a veces no comprendes lo que dicen.** Muchos individuos subestiman la gravedad de su pérdida auditiva. Cuando la gente pierde la audición, lo primero que suele perder es la capacidad de oír tonos altos, como el sonido de las consonantes; las cuales son los sonidos del habla que proporcionan claridad y nitidez a lo que oyes. Por lo que, cuando experimentas una pérdida auditiva, todavía puedes oír voces al mismo volumen, pero es difícil diferenciarlas con claridad.

**No quieres que la gente piense que estás envejeciendo o que tienes una discapacidad.** A muchas personas les preocupa ser estigmatizadas por el simple hecho de utilizar un aparato auditivo. Una preocupación común que expresan las personas que están tratando de aceptar su pérdida auditiva es que los otros podrían asumir que también están perdiendo la capacidad para pensar y actuar de modo independiente.

Lo cierto es que la pérdida auditiva es más frecuente de lo que crees —y no hay por qué avergonzarse de aceptar esta condición y tomar las medidas necesarias para mejorar tu situación. Cuanto antes busques mejorar tu audición, más rápido recuperarás todas esas cosas de tu vida que hacen que valga la pena vivirla.

## EFECTOS SECUNDARIOS EMOCIONALES DE LA PÉRDIDA AUDITIVA

Si llevas un tiempo viviendo con pérdida auditiva, tal vez no te sorprenda saber que los investigadores han descubierto vínculos entre la discapacidad auditiva y la depresión y la ansiedad. Si no escuchas bien, es probable que evites estar cerca de otras personas. Este aislamiento autoimpuesto puede derivar en soledad, lo cual a su vez puede llevarte a la depresión.

Con la ansiedad puede pasar algo similar. Ser incapaz de oír el mundo a tu alrededor puede hacerte sentir ansioso. Luego, si evitas rodearte de otros porque esto te hace sentir ansioso, podrías volverte retraído y desarrollar depresión.

Tomar tratamiento para la pérdida auditiva puede romper este ciclo. Algunos expertos muestran que los aparatos auditivos mejoran tanto el funcionamiento social como los síntomas de la depresión. Pero lo más importante es que sepas que tus sentimientos son reales y legítimos. Sé compasivo contigo mismo, siente lo que estás sintiendo y luego toma las medidas necesarias para seguir adelante.

---

palabras. Otros factores relacionados con la pérdida auditiva, como aislamiento social, autoestima baja y depresión, podrían ocasionar más roces en tus relaciones.

Cuando te cuesta trabajo oír, cualquier conversación puede volverse frustrante y fastidiosa con rapidez. Aunque quieres pasar tiempo con tu familia y amigos, interactuar con ellos puede volverse muy estresante. Es natural tratar de evitar situaciones que de antemano sabes que serán difíciles. Sin embargo, al hacerlo, podrías desconectarte del mundo que te rodea y de la gente que te ama.

Las investigaciones muestran que la gente con pérdida auditiva que no emplea aparatos auditivos es más propensa a aislarse socialmente y a deprimirse.

Por el contrario, los adultos mayores con pérdida auditiva que usan aparatos auditivos u otros dispositivos tienden a tener una mejor calidad de vida, mejores relaciones con sus familias y sentimientos más positivos hacia sí mismos. Son más activos socialmente, experimentan una mayor calidez interpersonal y tienen una buena estabilidad emocional.

Para minimizar los efectos negativos de la pérdida auditiva, es importante mantenerse socialmente involucrado. Platicar con los amigos, ir a reuniones familiares, cenas y juegos de cartas, o salir al cine o al teatro son ejemplos de actividades placenteras que te mantienen involucrado en la cotidianeidad de la vida.

A partir de la página 100 encontrarás estrategias para mejorar la comunicación e interacción social, tanto para ti mismo como para las personas involucradas en tu día a día.

### Pérdida de identidad

La pérdida auditiva afecta la forma en que percibes tu lugar en el mundo. Muchos adultos cuya pérdida auditiva se presentó en una etapa temprana de la vida con el tiempo han integrado esta discapacidad a la imagen que tienen de sí mismos. Es decir, forma parte de quienes son. Como resultado, están más acostumbrados a vivir con la pérdida auditiva y a lidiar con ella de modo constante. Sin embargo, para los adultos que pierden la audición en una etapa más tardía, la discapacidad puede ser más disruptiva. Podrían sentirse preocupados por lo que piensen de ellos, o que los consideren incompetentes. A menudo se sienten insuficientes y esto daña sus actividades diarias.

Conforme tomas medidas para abordar tu pérdida auditiva, considera antes que cualquier otra cosa que la pérdida de audición no te resta valor. Todavía tienes mucho que ofrecerle al mundo.

Al enfrentar tu pérdida auditiva, tendrás mejores herramientas para continuar viviendo una vida llena de sentido y valor.

### Problemas en el lugar de trabajo

Para muchos individuos, el trabajo es una de las cosas que le dan más significado y valor a su vida. La discapacidad auditiva puede ocasionar desafíos en el lugar de trabajo si malinterpretas una conversación con tu gerente o supervisor porque existe ruido de fondo en la oficina o en la tienda. Oír a alguien que te habla a través de una partición de vidrio puede ser difícil, como la ventanilla del cajero de un banco, o desde otra habitación. Tal vez tengas problemas para participar en reuniones y conferencias cuando varias personas hablan rápido y al mismo tiempo.

A pesar de estos obstáculos, la pérdida auditiva no tiene que terminar con tu vida laboral. Existen varias soluciones prácticas para resolver muchos de los problemas más comunes provocados por la pérdida auditiva en el trabajo.

En primer lugar, sirve que conozcas tus derechos legales. Casi todos los estados tienen un estatuto donde dice que es ilegal que alguien te discrimine en el trabajo por tu discapacidad, raza, religión, sexo, edad o cualquier otro estatus minoritario. Bajo la Ley de Estadunidenses con Discapacidades (ADA, por sus siglas en inglés), está prohibido por ley discriminar a personas calificadas con discapacidades durante los procesos de solicitud, reclutamiento, despido, promoción, compensación y capacitación.

Puedes buscar la información sobre estas regulaciones en el sitio de internet del Departamento de Justicia (*www.ada.gov*).

De modo adicional, la ADA requiere que los empleadores hagan algo que se conoce como adaptación razonable para los empleados con discapacidades, incluyendo su pérdida auditiva. Una adaptación razonable puede consistir en cualquier ajuste a un entorno laboral que le permita al empleado con discapacidad llevar a cabo funciones esenciales del trabajo.

Para aquellos empleados cuya pérdida auditiva es más grave, una adaptación razonable puede ser proporcionarles un teletipo (TTY, por sus siglas en inglés) o dispositivo de telecomunicaciones para personas sordas (TDD, por sus siglas en inglés), teléfono con subtítulos, videófono o incluso algo tan simple como un timbre parpadeante en el teléfono fijo.

Inclusive se pueden agregar barreras o silenciadores a las paredes y los pisos de las oficinas para controlar el ruido de fondo en el entorno de trabajo. Los sistemas de asistencia auditiva pueden instalarse en auditorios y salas de juntas. Asimismo, se pueden contratar los servicios de un transcriptor o intérprete de lenguaje de señas. Además, los empleadores deberían cambiar o agregar más iluminación para facilitar la visibilidad.

Los gobiernos estatales también ofrecen programas que buscan ayudar a las personas con discapacidades a conservar sus trabajos actuales o, si eso no es posible, capacitarlos para otros empleos. Estos programas cuentan con consejeros certificados que se especializan en ayudar a las personas con discapacidades a abordar sus preocupaciones en el lugar de trabajo.

*Cómo adaptarse en el lugar de trabajo*
Aunque tu empleador puede tomar ciertas medidas para proporcionar un lugar de trabajo más accesible, tú también puedes llevar a cabo diferentes acciones para mejorar tu entorno. Prueba estos consejos.

**Utiliza ayudas de comunicación.** Los dispositivos de asistencia auditiva como amplificadores de teléfono, sistemas de frecuencia modulada (FM), y dispositivos de subtitulado y alerta son ejemplos de esto. Trataremos más sobre estos recursos en el capítulo 11.

**Limita el ruido de fondo.** De ser posible, coloca tu escritorio en un lugar apartado de pasillos por donde pase mucha gente o de máquinas de oficina ruidosas, como fotocopiadoras y aires acondicionados.

**Pídeles a tus compañeros de trabajo que te llamen por tu nombre cuando se dirijan a ti.** Esto te permite enfocar tu atención, comprender lo que se está hablando y participar en discusiones.

**Siéntate hasta adelante durante las reuniones y presentaciones.** Llega temprano o solicita sentarte cerca del presentador.

**Sé compasivo contigo mismo.** Intenta programar recesos entre situaciones que demanden mucho esfuerzo de oír y comunicarte. Esto puede ayudar a prevenir el cansancio.

**Notifica a tus compañeros de trabajo.** Si sabes qué situaciones podrían ocasionar más problemas, habla con tus compañeros de trabajo al respecto. Hazles saber cómo pueden apoyarte.

## MEJORA LA INTERACCIÓN SOCIAL

Muchas estrategias pueden ayudarte a mejorar la comunicación y mantenerte involucrado en actividades. Puedes comunicarte con efectividad incluso aunque no escuches cada sonido. La audición que aún conservas, sumada a la información visual, pistas del contexto y experiencia de vida, te ayudan a comprender el habla. Con la ayuda de la tecnología, el impacto de la pérdida auditiva puede reducirse de manera significativa.

He aquí algunas técnicas que pueden mejorar tus interacciones con otros.

### Alza la voz cuando sea necesario

Déjales saber a los demás cuáles son tus necesidades. Si no hablas por ti mismo, es posible que no oigas o comprendas nada en una conversación.

Sé honesto sobre lo que necesitas para participar e interactuar con otros. Estas estrategias pueden hacer una diferencia:

- Diles a los demás que tienes pérdida auditiva. Así no pensarán que eres distante u olvidadizo.
- Recuerda que tu pérdida auditiva también afecta a otras personas y prepárate para lidiar con sus reacciones.
- Procura estar dispuesto a utilizar aparatos auditivos y dispositivos de asistencia auditiva.
- Solicita ayuda (sin exigirla) cuando la necesites.
- Diles a las personas con exactitud lo que necesitas. Podrías pedirle a la gente que hable más despacio, o que te miren a los ojos cuando hablan, o que se quiten la mano del rostro o que repitan una frase.
- Toma un receso cuando te sientas cansado de conversar.
- Muestra agradecimiento cuando los otros hagan un esfuerzo por comunicarse mejor contigo.
- Si estás desquitando tus emociones con los demás, procura estar dispuesto a aceptarlo.
- Modifica tu entorno para adaptarlo a tus necesidades auditivas.

Cuando eres directo con los demás, es más sencillo lidiar con muchas situaciones sociales. La mayoría de las personas están dispuestas a ayudarte si les dices que estás teniendo problemas para escuchar.

### Crea un entorno propicio para oír

Una de las estrategias más efectivas para mejorar la audición e interacción social es modificar situaciones que hacen que sea difícil escuchar. Con frecuencia, al modificar tu entorno, puedes prevenir fallas en la comunicación. Estas sugerencias pueden ayudar:

*Acércate más a la fuente del sonido que quieres oír*

Algunos ejemplos incluyen una televisión o sistema de sonido, un conferencista o profesor, o un visitante en tu casa. Acomoda los muebles de tu casa u oficina de tal modo que tus visitas o familiares se sienten cerca y de cara a ti. Si no puedes llevarlos a cabo, elige dónde sentarte para que puedas ver y oír a la persona con quien quieres convivir.

*Aléjate de ruidos distractores o abrumadores*

Cuando te encuentres en un lugar público, no te sientes cerca de maquinaria, electrodomésticos o pasillos con mucha gente. En un restaurante, pide una mesa lejos de la cocina, lobby, bar u otra ubicación ruidosa, y siéntate de espaldas a la pared. No te sientes cerca de bocinas con música o ductos de ventilación.

En casa, apaga o silencia la televisión o el radio cuando estés hablando con alguien. Siéntate lejos de ventanas abiertas que dejan entrar el ruido del tránsito y los sonidos del exterior.

*Posiciónate de tal manera que el rostro de quien habla sea visible y esté bien iluminado*

Las pistas visuales, como las expresiones faciales o la posición de la cabeza de la persona que habla, podrían proporcionar indicaciones claras sobre lo que se está hablando. Una buena iluminación facilita la lectura de labios, sobre la cual aprenderás más adelante.

*Planea las actividades sociales con antelación*

Antes de asistir a un evento en un ambiente abarrotado de personas, llama con anticipación para ver si el lugar cuenta con dispositivos de asistencia auditiva. Llega temprano para recoger los dispositivos y elegir un buen lugar donde sentarte.

### Aprende a leer el habla

La lectura del habla, también conocida como lectura de labios, es una herramienta que la gente con pérdida auditiva puede usar en muchas situaciones sociales. Con esta técnica, aprenderás a reconocer palabras habladas al observar el movimiento de los labios, la lengua, la mandíbula inferior, los ojos y las cejas de la persona que habla, así como sus expresiones faciales, posturas corporales y gestos. Estas pistas visuales son clave para entender las palabras que se están diciendo.

Casi todas las personas, ya sea que oigan bien o no, se apoyan en la lectura de labios hasta cierto punto. De hecho, muchas de ellas ni siquiera están conscientes de que pueden leer el habla. Por ejemplo, cuando el ruido de fondo es muy fuerte, las personas con audición normal pueden tratar de igualar, por instinto, el movimiento de los labios de quien habla de acuerdo con los sonidos que oyen. La lectura del habla funciona mejor si todavía conservas algo de capacidad auditiva y si empleas aparatos auditivos u otros dispositivos de asistencia. Esto se logra principalmente al seguir los patrones de los labios: las figuras que forman los labios de las personas al hablar. Por ejemplo, la vocal *o* se forma haciendo un círculo con los labios, la consonante *m* se forma al presionar un labio contra otro con firmeza, y la consonante *l* requiere colocar la lengua detrás de los dientes.

Sin embargo, incluso el lector del habla más talentoso es incapaz de percibir todas las palabras. No todos los sonidos pueden verse en los labios, y algunos sonidos son muy parecidos entre sí. Por ejemplo, las consonantes *b*, *m* y *p* lucen parecidas en los labios. Por eso, las palabras *bar*, *mar* y *par* son casi imposibles de distinguir.

Otros factores pueden dificultar la lectura del habla, como hablar rápido, pronunciar mal, tener una iluminación insuficiente, tener el rostro volteado, cubrirse la boca o tener vello facial. A menudo debes fiarte del contexto del enunciado y de otras pistas no verbales para comprender lo que se está diciendo. Como pasa con cualquier habilidad nueva, aprender las bases para leer el habla requiere de tiempo y paciencia. Para las personas con pérdida auditiva, incluyendo aquellas que portan aparatos auditivos, los sonidos del habla pueden parecer silenciados o distorsionados. La lectura del habla requiere concentrarse en los movimientos de los labios.

No obstante, tu habilidad suele mejorar con la práctica, y cuanto más practiques, más confianza tendrás en ti mismo. Muchos lectores de labios competentes notan que esta técnica les permite acompañar las conversaciones con más facilidad.

De hecho, algunas personas muy sordas eligen comunicarse a través de la lectura del habla o del habla normal en lugar del lenguaje de señas.

### CÓMO COMUNICARSE CON ALGUIEN QUE TIENE PÉRDIDA AUDITIVA

Al conversar con alguien que tiene pérdida auditiva, recuerda que lo que para ti es una comunicación de lo más normal puede suponer un esfuerzo agotador para tu compañero o compañera. Una persona con pérdida auditiva tiene que llevar a cabo un esfuerzo activo para comprender. Los aparatos auditivos pueden ayudar, pero elevar el volumen no hará que los sonidos distorsionados sean más nítidos.

Mejora la conversación con alguien que tiene pérdida auditiva al utilizar estas sugerencias prácticas:

- Antes de comenzar a hablar, reduce el nivel de ruido de fondo. Apaga la televisión, el radio, el aire acondicionado o cualquier otro electrodoméstico ruidoso. No dejes abierta la llave del agua. Si no puedes lograrlo, trata de moverte a una zona más silenciosa.
- Asegúrate de tener la atención de la otra persona antes de hablar. Puedes hacer esto al decir su nombre o tocarle el hombro.
- Habla cara a cara. Mira a esa persona a los ojos, a pocos metros de distancia. No masques chicle, fumes, hables detrás de un periódico o te cubras la boca mientras platicas.
- Habla a un volumen normal de conversación, sobre todo si la persona está usando aparatos auditivos o si tiene un implante coclear. No grites. De ser posible, habla un poco más fuerte.
- Habla con claridad, pero de forma natural. Habla un poco más despacio, utilizando más pausas de las que acostumbras.
- Emplea expresiones faciales, gestos y otras pistas de lenguaje corporal para comunicar tu mensaje con mayor claridad.
- Observa el rostro de quien te oye para ver si existen problemas de comprensión. Modifica tus frases en caso de que la persona que te escucha no esté segura de lo que se está diciendo.
- Notifica a tu oyente cada vez que cambies el tema de conversación.
- Sé más considerado en ambientes grupales. Lo que se conoce como plática cruzada es una de los entornos más difíciles para alguien con pérdida auditiva. Trata de estructurar los eventos de tal modo que sólo hable una persona a la vez. Durante las reuniones de trabajo, siempre sirve mostrar el orden del día en un pizarrón o monitor, y, conforme avanza la junta, indicar qué tema está siendo abordado.

*Consejos para la lectura del habla*

En lugar de tratar de captar cada palabra pronunciada, enfócate en la intención y el contexto general. He aquí otras sugerencias para facilitar la lectura del habla:

- Siéntate con una fuente de iluminación a tus espaldas y en un lugar que te permita ver con claridad el rostro de quien está hablando. Si no puedes mirar de frente el rostro de quien habla, no podrás leerle los labios bien.
- Identifica el tema a tratar lo más pronto posible. Si estás familiarizado con el tema y puedes identificar palabras clave, no necesitarás analizar cada frase.
- Observa las expresiones faciales, el lenguaje corporal y los gestos de la persona que habla en busca de pistas.
- Antes de iniciar una conversación, infórmale a la persona que está hablando que tienes pérdida auditiva. Pídele que hable a su velocidad normal, pero tal vez un poco más despacio.
- Intenta relajarte lo mejor que puedas. No trates de entender todo, ya que esto puede hacer que sea más pesado leer los labios.
- Emplea la audición que aún conservas además de la lectura del habla. Reduce el ruido de fondo al apagar la televisión o el radio, cerrar la puerta o la ventana, o sentarte en una zona más silenciosa de un restaurante, lejos del ajetreo.
- Concéntrate en el mensaje en vez de los movimientos específicos de los labios. Verás que los enunciados subsecuentes podrían aclarar las palabras que no oíste.
- Si no puedes recuperar una palabra perdida, pídele a quien habla que reformule el enunciado de otra forma.
- Toma pausas frecuentes, sobre todo mientras estás aprendiendo a leer el habla. La técnica necesita de una concentración profunda, y el esfuerzo podría cansarte rápido. Cuando tengas oportunidad, cierra los ojos y relájate durante unos minutos.

## Utiliza el lenguaje de señas

El lenguaje de señas, como su nombre lo indica, usa señas hechas con las manos —que consideran la forma, posición y movimiento de dichas manos—, así como movimientos corporales, gestos, expresiones faciales y otras pistas visuales para formar palabras. Suele ser la primera lengua de muchas personas sordas o con discapacidad auditiva grave. El lenguaje de señas es una herramienta completa con gramática, semántica y sintaxis distintivas.

En distintos países y regiones del mundo se emplean distintas lenguas de señas. El Lenguaje de Señas Estadunidense (ASL, por sus siglas en inglés) se utiliza por lo común en Estados Unidos y Canadá. Al igual que el idioma inglés, el ASL posee diferencias regionales y jerga propia.

Se considera que la vista es la herramienta más valiosa para usar el lenguaje de señas. Cada señal en este lenguaje puede descomponerse en partes al igual que las palabras habladas pueden descomponerse en sonidos y entonaciones individuales. Cada señal del ASL es una combinación de una forma, un movimiento y una colocación de la mano. Cambiar cualquiera de estas partes modifica el significado de la seña.

Las expresiones faciales y los movimientos corporales también son importantes en el lenguaje de señas. Por ejemplo, los hablantes de inglés suelen elevar su tono de voz para señalar que están haciendo una pregunta. Quienes emplean el ASL alzan las cejas y abren mucho los ojos para realizar una pregunta. Para dar una orden, por ejemplo, podrían hacer sus señas con más énfasis.

Usar el lenguaje de señas toma tiempo y práctica, y aprender de un libro es complicado. Inscribirte en alguna clase o reunirte con otras personas que utilizan el lenguaje de señas suele ser recomendable. Conocer las señas necesarias para que haya una comunicación básica puede tomar un año o más de entrenamiento.

Los colegios comunitarios, las universidades, las bibliotecas, los programas de educación continua y los centros de rehabilitación vocacional son parte de las instituciones que podrían ofrecer clases de lenguaje de señas. La Asociación Estadunidense de Maestros de Lenguaje de Señas (ASLTA, por sus siglas en inglés) se encarga de certificar a profesores calificados. La página web de la ASLTA (www.aslta.org) tiene información sobre capítulos estatales y locales.

## Considera adoptar a un perro señal

De seguro conoces a los perros guía que acompañan a las personas ciegas. Pero ¿sabías que los perros de servicio también están disponibles para ayudar a las personas con pérdida auditiva grave o profunda? Los perros oyentes pueden alertarte de los sonidos cotidianos como un timbre, teléfono, temporizador del horno, alarma de reloj y alarmas de humo o incendio. Estos perros incluso pueden reaccionar cuando alguien dice tu nombre.

Los perros oyentes no ladran para llamar tu atención. En vez de eso, están entrenados para emplear su nariz o patas

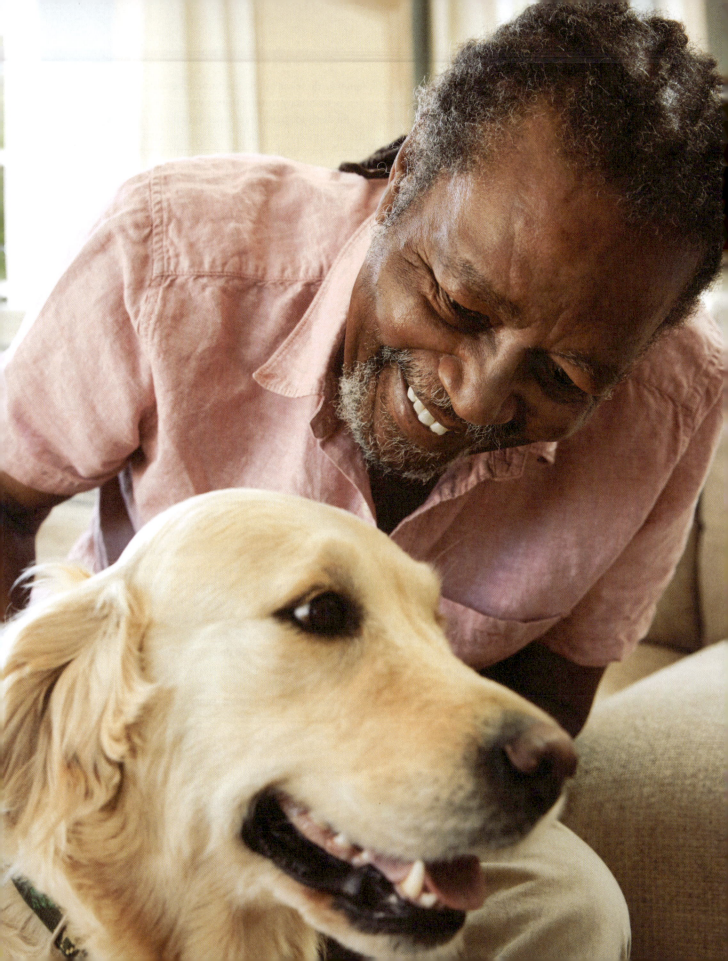

para darte un empujoncito, y luego llevarte hacia la fuente del sonido. Además, pueden llevar mensajes o notas entre tú y otro miembro del hogar.

Estar atento a las reacciones de tu perro oyente en espacios públicos puede ayudarte a estar más consciente del tránsito vehicular y de los peatones, sobre todo cuando se te acercan por la espalda o al doblar una esquina.

De acuerdo con la Ley de Estadunidenses con Discapacidades, debe permitirse a los perros oyentes acompañar a sus dueños a tiendas y otros lugares públicos. Una correa naranja o amarilla brillante suele identificar a un perro oyente.

Sin embargo, no es necesario que el perro tenga una identificación especial para acompañarte al interior de una tienda o espacio público.

Hay perros oyentes de todas formas y tamaños. Muchos son adoptados de refugios de animales y entrenados por varios meses —entrenamiento de obediencia además de entrenamiento especial como perros de servicio. No existe un estándar nacional de entrenamiento, y no se necesita que los perros estén certificados, aunque muchos sí lo están.

Algunas personas con pérdida auditiva prefieren participar en el entrenamiento y trabajar con un entrenador

## LA HISTORIA DE KEN: "RARAS VECES SE ME ESCAPA UNA PALABRA"

Hasta hace unos años, la calidad de vida de Ken no era tan buena como podía llegar a serlo. Sus conversaciones telefónicas eran cortas y las cenas con sus amigos eran todo un desafío. No obstante, esto cambió desde que comenzó a usar aparatos auditivos recargables con un micrófono remoto compatibles con dispositivos de Bluetooth, como su teléfono inteligente. En el capítulo 11, conocerás más sobre estas tecnologías.

Aunque Ken ha empleado aparatos auditivos por muchos años, los avances más recientes en la tecnología de estos dispositivos han mejorado su calidad de vida de forma impresionante. "La conexión con el teléfono inteligente ha hecho toda la diferencia", dice Ken.

Cuando suena el teléfono de Ken, él oprime el botón en su micrófono para contestar, lo cual conecta la llamada de modo directo a sus aparatos auditivos. El micrófono remoto además le permite a Ken tener conversaciones claras con una persona que se encuentra en otra habitación, y oír con facilidad a alguien que le habla incluso si está con un grupo o en un restaurante con ruido de fondo. Si Ken está en una reunión, puede configurar su micrófono remoto en medio de una mesa cercana a la persona que está hablando sin que se le escape una sola palabra. Esto significa que Ken ya no tiene que llegar corriendo al frente de una sala para conseguir un buen lugar sólo para poder escuchar.

Los amigos de Ken, quienes recuerdan la brevedad que solían tener sus llamadas telefónicas, han notado el cambio. "Dicen: 'Estás más dispuesto a hablar durante más tiempo con tus aparatos auditivos'", cuenta Ken. "Ya no tengo esa lucha para tratar de oír o descifrar una conversación. Con el micrófono conectado al Bluetooth, puedo hablar con la gente por teléfono y raras veces se me escapa una palabra."

La tecnología auditiva más reciente también le permite a Ken disfrutar los viajes desde su ciudad natal en el Medio Oeste de Estados Unidos a climas más cálidos cuando la nieve llega. Su excursión lo lleva por varios estados, en los que hace una parada para ponerse al día con sus amigos. Cenar en restaurantes, visitar museos de arte y realizar recorridos en el camino son todos parte de la experiencia —y con las nuevas tecnologías auditivas—, Ken puede disfrutar todas estas excursiones a fondo.

La tecnología auditiva ayuda a Ken a participar en todas las cosas de la vida que le brindan sentido y alegría. "La vida es para vivirse de la mejor manera posible", afirma Ken.

privado y el perro. Otras buscan adoptar un perro previamente entrenado. De cualquier manera, tal vez tengas que esperar entre dos o más años para recibir a un compañero canino.

En Estados Unidos, dos organizaciones reconocidas de perros oyentes son Paws With A Cause (Patas con causa) y Canine Companions for Independence (Compañeros caninos para la independencia). La mayor parte de las organizaciones son sin fines de lucro y proporcionan perros sin costo a las personas que los requieren.

## BUSCA APOYO

En este capítulo y a lo largo del libro, hemos reiterado el mensaje de que no estás solo con tu pérdida auditiva. Muchas personas viven —y viven bien— con discapacidad auditiva, y tú también puedes hacerlo. Además de los consejos que has aprendido hasta ahora, estas fuentes adicionales de apoyo pueden ayudarte a ajustarte a una vida con discapacidad auditiva.

### Rehabilitación auditiva

Si tu discapacidad auditiva te hace sentir incómodo, quizá debas considerar la rehabilitación auditiva, conocida como rehabilitación aural o entrenamiento auditivo. La rehabilitación auditiva te ayuda a acostumbrarte a la pérdida auditiva e intenta reducir las dificultades. Sus defensores dicen que al aprovechar al máximo los aparatos auditivos y los dispositivos de asistencia auditiva, puedes tomar el mando de tus necesidades de comunicación.

Un audiólogo, un patólogo del habla y lenguaje o ambos suelen proporcionar servicios de rehabilitación. Puedes trabajar uno a uno con un terapeuta o como parte de un grupo o en ambos contextos. La terapia grupal puede ser en particular útil porque conocerás a otros que enfrentan los mismos problemas que tú.

El principal objetivo de la rehabilitación auditiva es maximizar tu confianza en ti mismo y tu capacidad de comunicarte con otros en situaciones cotidianas. Esto puede lograrse al:

- Entender tu pérdida auditiva
- Aprender a escuchar

---

### TRABAJAR PARA MEJORAR LA FALTA DE ACCESO

¿Alguna vez te ha costado trabajo entender lo que una persona dice a través de un megáfono? ¿Has notado que ya no disfrutas ir al teatro porque no escuchas a los actores a menos que hablen en dirección tuya? ¿Has tenido problemas para trabajar en la escuela porque el salón de clases apaga o hace eco de la voz de la maestra?

Situaciones como éstas pueden ser estresantes para cualquiera que tenga una vida activa. Y son en especial desafiantes para quienes tienen una discapacidad auditiva.

Con mucha frecuencia, las personas con discapacidad auditiva no tienen las herramientas de comunicación que requieren para viajar, divertirse, capacitarse y recibir asistencia médica. Pocas salas de cine ofrecen servicios de subtitulado o sistemas de asistencia auditiva. Muchas clínicas médicas y hospitales no cuentan con intérpretes en su plantilla.

Organizaciones como la Asociación Estadunidense para la Pérdida Auditiva (HLAA, por sus siglas en inglés) están trabajando para mejorar el acceso en una variedad de situaciones para las personas con pérdida auditiva. Los avances en la tecnología de asistencia están permitiendo que más personas con este problema participen en un rango más amplio de actividades. La llegada del aprendizaje en línea ha mejorado el acceso a la educación.

Para tener más información sobre los dispositivos de asistencia auditiva, subtitulado y otras ayudas de comunicación, consulta el capítulo 11.

## LA HISTORIA DE JULIE: "ME SIENTO BENDECIDA"

Cuando a Julie le diagnosticaron pérdida auditiva leve en sus veintes, le dijeron que se quedaría sorda a los cuarenta. No conocía a nadie de su edad que tuviera este padecimiento. Sola y sin esperanza, no vio motivo alguno para considerar el uso de aparatos auditivos.

Los amigos de Julie se frustraban cuando ella entendía mal las cosas, rehuía de hablar por teléfono y no quería salir. Con el tiempo "esta persona extrovertida se convirtió en una reclusa", comenta Julie.

Pero todo esto cambió un día, alrededor de 10 años después, cuando un amigo la convenció de acompañarlo a una clase universitaria. Resultó que la clase estaba llena de estudiantes de audiología ansiosos por platicar con personas que tuvieran pérdida auditiva. Las palabras de aliento y la experiencia incipiente de estos estudiantes le dieron a Julie el apoyo que tanto necesitaba. Gracias a esta experiencia, Julie fue impulsada a usar aparatos auditivos.

Tuvo que pasar un año más para que Julie decidiera usar aparatos auditivos. Sin embargo, con el paso del tiempo, luego de que comenzara a utilizarlos regularmente, la calidad de vida de Julie empezó a mejorar.

Julie dice que uno de los cambios más importantes en su calidad de vida con una discapacidad auditiva fue encontrar a otros con quien poder identificarse. En buena medida, hizo esto al involucrarse con la Asociación Estadunidense para la Pérdida Auditiva. Su relación con la organización —inició el primer capítulo en Wisconsin— le permitió aprender sobre tecnologías que no sabía que existían.

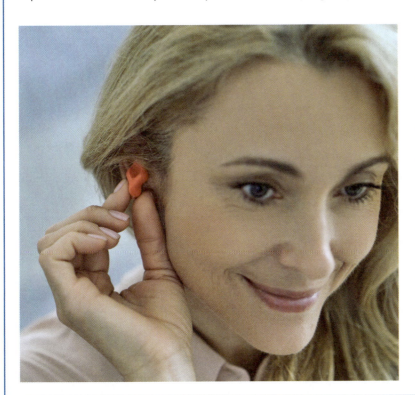

Y lo hizo junto con cientos de personas con las que podía identificarse: gente con pérdida auditiva que quería volver a disfrutar de la vida. "Aprendimos mucho los unos de los otros. Y lo primero fue que no estábamos solos", señala Julie.

Con el tiempo, Julie obtuvo su título de maestría y volvió a dar clases, una profesión que amaba y que había dejado luego de ser diagnosticada con pérdida auditiva. "Me siento bendecida por haber sido capaz de aprender sobre una tecnología que me devolvió la vida", afirma Julie.

> **BUSCA INFORMACIÓN**
>
> Puedes encontrar cientos de productos, publicaciones, servicios y páginas de internet dedicadas a la discapacidad auditiva, pero ten cuidado; existe desde información basada en investigaciones sólidas hasta charlatanería descarada.
>
> Al evaluar la información que veas en línea, considera estos lineamientos:
>
> - Busca páginas de internet hechas por organizaciones, universidades, agencias gubernamentales o grandes centros médicos nacionales.
>
> - Busca la información más reciente.
>
> - Investiga la fuente de la información. Observa si los artículos hacen referencia a investigaciones que hayan sido publicadas. Busca un consejo de profesionales calificados que revise el contenido antes de su publicación. Desconfía de los sitios comerciales o testimoniales personales que promueven un solo punto de vista.
>
> - Verifica la información dos veces. Visita varias páginas de internet y compara la información que muestran.

- Desarrollar habilidades en la lectura del habla
- Crear confianza en situaciones de comunicación
- Lidiar con problemas emocionales relacionados con la pérdida auditiva
- Aprender sobre las opciones que hay entre diferentes aparatos auditivos y dispositivos de asistencia auditiva
- Entender tus derechos legales y ser tu propio defensor
- Sensibilizar a tu familia sobre tus necesidades
- Facilitar la comunicación entre tú y tu familia

Puedes ir a sesiones de rehabilitación en una clínica médica, centro de rehabilitación, universidad comunitaria o consultorio privado. Los programas de software pueden usarse en casa y a tu propio ritmo de aprendizaje. Tu proveedor de cuidado de la salud auditiva puede discutir estos programas contigo.

### Grupos de apoyo

Compartir experiencias con otras personas que tienen discapacidades auditivas es una gran manera de encontrar apoyo. Pertenecer a un grupo puede recordarte que no estás enfrentando este problema solo.

Los grupos de apoyo no son lo mismo que la rehabilitación aural grupal. Mientras que los primeros suelen ser dirigidos por personas con el mismo padecimiento, la segunda es liderada por un audiólogo. Los grupos de apoyo son un excelente recurso para la resolución de problemas y el apoyo mutuo.

Además, son una buena manera de conocer a futuros amigos. ¿Cómo han lidiado otras personas con los viajes, reuniones, conversaciones telefónicas, comunicación en espacios públicos o compañeros de trabajo difíciles? ¿Qué problemas han tenido con los aparatos auditivos? ¿Han empleado dispositivos de asistencia auditiva?

Muchas organizaciones nacionales cuentan con grupos de apoyo locales para personas con pérdida auditiva. Entre éstas se encuentran la Asociación Alexander Graham Bell para las Personas Sordas y Débiles Auditivas, la Asociación de Adultos con Sordera Tardía, la Asociación Nacional de los Sordos, el Centro para la Audición y la Comunicación, y la Asociación Estadunidense para la Pérdida Auditiva (HLAA, por sus siglas en inglés). Consulta la sección de "Recursos adicionales" al final del libro para obtener la información de contacto de estas organizaciones.

### Recursos nacionales, estatales y locales

Muchas organizaciones nacionales, estatales y locales dan servicios para personas sordas o con pérdida auditiva. Entre los recursos que ofrecen están defensoría, educación, ayuda financiera, recomendaciones sobre problemas médicos y psicoterapia para tratar temas relacionados con el trabajo.

También hay oportunidades de autoayuda y grupos de apoyo, actividades recreativas y sociales, y necesidades espirituales. La mayor parte de las organizaciones tienen páginas de internet y publicaciones sobre la pérdida auditiva que ofrecen información sencilla.

El gobierno federal ofrece información sobre programas de acción afirmativa, adaptación razonable y para mejorar la accesibilidad de personas con discapacidades. Por ejemplo, si sientes que has sufrido una violación a tus derechos legales, puedes contactar a la Comisión de Igualdad de Oportunidades en el Empleo para pedirles consejo, ya sea por teléfono (800-669-4000) o en internet (*www.eeoc.gov*).

Los estados ofrecen servicios para individuos con pérdida auditiva, incluyendo programas de rehabilitación vocacional para personas con discapacidades. Por lo regular, las oficinas que dan servicios de rehabilitación suelen ofrecer psicoterapia y capacitación laboral y podrían absorber el costo de los aparatos auditivos.

Algunos estados tienen programas que proporcionan teléfonos amplificados para gente con discapacidad auditiva. Una comisión estatal de relaciones o derechos humanos o un comité gubernamental para el empleo de las personas con discapacidad pueden ofrecer información sobre la legislación relacionada.

## VIVE BIEN CON LAS HERRAMIENTAS ADECUADAS

La pérdida auditiva altera muchas áreas de la vida, incluyendo la familia, las relaciones y tu vida social. Con el apoyo y las herramientas necesarias, puedes superar cualquier desafío que enfrentes y vivir bien con pérdida auditiva.

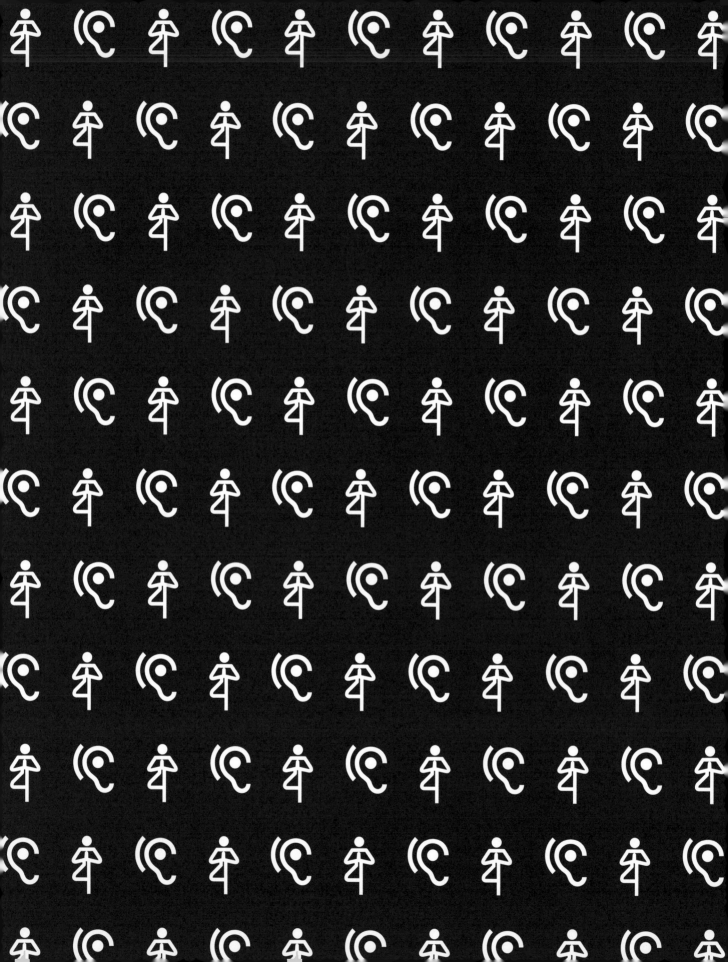

CAPÍTULO 9

# Aparatos auditivos

"No creo que hoy sea menos intimidante para alguien emplear aparatos auditivos, aunque no quiera hacerlo, de lo que fue para mí cuando adquirí mi primer par", dice Julie, al tiempo que reflexiona sobre su diagnóstico de pérdida auditiva en sus veintes y sobre sus primeros aparatos auditivos. En el capítulo 8, leíste un poco sobre la experiencia de Julie con la pérdida auditiva.

"No quería usarlos. Estaba segura de que no me ayudarían para nada. Eran muy costosos. Pero había llegado a un punto en el que estaba desesperada. Poco a poco estaba abandonando el mundo de los oyentes donde había crecido, estudiado y trabajado", recuerda Julie. "En retrospectiva, estoy muy agradecida con la tecnología de la que me he beneficiado."

La pérdida auditiva no implica que debas aislarte del mundo del sonido. Sin embargo, sí implica que tal vez necesites un poco de ayuda para escuchar sonidos y comprenderlos. Si sientes que te estás perdiendo aspectos de la vida a causa de tu pérdida auditiva, lo más probable es que te convenga utilizar aparatos auditivos, al igual que Julie. Los aparatos auditivos son el tratamiento más efectivo para la mayoría de las personas con pérdida auditiva.

Los aparatos auditivos son dispositivos electrónicos sofisticados que logran que los sonidos sean más fuertes. No restauran la audición a su estado normal, pero sí pueden ayudarte a oír y a comunicarte mejor en tus actividades diarias.

Estos aparatos también pueden mejorar las interacciones personales. Ayudan con muchos problemas relacionados con la pérdida auditiva, como dificultades para entender conversaciones y estar alerta a señales, temporizadores y alarmas. Asimismo, los aparatos auditivos pueden solventar los sentimientos de aislamiento y los problemas de autoimagen. En décadas recientes, estos aparatos han mejorado mucho. Hace muchos años, los aparatos auditivos solían ser grandes y toscos, y la calidad del sonido era deficiente: áspero y distorsionado como el de un transistor de radio barato. Hoy, la calidad del sonido que ofrecen los aparatos auditivos modernos es mucho mejor que en el pasado. Hay muchas opciones disponibles que pueden adaptarse a distintos estilos de vida y necesidades de comunicación.

Los aparatos auditivos además, son mucho menos visibles que los modelos anteriores. A medida que avances en la lectura del capítulo, observa las fotos y adivina qué personas están usando aparatos auditivos y quiénes no. Podrás encontrar la respuesta al final del capítulo.

Adaptarse a un aparato auditivo lleva tiempo, pero verás que de inmediato empezarás a disfrutar una mayor capacidad para oír y comunicarte en diversas situaciones sociales. Al utilizar y cuidar tu aparato auditivo con regularidad, seguro notarás que tu calidad de vida mejora.

Este capítulo muestra cómo funcionan los aparatos auditivos y cómo elegir el más adecuado para ti.

La motivación es clave para que los aparatos auditivos tengan éxito. Las personas que se comprometen con el proceso y tienen una actitud positiva suelen tener los mejores resultados. Inclusive son mucho más aptas para seguir usando los dispositivos y obtener los mayores beneficios.

Hay varios modelos de aparatos auditivos, los cuales se basan en necesidades específicas. Cada persona y cada tipo de pérdida auditiva es diferente. Antes de elegir uno, es importante estar informado, ser paciente y estar abierto a las sugerencias que pueden ofrecer un audiólogo o un especialista en aparatos auditivos.

Existen varias formas de incrementar la satisfacción de los aparatos auditivos. Es probable que incluso ya hayas dado los primeros pasos: aceptar tu pérdida auditiva, llevar a cabo pruebas de audición y buscar soluciones a los desafíos que estás enfrentando. El simple hecho de aceptar tu pérdida auditiva y buscar ayuda es una excelente señal de que tendrás éxito con un aparato auditivo.

Aprender sobre el tipo de pérdida auditiva que padeces también resulta útil. Esto puede ayudar a crear expectativas realistas sobre qué aparato auditivo podría funcionar mejor para ti. Todos experimentan distintos grados de éxito con los aparatos auditivos.

El buen funcionamiento de un aparato auditivo depende de muchas cosas, incluyendo el tipo de pérdida auditiva y su gravedad. Si esperas que un aparato auditivo te haga oír a la perfección, seguro terminarás decepcionado. Por eso es importante saber lo que en realidad puedes esperar de un aparato auditivo. Después, piensa en tus metas y deseos. ¿Qué te motiva a *querer* emplear un aparato auditivo? ¿Qué tanta importancia le das al estilo del dispositivo? ¿Qué opciones adicionales te resultan atractivas? Elegir el dispositivo correcto para ti depende de tus necesidades específicas.

Cuando pienses en el tipo de aparato auditivo que debes comprar, recuerda que de seguro habrá ventajas y desventajas entre distintos factores, como rendimiento, estilo, tamaño, tecnología y costo. Por ejemplo, es posible que quieras comprar el dispositivo más pequeño disponible. O tal vez quieras un aparato auditivo que sea fácil de operar, sin importar su tamaño. Piensa en lo que es más importante para ti y qué "desventajas" estás dispuesto a aceptar. Por ejemplo, si estás retirado y pasas la mayor parte de tu tiempo en casa, quizá no necesites el modelo más caro con los diseños y avances más sofisticados.

Considera hablar con otras personas que tengan pérdida auditiva y que utilicen aparatos auditivos. Ya conociste la historia de Julie al inicio del capítulo y la de Ken en el capítulo 8; más adelante en este capítulo conocerás la de Greta. Y, por supuesto, conversa con tu audiólogo y otros especialistas en audición. Ellos son quienes te acompañarán durante el proceso de elegir, probar y adaptarte a la vida con un aparato auditivo. Hablar con estos especialistas sobre tus expectativas ayuda a garantizar buenos resultados.

### PREGUNTAS QUE DEBES REALIZARTE A TI MISMO

Antes de reunirte con tu audiólogo o distribuidor de aparatos auditivos, reflexiona sobre estas preguntas.

Qué tan desafiante te resulta...

- ¿Hablar con una o más personas en un entorno ruidoso?
- ¿Ver televisión sin tener que subir mucho el volumen?
- ¿Escuchar y reconocer a alguien que te habla por teléfono?
- ¿Oír que suena tu teléfono desde otra habitación?
- ¿Escuchar que alguien toca el timbre o la puerta de tu casa?
- ¿Oír el tránsito?
- ¿Sentirte seguro e incluido en entornos sociales?

Conocer los desafíos a los que te enfrentas puede ayudar al audiólogo o distribuidor de aparatos auditivos a encontrar el aparato indicado para ti.

## ¿QUÉ ES IMPORTANTE PARA TI?

Elegir un aparato auditivo depende de lo que es importante para ti. Piensa en qué momentos es más difícil comunicarte.

¿Cuándo es necesario que oigas bien? ¿A veces te sientes agotado por tener que concentrarte tanto en escuchar?

Tal vez quieres oír a tus hijos o nietos cuando te visitan, o entender las conversaciones durante tu juego de cartas semanal.

Tómate un tiempo para anotar las respuestas a estas preguntas:

- ¿Qué situaciones son desafiantes?
  ¿Cuándo y dónde enfrentas los mayores desafíos?

  _____
  _____
  _____
  _____
  _____
  _____
  _____
  _____

- ¿Qué hace que estas situaciones sean difíciles?
  Sé lo más específico que puedas.

  _____
  _____
  _____
  _____
  _____
  _____
  _____
  _____

- ¿Cómo te hicieron sentir estas situaciones?
  ¿Les dijiste a tus familiares o amigos que estabas teniendo problemas para oír?

  _____
  _____
  _____
  _____
  _____
  _____
  _____
  _____

## CÓMO FUNCIONAN LOS APARATOS AUDITIVOS

Existen muchos tipos de aparatos auditivos disponibles, y la tecnología está mejorando día con día. Pero el objetivo de todo aparato auditivo es el mismo: hacer que los sonidos sean lo bastante fuertes como para que puedas oírlos.

Los aparatos auditivos recogen sonidos del ambiente a través de un pequeño micrófono. Luego estos sonidos se amplifican y se dirigen hacia el oído del usuario por medio de una bocina. La señal amplificada estimula el oído interno, activando fibras nerviosas que llevan los impulsos sonoros al cerebro.

La ilustración en la página 115 enseña las partes de lo que se conoce como un estilo de aparato auditivo intrauricular. Sus componentes básicos están presentes en todos los estilos de aparatos auditivos.

En general, los aparatos auditivos te permiten entender una conversación sin mucho esfuerzo. Por lo regular, ayudan a escuchar a personas que hablan con voz suave. Lo más probable es que puedas bajar el volumen de tu televisión a un nivel que sea más cómodo para otros en la habitación que no tienen pérdida auditiva. Los aparatos auditivos además pueden ayudarte a oír sonidos del ambiente, lo cual te da una mejor idea de lo que está sucediendo a tu alrededor.

Los aparatos auditivos podrían ayudar en situaciones en las que es complicado oír, como durante una obra de teatro o un servicio religioso en donde el hablante está lejos o el sonido es débil. También pueden ayudar a que te sientas más tranquilo cuando estás solo —o cuando alguien no está hablando de manera directa contigo.

Aunque los aparatos auditivos mejoran la audición, el sonido que ofrecen no es totalmente natural. Los aparatos auditivos son dispositivos electrónicos que aumentan el volumen del sonido con base en tu pérdida auditiva. Tal vez los nuevos sonidos que pasan por los aparatos auditivos no suenen como lo que estás acostumbrado a oír. Su calidad será distinta.

Además, la pérdida auditiva puede provocar que el oído distorsione algunos sonidos. Los aparatos auditivos no pueden eliminar esta distorsión, por lo que algunos sonidos no serán tan claros. Aunque quizá notes que muchas cosas suenan un poco diferente la primera vez que empleas los aparatos auditivos, lo más probable es que te adaptes rápido a este cambio.

### EL MERCADO DE APARATOS AUDITIVOS ESTÁ CRECIENDO

Casi 1 de cada 10 estadunidenses tienen cierto grado de pérdida auditiva. He aquí cuántos de ellos emplean aparatos auditivos:

- 65 años y más — Poco más de 41%
- 35 a 64 años — Casi 23%
- 34 años y menos — Cerca de 30%

En resumidas cuentas, menos de la mitad de las personas que podrían beneficiarse de utilizar un aparato auditivo realmente lo usan.

Aunque estas cifras no han cambiado mucho a lo largo de los años, las investigaciones muestran que alrededor del mundo el mercado de aparatos auditivos está creciendo y que continuará creciendo durante los próximos años a medida que la población global envejezca.

Los especialistas en análisis de mercado creen que este incremento se debe en parte al hecho de que la pérdida auditiva se está volviendo cada vez más común. Además, las personas suelen estar más pendientes de los avances que se están llevando a cabo en el mercado de los aparatos auditivos, muchos sobre los cuales leerás en este libro. Los aparatos auditivos también están más disponibles de lo que solían estar en años anteriores. Poco a poco, los aparatos auditivos se están volviendo más aceptables entre quienes pueden beneficiarse de ellos.

## COMPONENTES BÁSICOS DE UN APARATO AUDITIVO

Todos los componentes de este aparato auditivo que se inserta dentro del oído se encuentran dentro de un pequeño contenedor de plástico llamado carcasa. En un aparato auditivo que se pone detrás de la oreja (ver página 143), la carcasa reposa detrás de la oreja y el sonido amplificado se envía a través de un tubo hacia el oído o se envía una señal eléctrica a través de un cable a una bocina que se coloca dentro del oído.

**Micrófono**
El micrófono capta sonidos, los transforma en energía eléctrica (señales) y los manda al amplificador. Este aparato auditivo tiene un micrófono. Otros aparatos auditivos tienen dos micrófonos, lo cual te permite captar los sonidos que se encuentran frente a ti más que aquellos que vienen de otras direcciones y en ambientes ruidosos.

**Amplificador**
El amplificador dentro del aparato auditivo impulsa la cantidad de energía eléctrica que sale del micrófono y la altera de varias formas específicas, dependiendo de tu pérdida auditiva.

**Batería**
La batería proporciona la energía que hace funcionar el aparato auditivo.

**Bocina**
La pequeña bocina dentro de la carcasa transforma las señales eléctricas en ondas sonoras y las canaliza al oído.

**Control de volumen**
Rotar el control de volumen eleva o disminuye el volumen.

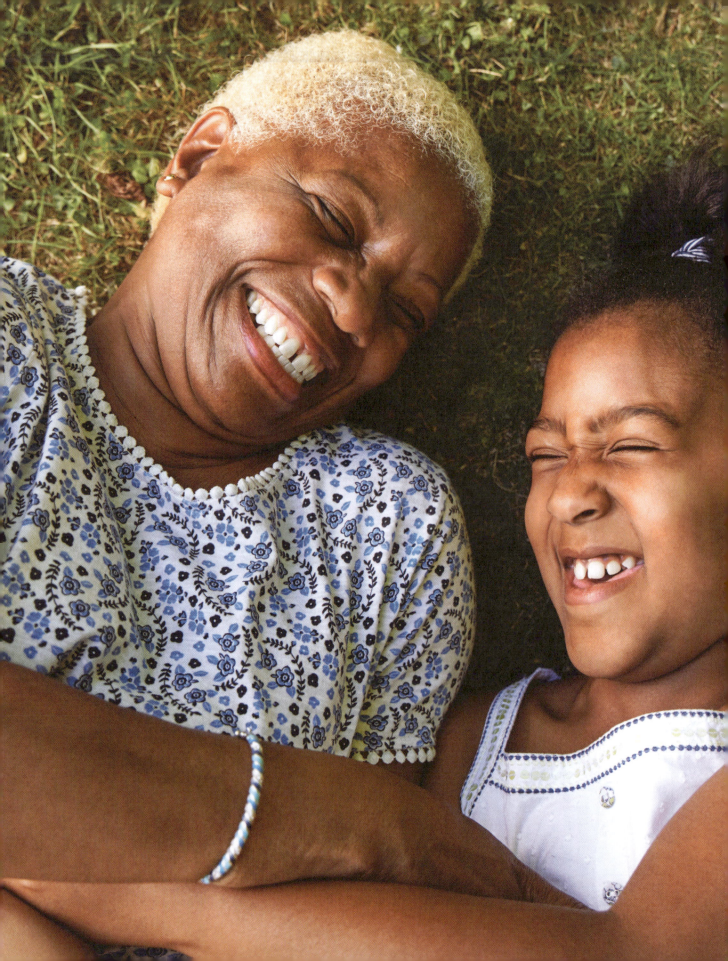

> ## ¿ES MEJOR USAR DOS APARATOS AUDITIVOS EN LUGAR DE UNO?
>
> ¿Oyes mejor con un aparato auditivo en cada oído? En la mayor parte de los casos, la respuesta es sí. Usar dos aparatos auditivos ofrece muchas más ventajas que emplear sólo uno. Con dos aparatos auditivos, tu cerebro recibe más información sonora. Además, las señales que llegan a cada oído difieren un poco entre sí, lo cual hace que sea más fácil oír el habla cotidiana en situaciones donde se presenta ruido de fondo.
>
> Con dos aparatos auditivos, tu audición también es más equilibrada, y el volumen es más parejo en ambos oídos. Escuchar con los dos oídos te ayuda a ubicar el origen de los sonidos con mayor facilidad, de manera que no tengas que girar la cabeza para descubrir quién está hablando. Otra ventaja de emplear dos aparatos auditivos es que ninguno de los dispositivos tiene que ajustarse a un volumen tan alto como cuando sólo utilizas uno. Esto ayuda a reducir la retroalimentación acústica e incrementa la comodidad.
>
> El costo y el hecho de no poder usar un aparato auditivo en un oído puede hacer que algunas personas eviten utilizar dos aparatos auditivos. Evalúa tus opciones con tu audiólogo.

Por último, tal vez continúes teniendo problemas para comprender el habla en ciertas situaciones. Por ejemplo, cuando existe ruido de fondo o mucha gente hablando al mismo tiempo, los aparatos auditivos no pueden aislar la voz que deseas oír del resto de los sonidos. Recuerda que incluso aunque tu audición sea normal, el ruido de fondo suele afectar la comprensión. Sin embargo, algunos aparatos auditivos nuevos tienen características que podrían ayudarte en situaciones auditivas desafiantes. Conocerás más sobre esto en el capítulo 11.

## ESTILOS DE APARATOS AUDITIVOS

Tu tipo de pérdida auditiva y su gravedad te ayudarán a elegir los mejores aparatos auditivos para ti. Para casi todas las personas, los aparatos auditivos y los dispositivos de audición tradicionales que funcionan por medio de la conducción ósea son una de dos opciones principales.

### Aparatos auditivos tradicionales

Los aparatos auditivos tradicionales captan los sonidos y elevan su volumen para después canalizarlos hacia el canal auditivo (conducción aérea), lo cual permite que los sonidos se procesen mejor dentro del oído.

Estos aparatos auditivos se presentan en muchos estilos. Varían en tamaño y en la forma en que se ajustan al oído. Algunos son lo bastante pequeños como para alcanzar el fondo del canal auditivo, lo cual los vuelve casi invisibles. Pero los aparatos auditivos que más se venden son los que se ajustan detrás del oído.

Con tantos estilos entre los cuales escoger, considera que elegir un aparato auditivo va mucho más allá de la parte estética. El estilo que mejor se adapta a ti depende en gran medida de los resultados de tus pruebas auditivas. Dicho esto, por lo general, cuanto más pequeño es el aparato auditivo, menor es su potencia, así como la duración de la batería. Si escuchas bien en frecuencias bajas, pero no tan bien en frecuencias altas, éste también es un punto importante que considerar a la hora de elegir el aparato auditivo adecuado para ti.

El tamaño y la forma del oído externo, sobre todo el canal auditivo, también podría descartar algunos estilos de aparatos auditivos. Por ejemplo, los aparatos auditivos intrauriculares podrían ser difíciles de ajustar en oídos muy pequeños. Si te parece difícil manipular objetos pequeños, es posible que un aparato auditivo de tamaño reducido no resulte útil. Algunas condiciones médicas, como secreción del oído, formación deficiente del oído y pérdida auditiva que empeora con el tiempo, también podrían determinar qué estilo de aparato auditivo es el mejor para ti.

He aquí mayor información sobre los principales tipos de aparatos auditivos tradicionales.

### Completamente intracanal

El aparato auditivo más pequeño disponible en el mercado se conoce como aparato auditivo completamente intracanal

(CIC, por sus siglas en inglés). Todos sus componentes, incluyendo la batería, están dentro de una carcasa minúscula que se coloca dentro del canal auditivo. Un pequeño cordón de plástico sobresale hacia la parte del oído con forma de cuenco para ayudar a quitar el aparato auditivo. Este tipo de aparato se usa para la pérdida auditiva leve a moderada. Si el canal auditivo es pequeño o tiene una forma poco común, este tipo de aparato auditivo podría no ser la mejor solución. No se utiliza en niños o infantes. Los fabricantes de aparatos auditivos están desarrollando versiones cada vez más pequeñas de aparatos auditivos CIC. Este estilo podría denominarse mini CIC, micro CIC o un aparato auditivo invisible intrauricular (IIC, por sus siglas en inglés).

**Ventajas.** El aparato auditivo CIC es el menos visible. Este dispositivo podría ayudar a reducir problemas con el ruido ocasionado por el viento. Además, te permite colocar el auricular del teléfono en tu oído como lo harías de modo normal.

**Desventajas.** El estilo CIC podría no ser igual de poderoso que otros aparatos auditivos, por lo que quizá no sea recomendable para quienes tienen pérdida auditiva grave. Los aparatos auditivos CIC inclusive tienen menos espacio para incluir otras funciones como control de volumen o micrófonos direccionales.

Además, las baterías son pequeñas, por lo que duran menos. Estos aparatos auditivos son susceptibles a problemas como la acumulación de cera en la bocina y las aberturas de los micrófonos, lo cual produce taponamientos. Por último, la proximidad del micrófono con la bocina puede provocar retroalimentación acústica.

*Intracanal*

Un aparato auditivo intracanal (ITC, por sus siglas en inglés) se ajusta de forma parcial en el canal auditivo, pero no tan profundamente como un aparato auditivo CIC. El borde exterior del aparato auditivo se extiende hacia el cuenco de la oreja. Los aparatos auditivos ITC pueden funcionar para la pérdida auditiva leve a moderadamente grave, pero no deben usarse en infantes.

**Ventajas.** Los aparatos auditivos ITC están diseñados para ser discretos. Seguramente serán más poderosos que un aparato auditivo CIC, con la posibilidad de integrar otras funciones. Puedes colocar el auricular del teléfono en tu oído como lo harías de manera normal.

**Desventajas.** Al igual que los aparatos auditivos CIC, los ITC pueden ser difíciles de manipular e introducir en el oído. Inclusive podrían resultar difíciles de manejar para algunos usuarios a la hora de cambiarles las baterías.

*Intrauricular*

Un aparato auditivo intrauricular (ITE, por sus siglas en inglés) se ajusta a la parte del oído externo con forma de cuenco. Tiene dos variantes: un estilo con carcasa completa, que cubre casi toda la parte del oído con forma de cuenco; o un estilo con media carcasa, que cubre la parte inferior del cuenco del oído. Otra opción es la de bajo perfil, que cubre la parte del oído con forma de cuenco, pero cuyo ajuste es más superficial. Los aparatos auditivos ITE son aptos para la pérdida auditiva leve a grave.

**Ventajas.** Los aparatos auditivos ITE pueden ser más potentes que los más pequeños, y pueden integrar más funciones, como una telebobina y micrófonos direccionales (para conocer más acerca de estas funciones adicionales, consulta las páginas 124-128). Son apropiados para un rango más amplio de pérdida auditiva. La batería puede ser más grande y fácil de colocar que las baterías de los estilos intracanal. También puedes colocar el auricular del teléfono en tu oído como lo harías normalmente. Además, hay baterías recargables disponibles para estos aparatos auditivos.

**Desventajas.** Los aparatos auditivos ITE suelen captar más el ruido del viento que los aparatos auditivos intracanal más pequeños.

*Retroauricular*

Los aparatos auditivos retroauriculares (BTE, por sus siglas en inglés) tienen dos partes. Una pequeña carcasa de plástico que se encuentra detrás del oído, alberga los circuitos del aparato auditivo: el micrófono, el amplificador y la bocina. La carcasa suele estar conectada a un molde hecho a la medida del oído (auricular) a través de un tubo de plástico. El tubo puede ser estándar, delgado o pequeño. El auricular dirige el sonido amplificado hacia el canal auditivo. Los aparatos auditivos BTE pueden emplearse casi para cualquier tipo de pérdida auditiva, sin importar cuán grave sea, y para personas de todas las edades.

La gente suele pensar de forma errónea en los aparatos auditivos BTE como dispositivos anticuados y poco avanzados en términos de tecnología.

Pero los aparatos auditivos BTE utilizan la tecnología digital más reciente y podrían ofrecer la mejoría auditiva más

## UN VISTAZO A LOS DIFERENTES ESTILOS DE APARATOS AUDITIVOS

Esta comparación lado a lado presenta una visión más detallada de los principales estilos de aparatos auditivos.

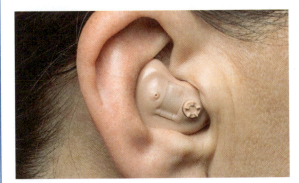
**Intrauricular**

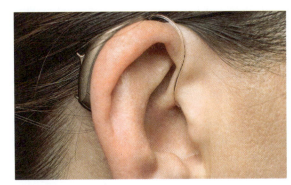
**Auricular intracanal**

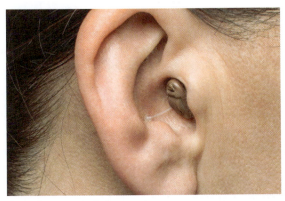
**Completamente intracanal**

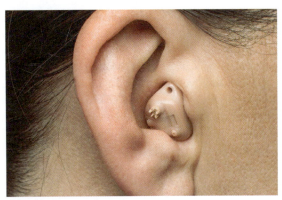
**Intracanal**

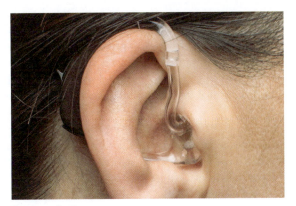
**Retroauricular**

APARATOS AUDITIVOS 119

significativa, sobre todo para quienes tienen una pérdida auditiva más grave.

**Ventajas.** Son los aparatos auditivos más potentes disponibles en el mercado, y pueden configurarse para cualquier nivel de pérdida auditiva. Inclusive pueden integrar el mayor número de funciones adicionales. Los aparatos auditivos BTE son el mejor estilo para infantes, niños y personas con pérdida auditiva grave. Éstos son los más fáciles de cuidar, en parte porque cambiarles la batería es más fácil en comparación con otros estilos. Además, los aparatos auditivos BTE suelen requerir menos reparaciones que otros estilos.

**Desventajas.** Algunas personas simple y sencillamente no tienen suficiente espacio entre el oído y el costado de su cabeza para colocar un aparato auditivo BTE. Además, este estilo puede captar más ruido del viento que los aparatos auditivos más pequeños. Es posible que tengas que colocar el auricular del teléfono cerca del micrófono en la parte superior de tu oído.

*Auricular intracanal o auricular en el oído*
Los aparatos auditivos con auricular intracanal (RIC, por sus siglas en inglés) o con auricular en el oído (RITE, por sus siglas en inglés) por lo general tienen una carcasa pequeña que se pone detrás del oído y que alberga el micrófono y el amplificador. La carcasa está conectada por un pequeño cable a la bocina alojada en el canal auditivo. La bocina puede colocarse en el canal auditivo con un molde del oído hecho a la medida o una punta suave y flexible en forma de domo.

**Ventajas.** Éste es pequeño y menos obvio, lo cual lo hace más atractivo en términos cosméticos. Debido a que el auricular está cerca del tímpano, suele haber menos retroalimentación acústica que en los aparatos auditivos BTE. La bocina puede cambiarse en la oficina, con lo cual se evita una reparación de fábrica.

**Desventajas.** Los auriculares de los aparatos auditivos RIC y RITE pueden ser susceptibles a la acumulación de cera. Además, los aparatos auditivos más pequeños usan una batería más pequeña, lo cual implica que dura menos.

*Ajuste abierto*
Tanto los aparatos auditivos BTE como los RIC (o RITE) pueden ajustarse con una punta en forma de domo dentro del canal auditivo, lo cual deja el canal auditivo de manera abierta. Este estilo por lo regular se utiliza para la pérdida auditiva leve y la de alta frecuencia leve a moderada, para personas con audición normal o casi normal en frecuencias bajas. La gente con pérdida auditiva más grave no puede usar el estilo de ajuste abierto porque no ofrece suficiente volumen y puede causar retroalimentación acústica.

Debido a que gran parte del canal auditivo permanece abierto, los individuos pueden emplear el resto de su audición para los sonidos de tono grave —que logran pasar de modo directo al tímpano— y el aparato auditivo amplifica los sonidos de tono agudo de manera selectiva.

**Ventajas.** La capacidad que tiene la carcasa de ajustarse detrás del oído, y el empleo de un pequeño tubo o cable, hace que el estilo de ajuste abierto sea atractivo para quienes le dan importancia a la apariencia del aparato auditivo. Dejar abierto el canal auditivo a menudo hace que la propia voz del individuo suene más natural.

**Desventajas.** Este estilo tiene limitaciones en términos del nivel de volumen que puede crear antes de que se genere un silbido o chillido (retroalimentación acústica).

### Dispositivos de conducción ósea

Algunas veces, si el oído está deforme o si existen problemas médicos en un oído, un aparato auditivo convencional no servirá de mucho. Una deformidad física o la secreción crónica del oído son ejemplos de esto.

En casos como éstos, los dispositivos que ignoran el oído externo y medio para estimular de forma directa el oído interno pueden utilizarse para superar la pérdida auditiva conductiva. Estos dispositivos también pueden usarse para la sordera unilateral, cuando se presenta una pérdida auditiva profunda en el oído interno de un lado y audición normal o casi normal en el otro oído.

Un dispositivo de conducción ósea estimula el oído interno con un dispositivo externo que tiene un micrófono y un amplificador. Este dispositivo transforma los sonidos en vibraciones que son captadas por el oído interno. A este dispositivo se le conoce como aparato auditivo con anclaje óseo (BAHA, por sus siglas en inglés) o sistema de conducción ósea.

Este tipo de dispositivo puede colocarse con o sin cirugía. Si se pone por medio de cirugía, el dispositivo puede ajustarse a un poste de titanio o implante detrás del oído. Si no se coloca con cirugía, el dispositivo suele ajustarse a una banda elástica o de metal o con algún adhesivo.

*Ventajas*

Los dispositivos de conducción ósea pueden utilizarse cuando los aparatos auditivos convencionales que trabajan por medio de la conducción aérea no son una opción. Los dispositivos colocados de manera quirúrgica o con adhesivo suelen ser más cómodos que aquellos que se ajustan a una cinta elástica para el pelo.

*Desventajas*

El dispositivo externo que transforma los sonidos en vibraciones que pueden ser captadas por el oído interno no debe activarse después de una cirugía. El tiempo de espera puede variar desde algunas semanas hasta meses. La retroalimentación acústica puede ser un gran problema para los dispositivos que se ajustan a una cinta para el pelo. Inclusive, puede ser caro reparar la parte externa del dispositivo si no lo cubre el seguro.

### Otras opciones de implantación

Otros aparatos auditivos implantables pueden ser una buena opción para quienes tienen pérdida auditiva moderada a grave que está vinculada con daños al oído interno.

Estos dispositivos usan un electroimán que se ajusta a los huesos del oído medio para amplificar la onda sonora que se dirige hacia la cóclea. Pueden implantarse de forma parcial o total, lo cual significa que el procesador de sonido se implanta ya sea debajo de la piel o se ajusta a la parte externa de la cabeza.

Este tipo de aparato auditivo no es tan común y el seguro no suele cubrirlo. Aún se requieren más estudios para determinar su efectividad general.

## CONSIDERACIONES ADICIONALES

A la hora de elegir un aparato auditivo, lo más seguro es que consideres su estilo, tamaño y características de sus circuitos. Además, tendrás que decidir si un aparato auditivo por sí solo mejora tu audición o si requieres dos. Este proceso puede volverse confuso, ya que las decisiones relacionadas con el estilo, el tamaño y los circuitos pueden hacerse de forma independiente las unas de las otras.

Por ejemplo, probablemente hayas escuchado que los aparatos auditivos digitales ofrecen el mejor sonido. Lo que puede resultar confuso es que lo *digital* hace referencia a los componentes electrónicos y no a un estilo particular de aparato auditivo. Hoy día, todos los aparatos auditivos son digitales.

El estilo, el tamaño y los circuitos son temas separados. Cualquier circuito puede colocarse en un aparato auditivo de cualquier estilo o tamaño.

He aquí algunos puntos adicionales que pueden influir en la elección de un aparato auditivo.

### Electrónica

Cuando hablamos de los circuitos de los aparatos auditivos nos referimos a las partes electrónicas que se encuentran en la carcasa. Los componentes electrónicos de un aparato auditivo están configurados para amplificar algunas frecuencias más que otras dependiendo de los resultados de tu examen de audición. Los aparatos auditivos siempre están monitoreando el ambiente a tu alrededor.

Están programados para adaptarse a diferentes entornos.

Hoy día, todos los aparatos auditivos son digitales porque tienen un pequeño chip de computadora. El sonido entrante se convierte en código digital. A su vez, este código digital es analizado y ajustado con base en tu pérdida y necesidades auditivas. Luego se vuelve a convertir el código en ondas sonoras y se manda al canal auditivo. Los chips hacen que el sonido se amplifique con más precisión. También ofrecen algunas opciones adicionales de procesamiento sonoro que hace que los dispositivos sean más cómodos de emplear en diversos ambientes.

El chip de computadora le permite al audiólogo programar el aparato auditivo para abordar tu pérdida auditiva y tus preferencias personales. Por ejemplo, el chip permite que el audiólogo ajuste la cantidad de amplificación que se necesita para oír en distintas frecuencias o tonos. Esto depende del tipo y la gravedad de tu pérdida auditiva.

De modo adicional, el chip de computadora puede ofrecer distintas configuraciones de amplificación. Algunos aparatos auditivos emplean estos cambios de forma automática dependiendo de los cambios en el entorno. Un audiólogo puede programar una configuración para usarse en situaciones silenciosas y otra para situaciones intensas y ruidosas, como en restaurantes y fiestas. Con la mayor parte de los aparatos auditivos, puedes elegir una configuración al oprimir un pequeño botón en la parte externa del aparato auditivo o, en algunos casos, con un celular o control remoto.

A menudo, algunas funciones especiales pueden activarse para usarse en ciertos contextos. Por ejemplo, en situaciones ruidosas, puedes activar los micrófonos direccionales en el aparato auditivo para reducir la cantidad de ruido captado a tus espaldas (ruido de fondo). Tu aparato auditivo de seguro tendrá unos circuitos integrados para reducir el ruido. Con la mayor parte de los aparatos auditivos, la

## DISPOSITIVOS DE CONDUCCIÓN ÓSEA

He aquí algunos ejemplos de dispositivos de conducción ósea, con detalles sobre cómo funcionan.

**Aparato auditivo de anclaje óseo**

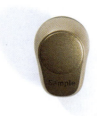
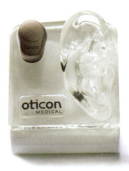

Este tipo de dispositivo estimula el oído interno con un dispositivo externo que tiene un micrófono y un amplificador. Este dispositivo cambia los sonidos por vibraciones que son captadas por el oído interno. Puede colocarse con o sin cirugía.

**Dispositivo de conducción ósea con adaptador adhesivo**

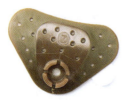
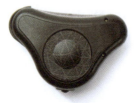
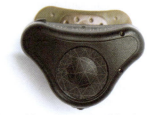

Adaptador de dispositivo de conducción ósea

Dispositivo de conducción ósea

Dispositivo de conducción ósea con adaptador adhesivo

Con este nuevo tipo de dispositivo, se pone un adaptador adhesivo sobre la piel que se encuentra detrás de la oreja. Este adaptador se conecta con un procesador de audio en tu cabeza. El adhesivo permite que el procesador permanezca en su lugar sin ejercer presión sobre tu cabeza. El procesador transforma el sonido en vibraciones que se transmiten a través del adaptador adhesivo y luego continúan a través de la piel. Luego el sonido se transmite mediante conducción ósea hacia el oído interno. Este dispositivo no requiere cirugía y se usa para tratar la pérdida auditiva conductiva y la sordera unilateral en personas de cualquier edad. El adaptador adhesivo dura entre 3 y 7 días.

**Implante de conducción ósea de accionamiento directo**
Este implante se coloca debajo de la piel y funciona con un procesador de audio (véase imagen siguiente) que reposa en tu cabeza y puede esconderse debajo de tu pelo. Los procesadores de audio cambian automáticamente la configuración para facilitar la audición en lugares donde es difícil oír, como en el tránsito o en restaurantes ruidosos. Este tipo de dispositivo está pensado para adultos y niños de 12 años o más con pérdida auditiva mixta o conductiva, o con sordera unilateral.

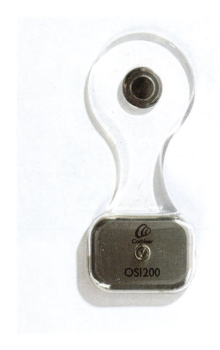

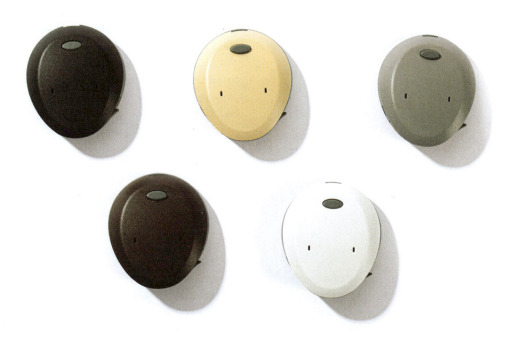

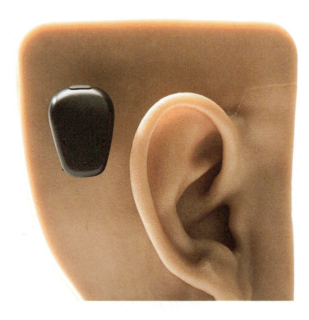

configuración del chip de la computadora se ajusta de manera automática con base en la cantidad de ruido, su origen y la potencia de los sonidos.

Hoy, existen nuevos circuitos disponibles para personas con pérdida auditiva grave o con pérdida auditiva profunda de alta frecuencia en casos en los que los aparatos auditivos convencionales podrían ser inservibles. Estos circuitos del aparato auditivo transforman o mueven los sonidos de frecuencia alta a frecuencias medias o bajas donde el oyente tiene mejor audición y puede "oír" los sonidos de frecuencia alta.

Algunos de estos circuitos permiten que los dispositivos usados en el oído derecho e izquierdo se comuniquen entre sí para llevar a cabo ajustes en la configuración de forma conjunta. Algunas opciones tienen tecnología inalámbrica, lo cual permite una mejor comunicación entre los aparatos auditivos y los celulares u otros dispositivos electrónicos o con Bluetooth.

El costo de la audición digital varía. Éste es determinado en su mayor parte por cuán específica puede llegar a ser la amplificación y cuántas funciones especiales y ajustes incluye el chip de computadora.

Por lo general, los aparatos auditivos más caros tienen mayores bandas o canales de frecuencia. El número de canales determina qué tan bien puede ajustarse un aparato auditivo para la pérdida auditiva y cómo controlar parámetros como la reducción del ruido, la retroalimentación acústica y otras medidas.

Para muchas personas, los aparatos auditivos menos caros suelen ofrecer suficientes funciones para adaptarse a su pérdida auditiva y estilo de vida. Otros podrían querer todas las funciones adicionales posibles y estar dispuestos a pagar por ellas. Contrasta las ventajas y desventajas contra tus necesidades y preferencias.

### Funciones especiales

A continuación, trataremos algunas funciones especiales que podrías considerar al elegir un aparato auditivo.

*Micrófonos direccionales*

Un aparato auditivo puede contener muchos micrófonos que le permitan alternar entre el sonido envolvente y los modos direccionales. De hecho, los circuitos que están dentro de los aparatos auditivos más recientes pueden hacer este cambio de forma automática conforme cambia el sonido del entorno. Todos los aparatos auditivos, con excepción de los estilos CIC y algunos ITC, pueden tener micrófonos direccionales integrados.

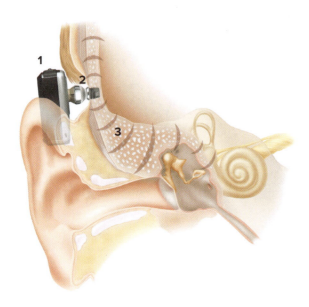

¿Cómo trabaja un dispositivo de conducción ósea? **1.** El procesador externo recibe las ondas sonoras y las transforma en vibraciones. **2.** Las vibraciones del procesador de sonido son enviadas al implante de titanio. **3.** El implante utiliza la conducción ósea directa para transferir las vibraciones de sonido a la cóclea funcional.

La mayor parte de los micrófonos direccionales captan de mejor manera los sonidos que ocurren frente a ti que aquellos que vienen de otras direcciones. Esto permite que el aparato auditivo capte menos ruido de fondo y mejore tu audición cuando estás hablando cara a cara con una persona.

Algunos circuitos nuevos para aparatos auditivos pueden programarse para captar de modo específico sonidos que vienen de otras direcciones. Por ejemplo, el aparato auditivo puede concentrarse en el lado derecho para que, cuando estés al volante, puedas escuchar a la persona que está sentada a tu lado en el asiento del copiloto. O puede concentrarse en el lado izquierdo cuando estés de copiloto o concentrarse en la parte de atrás cuando lleves pasajeros en el asiento trasero del auto.

*Baterías recargables*
Algunos aparatos auditivos usan baterías recargables. Con un tipo de aparato auditivo, puedes remplazar la batería tú mismo, ya sea con otra batería recargable o con una batería estándar para aparatos auditivos. El otro tipo de aparato auditivo utiliza una batería de iones de litio, la cual está sellada dentro del aparato auditivo y tiene que devolverse al fabricante para que la cambie.

La batería recargable está disponible para aparatos auditivos retroauriculares, auriculares intracanales e intrauriculares y de media concha. Por lo general, incluye un cargador en donde cabe el aparato auditivo. Lo más probable es que el cargador sea de conexión directa o de carga inductiva. La duración de la batería por carga varía y depende de la cantidad de energía que tenga el aparato auditivo y cómo se utilice. Después de cargarla, una batería de iones de litio suele durar alrededor de 16 y 20 horas y funciona por hasta tres años.

*Telebobinas*
Muchos aparatos auditivos retroauriculares, así como algunos intrauriculares e intracanal, tienen una telebobina incorporada. Ésta es una pequeña varilla de metal rodeada de una bobina de alambre de cobre. La telebobina capta una señal electromagnética de teléfonos compatibles con aparatos auditivos y de sistemas de megafonía, como los que están en salas de conferencias, salas de conciertos, museos y vagones del metro, y transforma esa energía en sonido. Además, te permite escuchar con claridad a una persona por el teléfono.

La telebobina puede activarse de manera manual a través de un interruptor, pero muchos aparatos auditivos hoy día tienen un interruptor interno que capta la señal electromagnética de manera automática cuando un teléfono compatible con un aparato auditivo se coloca sobre el aparato auditivo. Al encenderse la bobina, puede apagarse el micrófono en el aparato auditivo y sólo amplificar la señal de la telebobina. Esto evita la retroalimentación acústica o el chillido que a veces se produce cuando un teléfono se coloca cerca de un aparato auditivo que tiene el micrófono encendido.

Además de los teléfonos, las telebobinas pueden emplearse con sistemas de asistencia auditiva (ver capítulo 11). Los celulares actuales por lo general tienen clasificaciones de compatibilidad para las telebobinas. Entre mayor es el número, más compatible es el celular para los aparatos auditivos que tienen una telebobina. La clasificación más alta posible para una telebobina es T4.

*Conectividad inalámbrica*
Muchos aparatos auditivos pueden conectarse de modo directo a otros dispositivos, por lo regular vía Bluetooth. Los celulares, las tabletas y los televisores inteligentes son ejemplos de estos aparatos auditivos.

*Micrófono remoto*
Algunas compañías de aparatos auditivos ofrecen un micrófono remoto que puede utilizarse con algunos aparatos auditivos. El micrófono suele ser pequeño y portátil y se le puede dar a la persona con la que estés hablando.

---

### ¿QUÉ ES LA RETROALIMENTACIÓN ACÚSTICA?

La retroalimentación acústica es el silbido o chillido agudo que se presenta cuando el micrófono capta el sonido amplificado de forma inadvertida y luego lo vuelve a amplificar. Esto es similar al ruido estruendoso que se produce en un sistema de sonido cuando el volumen está demasiado alto. Las nuevas tecnologías están ayudando a reducir los problemas de retroalimentación acústica en los aparatos auditivos.

## DISPOSITIVOS QUE PUEDES USAR CON APARATOS AUDITIVOS

Muchos aparatos auditivos pueden conectarse de manera directa con otros dispositivos, por lo regular a través de Bluetooth. Algunos aparatos auditivos tienen un tipo de transmisor, empleado como una interfaz inalámbrica entre el aparato auditivo y dispositivos de Bluetooth como celulares u otros dispositivos electrónicos. He aquí varios ejemplos.

**Dispositivo de transmisión de televisión**

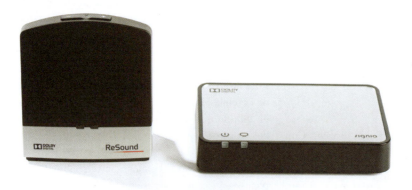

Este dispositivo te permite oír una televisión a cierta distancia, a un volumen agradable, siempre y cuando tengas una visión clara de la misma. Además, puede utilizarse en estéreos y computadoras.

**Micrófono remoto**

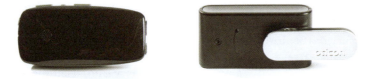

Los micrófonos remotos te permiten escuchar a cierta distancia o en ambientes desafiantes, incluyendo conferencias, lugares de culto, presentaciones de trabajo o restaurantes ruidosos. Sólo tienes que poner el micrófono en una superficie plana como una mesa, y éste capta voces y te permite oírlas sin tener que usar un dispositivo alrededor de tu cuello. Éste es un dispositivo que le puedes dar a la persona que quieras escuchar, como alguien que está haciendo una presentación o un amigo con quien estás cenando en un restaurante. Este dispositivo también puede transmitir una llamada directamente de tu celular a tus aparatos auditivos.

**Dispositivo de transmisión de audio**

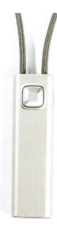

Este dispositivo manos libres, que se utiliza alrededor del cuello, transmite el sonido de alguien con quien estás hablando o de cualquier dispositivo Bluetooth a tu aparato auditivo.

**Control remoto para aparatos auditivos**

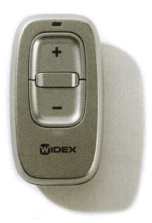

Algunos aparatos auditivos pueden manipularse con control remoto. Esta función permite al usuario encender o apagar el aparato auditivo, así como ajustar la configuración sin tocar el dispositivo o tratar de encontrar un botón o mando en él.

**Control remoto para aparatos auditivos y dispositivo de transmisión de audio**

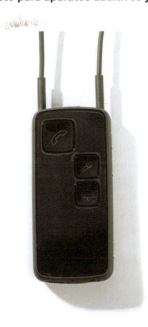

Puedes conectar este dispositivo a varios otros dispositivos. Te permite oír una televisión o comunicarte a través de celulares con Bluetooth. También puede servir como control remoto que te permite ajustar el volumen y la programación de tus aparatos auditivos.

Colocar el micrófono más cerca de la boca del hablante pone énfasis en la voz de quien habla y reduce de forma significativa el ruido del ambiente. Esto es en particular útil en lugares ruidosos o donde existe reverberación o eco.

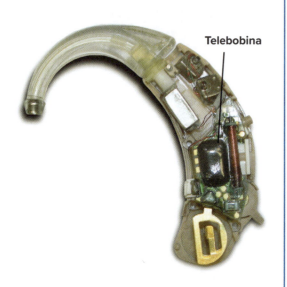

### ¿CÓMO FUNCIONA UNA TELEBOBINA?

Una telebobina capta las señales electromagnéticas de modo directo del receptor del teléfono, con lo cual te permite escuchar la voz de quien te llama.

*Control remoto*
Algunos aparatos auditivos pueden manipularse con control remoto. Esta función permite al usuario encender o apagar el aparato auditivo, y ajustar la configuración sin tocar el dispositivo o tratar de buscar un pequeño botón o mando en el mismo. La mayor parte de las compañías ahora tienen una app para celular que funciona como control remoto.

*Interfaz de Bluetooth*
Algunos aparatos auditivos tienen un tipo de transmisor, utilizado como una interfaz inalámbrica entre el aparato auditivo y dispositivos de Bluetooth como celulares y otros aparatos electrónicos. El transmisor capta la señal del dispositivo inalámbrico y la envía directamente al aparato auditivo. Los transmisores deben mantenerse cerca del aparato auditivo y pueden venir con un clip o cordón que les permite colocarse alrededor del cuello. Algunos transmisores pueden funcionar como controles remotos.

*Entrada de audio*
Un conector de entrada en el aparato auditivo te permite colocar un cable de modo directo a una televisión, estéreo, micrófono independiente o dispositivo de asistencia auditiva. Ésta es una opción en algunos aparatos auditivos retroauriculares, pero no para los estilos intrauriculares.

*Sistemas de FM a nivel de oído*
Los sistemas auditivos de frecuencia modulada (FM) son en especial útiles para sobreponerse a los efectos del ruido de fondo, la reverberación y la distancia (ver capítulo 11). Algunos aparatos auditivos retroauriculares comparten circuitos normales con un receptor de FM en la misma carcasa.

### COMPRAR UN APARATO AUDITIVO

Si entre tus planes está emplear aparatos auditivos, lo mejor es comentar con un audiólogo o un distribuidor de aparatos auditivos, también conocido como especialista en instrumentos auditivos.

Los audiólogos deben tener una maestría o un doctorado en audiología para poder practicar. Se requiere certificación en todos los estados en los que practican, y pueden estar certificados por organizaciones profesionales como la Asociación Estadunidense de Habla-Lenguaje-Audición o la Academia Estadunidense de Audiología. Muchos especialistas en oído, nariz y garganta (ENT, por sus siglas en inglés) tienen audiólogos como parte de su personal para llevar a cabo pruebas y ofrecer servicios de rehabilitación y para distribuir aparatos auditivos.

Los distribuidores de aparatos auditivos que no son audiólogos no necesitan tener un título universitario. Pero realizan cursos de especialización en el campo y están registrados en el estado en que trabajan. En la mayor parte de los estados, los distribuidores de aparatos auditivos están certificados, lo cual significa que han aprobado exámenes en el campo administrados por el estado. Los distribuidores suelen estar certificados por la Junta Nacional de Certificación en Ciencias de los Instrumentos Auditivos.

Para encontrar un audiólogo o distribuidor de aparatos auditivos confiable, pregúntale a tu médico. Inclusive

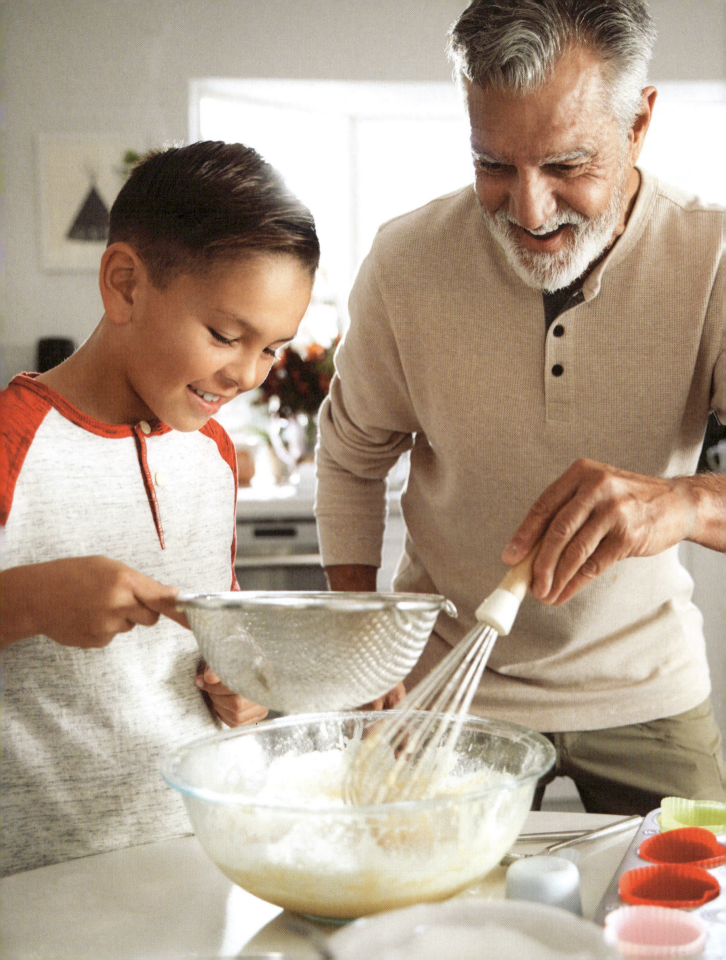

puedes obtener listas de profesionales auditivos calificados en tu zona al contactar a organizaciones auditivas como la Academia Estadunidense de Audiología o la Asociación Estadunidense de Habla-Lenguaje-Audición (ver el apartado de "Recursos adicionales" en este libro para conseguir información de contacto). Varios sitios de internet que venden aparatos auditivos pueden recomendarte distribuidores dentro de sus redes. La venta por internet o correo tradicional es ilegal en varios estados.

No compres aparatos auditivos por correo tradicional o vía internet de fabricantes que aseguran que no necesitas consultar a un audiólogo o distribuidor en persona. La realización de pruebas, medidas y ajustes son una parte fundamental de la compra de un aparato auditivo.

### El proceso de compra

Aunque en este capítulo empleamos el término *aparato auditivo* en singular, podrías elegir usar un aparato auditivo en ambos oídos. A menudo, la gente nota que su audición mejora aún más con dos aparatos auditivos.

Para comenzar el proceso de compra, programa una prueba de audición completa con un audiólogo. Ésta ayuda a determinar si necesitas consultar a tu médico antes de seguir adelante con el proceso.

Existen muchas razones por las que tal vez necesites ver a tu médico antes de comprar un aparato auditivo, por ejemplo:

- Confirmar si hay algo más que puedas hacer aparte de usar un aparato auditivo para mejorar tu audición
- Determinar si tienes una condición que te impide usar un aparato auditivo
- Recibir aprobación médica para utilizar un aparato auditivo, algo que requieren algunos planes de seguros antes de cubrir el costo de los aparatos auditivos

Comenta con tu audiólogo o tu distribuidor de aparatos auditivos sobre tus necesidades y expectativas. Platiquen sobre qué situaciones son las más difíciles. El objetivo es hacer coincidir al máximo tu estilo de vida con tus necesidades de comunicación.

Después de analizar la evaluación de tu pérdida auditiva y considerar las necesidades de tu estilo de vida, el audiólogo o el distribuidor por lo general ofrece varias opciones y recomendaciones. Asegúrate de que hayas entendido el tipo de aparato auditivo que te han recomendado. Encuentra más preguntas qué hacer en el recuadro inferior.

Antes de tomar la decisión final, familiarízate con todas las funciones del aparato auditivo, así como con el costo, los términos del periodo de prueba y la política de devolución. Los aparatos auditivos suelen ofrecer un periodo de prueba y una política de devolución. Un periodo de prueba te da tiempo de adaptarte a usar el dispositivo y decidir si beneficia tu audición lo bastante como para quedártelo. Después de que hayas realizado una selección, el audiólogo o distribuidor te ajusta el aparato auditivo. Para algunos estilos, se lleva a cabo una impresión del oído con un material parecido a la plastilina. Esto ayuda al fabricante a hacer un molde del oído a la medida o un aparato auditivo que sea cómodo y que se ajuste bien al oído.

Entre 1 y 3 semanas más tarde, regresarás al consultorio del audiólogo o distribuidor para terminar el proceso de ajuste. En esta ocasión, deberás usar el aparato auditivo. Por lo regular, el audiólogo programa o ajusta el aparato

---

### QUÉ PREGUNTAS HACER

Cuando tu audiólogo o distribuidor te recomienda un aparato auditivo específico, lleva a cabo preguntas para entender por qué un aparato auditivo en particular podría ser mejor para ti que otro. He aquí algunas preguntas que puedes hacer:

- ¿Por qué me recomiendas este aparato auditivo en particular?
- ¿Cuál es el beneficio de éste sobre otros?
- ¿Por qué me recomiendas este estilo de aparato auditivo?
- ¿Cuál es la política de devolución?
- ¿Cuál es la garantía?
- ¿Hay una cuota de reposición si devuelvo los aparatos auditivos?

auditivo para asegurarse de que éste ofrezca la mayor asistencia posible. La mejor forma de ver que el aparato auditivo está bien ajustado es medir cómo amplifica el sonido. Esto se realiza al reproducir voces u otros sonidos en una bocina y medir qué sale del aparato auditivo con varios micrófonos y un tubo que se aloja en el canal auditivo. Esta medición se conoce como medida en oído real porque literalmente está midiendo lo que el aparato auditivo le hace al sonido dentro del oído.

Una vez que el aparato auditivo ha sido ajustado y programado, el audiólogo o distribuidor por lo regular te mostrará cómo usar y darle un buen mantenimiento a tu aparato auditivo. Tal vez te enseñe a insertar y retirar el dispositivo, revisar la batería, ajustar los controles, y mantener el aparato auditivo limpio y funcionando.

De seguro tendrás que firmar un contrato de compra. Asegúrate de leer el contrato con cuidado y hacer todas las preguntas que tengas antes de firmarlo.

*Acerca del periodo de prueba*

Un periodo de prueba te da tiempo para adaptarte al audífono. Probablemente programarás una o dos visitas de regreso a la oficina dentro de unas semanas. Si tienes dolor o molestias en el oído o no puedes usar el audífono, comunícate con tu audiólogo o dispensador para preguntar si debes acudir antes. Antes de tu cita, escribe cualquier pregunta o preocupación que tengas y llévalas a la consulta.

Si durante el periodo de prueba no logras adaptarte al aparato auditivo o decides que no te ayuda a oír mejor, házselo saber a tu audiólogo o tu distribuidor de aparatos auditivos.

## CONSEJOS PARA COMPRAR APARATOS AUDITIVOS

Ten en mente las siguientes recomendaciones a la hora de escoger un aparato auditivo:

- Considera todas las opciones, más de un tipo de aparato auditivo podría funcionar para ti. Si tu primera elección no funciona, prueba una diferente.

- No asumas que el modelo más nuevo y costoso es el mejor. Un aparato auditivo menos caro podría mejorar tu audición y ser apropiado para ti y tu estilo de vida.

- Ten cuidado con las consultas "gratuitas" y los distribuidores que sólo venden una marca de aparatos auditivos. Busca uno que ofrezca bastantes opciones de diferentes fabricantes.

- Ten cuidado con las afirmaciones engañosas. Desconfía de la publicidad que afirma que los aparatos auditivos pueden eliminar el ruido de fondo o restaurar tu audición a su estado normal. La mayor parte de los aparatos auditivos pueden ayudarte, pero ninguno puede filtrar por completo una voz de otras voces o restaurar tu audición.

- Pregunta qué incluye el costo del aparato auditivo. Una sola cuota podría comprender tanto el costo del aparato auditivo como el de las consultas de seguimiento, la garantía y un paquete de baterías. O puede ser que los honorarios profesionales y el aparato auditivo se cobren aparte.

- Asegúrate de tener por escrito el periodo de prueba y la garantía. Esto por lo regular incluye la política de devolución, la cantidad que puede rembolsarse, la duración de la garantía (de preferencia por lo menos un año), y en específico qué cubre o no cubre. La garantía además, suele cubrir ambas partes y trabajo. Muchas garantías cubren una pérdida de una sola vez y remplazo por daños para un aparato auditivo.

- Durante el periodo de prueba, ten a la mano una lista detallada de lo que te gusta y disgusta de tu aparato auditivo. Lleva ésta contigo cuando regreses al audiólogo o al distribuidor.

## LA HISTORIA DE GRETA: MANTÉN UNA ACTITUD POSITIVA

Cuando Greta tenía 8 años, reprobó una prueba de audición en la escuela. Aunque su pérdida auditiva era leve en aquel entonces, a los 13 años ya utilizaba aparatos auditivos en ambos oídos.

Ahora, de adulta, tiene años de experiencia con la pérdida auditiva bilateral neurosensorial. También tiene experiencia con la pérdida auditiva desde otra perspectiva, ya que trabaja como audióloga en Mayo Clinic. Greta diagnostica y ayuda a las personas a lidiar con la pérdida auditiva todos los días.

Aunque tal vez pienses que el término *pérdida auditiva* denota que te estás perdiendo de algo que todos los demás tienen, Greta dice que no tiene por qué considerarse algo negativo. "Hay quienes creen que la pérdida auditiva significa que existe algo mal o diferente en ellos, o simplemente no quieren que nadie sepa que están usando aparatos auditivos. Sin embargo, la pérdida auditiva sólo quiere decir que quizás necesites una serie de circunstancias diferentes para tener el mismo desempeño que otra persona", explica Greta.
Y añade que la pérdida auditiva es mucho más común de lo que la gente cree.

Con esto en mente, tu actitud puede marcar toda la diferencia. No obstante, si piensas en los aparatos auditivos como en los lentes con graduación, lo más probable es que te sientas frustrado.

"Los aparatos auditivos son aparatos de *apoyo*", dice Greta. "Ayudan y pueden ofrecer muchos beneficios, pero, por debajo de ellos sigue habiendo un sistema auditivo dañado. A veces, vas a enfrentar dificultades. Otras veces, tendrás que modificar tu ambiente o usar dispositivos de asistencia auditiva para oír de forma diferente. Tener una actitud positiva, así como una serie de herramientas de comunicación a la mano te ayudará a maximizar tus capacidades auditivas."

El contrato de compra suele explicar a detalle cómo devolver un aparato auditivo y qué cargos están relacionados con el periodo de prueba. Estos términos varían de un estado al otro.

### Costos

El costo de un aparato auditivo varía de modo considerable. La mayor parte de los aparatos auditivos cuestan desde casi 25 000 hasta poco más de 49 000 pesos por pieza. Con dos aparatos auditivos, el costo se duplica.

Aunque puede parecer costoso, sólo tú puedes saber si vale la pena pagar por esos aparatos auditivos; dicho de otro modo, si te ayudan a oír mejor y a mejorar tu calidad de vida, tal vez valga la pena invertir en ellos.

Medicare y muchas pólizas de seguro privadas no cubren el costo de un aparato auditivo. Pero, en años recientes, han surgido más pólizas patrocinadas por grupos de empleados y sindicatos que han comenzado a ofrecer cobertura limitada o reembolso.

Los veteranos de guerra podrían ser candidatos para recibir aparatos auditivos y servicios de manera gratuita, así como baterías y otros accesorios, a través del Departamento de Asuntos de los Veteranos de Estados Unidos. Algunas organizaciones fraternales y caritativas ofrecen asistencia financiera con el fin de adquirir aparatos auditivos para personas que cumplen los requerimientos de elegibilidad financiera.

### USAR UN APARATO AUDITIVO

Es probable que notes una mejoría inmediata durante los primeros días de utilizar un aparato auditivo, pero este dispositivo ofrece mayores beneficios una vez que te has acostumbrado a usarlo. Acostumbrarte a emplear un aparato auditivo requiere tiempo y práctica. El cerebro necesita tiempo para readaptarse a sonidos que tal vez lleves tiempo sin escuchar. Algunos sonidos podrían parecer distintos al ser amplificados por el dispositivo.

Para beneficiarte lo más posible de utilizar un aparato auditivo, es importante entender cómo funciona, aprender

Uno de los mayores activos que vas a tener durante tu experiencia con la pérdida auditiva es tu audiólogo, confiesa Greta, quien experimentó esto de primera mano. Su primer audiólogo no fue una buena alternativa para ella y no le proporcionó la motivación que necesitaba. Encontrar a un nuevo audiólogo marcó toda la diferencia.

"Mi nuevo audiólogo me explicó cada etapa del proceso y me hizo sentir parte integral de la toma de decisiones. Además, me hizo sentir valorada y me reconoció como parte de la solución", afirma Greta.

Ahora, al ser ella misma audióloga, se esfuerza por brindar la misma motivación y apoyo —e incluso un poco de entusiasmo— a sus pacientes.

"Muchas veces les pregunto a mis pacientes si están emocionados por recibir sus nuevos aparatos auditivos. Trato de hacer el proceso lo más divertido posible", dice Greta.

Aunque ella entiende que muchas personas podrían no sentirse emocionadas de usar aparatos auditivos, dice que en realidad sí existen motivos para alegrarse. "Recibo a muchos pacientes en su primera cita de seguimiento, y la mayor parte dicen: 'Dios mío, ¿por qué no hice esto antes?'"

La clave, señala Greta, es encontrar a un audiólogo con quien en realidad puedas trabajar en equipo.

"Debes pensar en tu audiólogo como tu porrista, entrenador y compañero de equipo", asegura Greta. "Necesitas ayudarle a saber qué es lo más importante para ti. ¿Cómo quieres oír mejor? ¿Dónde estás teniendo dificultades? ¿Qué es importante para ti? Tener la relación y el ambiente seguro para realmente poder compartir eso es clave."

a insertarlo de modo correcto y a usarlo con regularidad. También ayuda tener una actitud positiva.

Programa citas de seguimiento. Luego de 1 o 2 semanas, quizá quieras que te ayuden a reajustar o afinar el aparato auditivo con base en tus experiencias diarias o para tener más comodidad y control. Un audiólogo o un distribuidor de aparatos auditivos puede ayudarte a conseguir el mejor ajuste y el mayor beneficio.

Por lo regular, el audiólogo o el distribuidor de aparatos auditivos continúa ayudándote con la operación y el mantenimiento de tu aparato. Prueba emplear tu aparato auditivo cuando estés con el audiólogo o el distribuidor de aparatos auditivos. Si usas dos aparatos auditivos, prueba insertar y retirar ambos dispositivos. Los aparatos auditivos y los moldes para oídos se identifican con los colores rojo y azul. El rojo siempre se emplea para el oído derecho y el azul para el oído izquierdo. Prueba ajustar los controles, limpiar el aparato auditivo y cambiarle las baterías. Cuanto más practiques cómo utilizar y cuidar tus aparatos auditivos, cada vez te será más fácil hacerlo.

### Adaptación

Cuando usas un aparato auditivo por primera vez, algunos sonidos podrían parecer antinaturales. Con el aparato, es posible que escuches más sonidos y a un volumen más alto.

Muchos nuevos usuarios de aparatos auditivos dicen que las voces de las personas, incluida la suya, suenan raro. Las voces que escuchas son captadas por un micrófono y luego amplificadas. Los aparatos auditivos están programados para aumentar ciertos tonos más que otros dependiendo de tu grado de pérdida auditiva, así que tal vez estés oyendo sonidos que hace tiempo no escuchabas. Pero cuanto más uses el aparato auditivo, más pronto sentirás que los sonidos vuelven a la normalidad.

Conforme tu audición ha disminuido a lo largo de los años, de seguro te has acostumbrado a una vida más silenciosa. Muchos sonidos comunes del ambiente, como el motor de un electrodoméstico, relojes, grifos que gotean, el motor de un coche, pasos e incluso el ruido que desarrollas al masticar o respirar, eran suaves o muy suaves para oír cuando no estabas empleando un aparato auditivo.

### CONSEJOS PARA AMIGOS Y FAMILIARES

La comunicación es de doble sentido. Quienes no presentan pérdida auditiva pueden comunicarse bien con quienes sí la tienen al seguir estos consejos:

- Llama la atención de la persona antes de hablar.

- Párate frente a esa persona.

- Ubícate a pocos metros de la persona.

- Habla al volumen que sueles hacerlo o un poco más fuerte, pero sin gritar.

- Habla un poco más despacio que de costumbre.

- Limita el ruido de fondo. Apaga la televisión o el radio.

- Asegúrate de tener una buena iluminación para que puedas ver los rostros de otros.

- Habla con una persona a la vez, en lugar de en grupo.

- Repite lo que dijiste. Luego vuélvelo a decir de una forma ligeramente distinta. Oír de una manera distinta puede ayudar a que la otra persona comprenda mejor el mensaje.

- Realiza pausas y pregunta si la otra persona puede oírte.

- Repasa puntos clave al final de la conversación.

- Avísale a la persona que te escucha cuando vas a cambiar de tema.

- Escribe las cosas que sean difíciles de entender.

- Incluye a la persona que te escucha. Pídele opiniones y comentarios. Participar activamente en una conversación mejora la comunicación.

Durante los primeros días de usar un aparato auditivo, es posible que comiences a detectar estos sonidos de nuevo. Dado que llevas tiempo sin oírlos, tu cerebro podría ser más consciente de ellos. El cambio puede resultar molesto en un inicio. Sin embargo, después de varias semanas y meses, el cerebro de seguro mandará estos sonidos al fondo donde pertenecen, y tú los notarás menos.

Casi todos los audiólogos recomiendan utilizar un nuevo aparato auditivo durante la mayor parte de tus horas de vigilia. Si estás teniendo problemas para adaptarte al aparato auditivo, considera usarlo sólo unas horas al día cuando estés en casa, donde puedes controlar el nivel de ruido. Practica hablar con 1 o 2 personas en un lugar silencioso. Luego, poco a poco, eleva la cantidad de tiempo que usas el aparato auditivo cada día.

Conforme aumenta tu nivel de comodidad, exponte a distintas situaciones auditivas hasta que logres emplear tu aparato auditivo todo el día en cualquier lugar. Puede tomar tiempo —quizás algunos meses— para acostumbrarte a los nuevos sonidos y sacarle el mayor provecho a tu aparato auditivo. Comenta cualquier problema que tengas con tu audiólogo o tu distribuidor de aparatos auditivos. Podrían recomendarte que asistas a una sesión de orientación grupal para nuevos usuarios de aparatos auditivos, la cual proporciona información sobre la pérdida auditiva y el uso de estos dispositivos. También puedes ponerte en contacto con una organización como la Asociación Estadunidense para la Pérdida Auditiva (la información de contacto se encuentra en el apartado de "Recursos adicionales" del libro).

### Consejos para mejorar la comunicación

El objetivo de los aparatos auditivos es mejorar la comunicación, no darte oídos nuevos o la audición de un veinteañero común y corriente. Habrá momentos en los que irremediablemente los aparatos auditivos no te ofrecerán todos los beneficios que quisieras.

En estas situaciones, es posible que necesites apoyarte en otros métodos para mejorar la comunicación. Cuando sea necesario, considera adoptar estas estrategias:

*No hables con gente desde otra habitación*
La distancia y las barreras como las paredes disminuyen la cantidad de sonido que recibes.

*Habla cara a cara*
Al hablar con alguien, asegúrate de que puedas ver su cara y labios. Ten conversaciones 1 a 1 o en grupos pequeños en vez de grupos grandes.

*Controla el ruido de fondo*
Habla en lugares donde haya menos ruido de fondo. Evita los restaurantes ruidosos o procura ir cuando no sea hora pico para evitar las multitudes. Puedes solicitar incluso que te coloquen en una cabina en una zona silenciosa con buena iluminación.

En salas de juntas y conferencias, siéntate en la primera fila. En casa, apaga la televisión o el estéreo cuando hables por teléfono o en persona.

---

### FUNDAMENTOS DE LA BATERÍA

- Usa sólo el tamaño y tipo de batería recomendados por tu audiólogo o distribuidor de aparatos auditivos.

- La mayor parte de los aparatos auditivos emplean baterías de zinc-aire, las cuales se activan cuando se retira una pestaña adhesiva y entra aire en la batería. Nunca retires la pestaña hasta que estés listo para insertar la batería en tu aparato auditivo.

- Las baterías de zinc-aire son muy duraderas, así que puedes tener varios paquetes a la mano.

- Almacena tus baterías a temperatura ambiente, no en el refrigerador.

- La duración de una batería depende del estilo y los circuitos del aparato auditivo, su tamaño y cuántas horas al día se utiliza el aparato auditivo. Casi todas las baterías para aparatos auditivos funcionan entre 5 y 7 días, aunque las más pequeñas lo hacen entre 2 y 4 días. Durante la prueba inicial de tus aparatos auditivos, habla con el audiólogo o el distribuidor de aparatos auditivos para crear un calendario de remplazo de baterías.

- Puedes adquirir baterías en el consultorio de tu audiólogo o con tu distribuidor de aparatos auditivos, en farmacias, supermercados y tiendas de electrónicos vía internet.

- Mantén las baterías fuera del alcance de niños y mascotas, y deséchalas de forma adecuada. Pregúntale a tu audiólogo sobre las normas y reglamentos de reciclaje de baterías existentes.

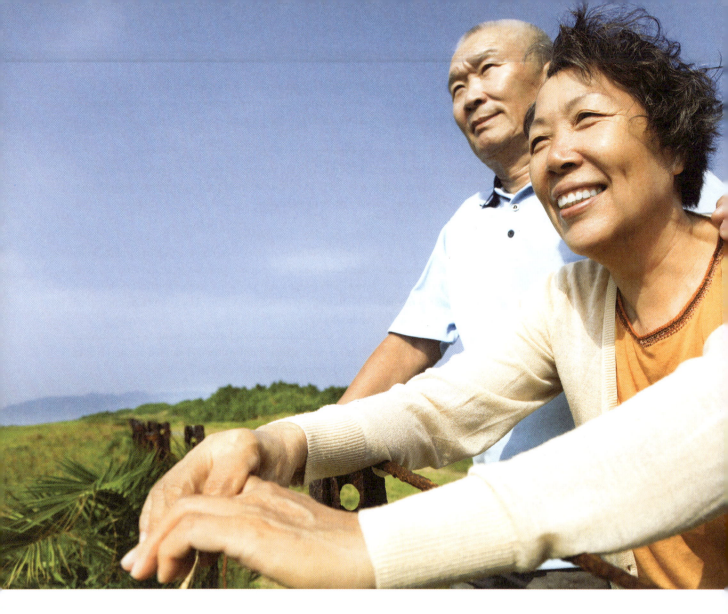

*Pídeles ayuda a otros*
Por lo general, las personas están dispuestas a ayudarte si entienden tus necesidades. Hazles saber cómo pueden ayudarte y qué estrategias auditivas te funcionan. Comienza por decirles a las demás personas que las circunstancias actuales no te están permitiendo escuchar bien. Pídeles que te hablen directamente a la cara y que lo hagan de forma clara y lenta. También recuérdales que no es necesario gritar.

*Aprende sobre otras herramientas de asistencia, incluyendo dispositivos y sistemas auditivos*
Recursos como un amplificador de teléfono, un sistema de FM, tecnología Bluetooth, bucle inductivo o servicio de subtitulado pueden apoyarte en ambientes donde es difícil oír. Aprende más sobre éstos en el capítulo 11.

## Problemas comunes

Como se presenta con cualquier equipo complejo, los aparatos auditivos pueden llegar a estropearse. La mayor parte de los problemas son menores y fáciles de corregir.

Siempre es importante informarle al audiólogo o al distribuidor de aparatos auditivos de cualquier problema. Sin embargo, antes de llamarles, ve si el problema es algo que puedes solucionar por tu cuenta:

- ¿Está prendido el aparato auditivo?
- ¿Los interruptores o controles están en la posición correcta?
- ¿La batería es nueva y está bien colocada?
- ¿La salida de audio está obstruida con cera o restos de polvo?

- ¿Está tapada la abertura del micrófono?
- Si tienes un control remoto para tu aparato auditivo, ¿está funcionando?

He aquí algunos consejos para tratar los problemas más frecuentes del uso de aparatos auditivos.

### *Cera*

La causa más común para que falle un aparato auditivo es la acumulación de cera. La gente que no utiliza aparatos auditivos puede experimentar una acumulación de cera, pero ésta se desprende gradualmente, se traslada al borde del canal auditivo y luego se cae.

Si usas un aparato auditivo o molde para oído, colocar cualquiera de ellos en tu oído puede estimular la producción de cera. Un aparato auditivo o molde para oído puede comprimirla y provocar que ésta permanezca en el canal. La cera puede tapar la pieza que se aloja en el canal auditivo y bloquear el sonido.

La mejor forma de prevenir la acumulación de cera es visitar a un médico o a un audiólogo con regularidad para que te ayuden a remover el exceso de ésta. Es un procedimiento sencillo. No intentes retirarla con cotonetes, ya que esto puede empujar la cera más adentro del canal auditivo y dañar el tímpano. Pregúntale a tu audiólogo o a tu distribuidor de aparatos auditivos cómo evitar que les entre cera a tus dispositivos, por ejemplo, empleando un protector de cerumen. Él o ella pueden mostrarte la mejor manera de limpiar la cera del aparato auditivo. Todos los días, revisa el extremo del aparato auditivo de donde sale el sonido y busca que no haya ningún tapón de cera.

### *Baterías agotadas o defectuosas*

La segunda causa más frecuente por la que falla un aparato auditivo es una batería baja o agotada. Una salida débil, la distorsión, una mayor retroalimentación acústica, y otros sonidos extraños o inusuales, como una estática crujiente o un revoloteo, son señales comunes de que una batería podría estar fallando.

Si notas alguno de esos problemas, trata de insertar una batería nueva o cargar la batería o el aparato auditivo. Cuando remplaces la batería, asegúrate de colocarla de manera adecuada con el signo de más apuntando en la dirección correcta. La mayor parte de los aparatos auditivos emiten un tono de advertencia para avisarte que necesitas cambiar o recargar la batería.

### *Retroalimentación acústica*

Oír un silbido o chillido suele ser señal de que un aparato auditivo no está bien ajustado, que un dispositivo no ha sido introducido de forma correcta o que un oído está tapado con cera. Cuanto más potente es un aparato auditivo, más importante es que esté bien ajustado para recibir y amplificar el sonido.

Si experimentas retroalimentación acústica, siempre revisa lo siguiente:

- Asegúrate de haber insertado el aparato auditivo de modo correcto en tu oído.
- Asegúrate de que el volumen no esté muy alto.
- Pídele a tu audiólogo o a tu médico que te chequen el oído para ver si no tienes cera acumulada.

### *Molestias o incomodidad en el oído*

El molde para oído de un aparato auditivo retroauricular o la concha de los aparatos auditivos hechos a la medida suelen ajustarse bien en el oído sin ser molestos. En un principio, el molde para oído o el aparato auditivo podrían sentirse un poco incómodos, pero no deberían causar dolor, enrojecimiento o irritación. Un aparato auditivo mal colocado dentro del canal auditivo también podría ocasionar molestias. Las dificultades para acomodar un aparato auditivo son bastante comunes entre quienes apenas empiezan a usarlos.

Si sientes molestias constantes por utilizar un aparato auditivo, deja de usarlo y habla con tu audiólogo o tu distribuidor de aparatos auditivos sobre el problema. Quizá sea necesario modificar o rehacer el molde para oído o el aparato auditivo.

### *Humedad*

La humedad suele acumularse en el tubo que se encuentra entre el molde para oído y la carcasa del aparato auditivo retroauricular. Conforme el aire caliente proveniente del interior del oído pasa hacia el tubo —que es más frío—, el vapor del agua se condensa y se acumula en el tubo.

Esto no es un problema a menos que el tubo se tape. La humedad, al igual que el sudor en la piel que se encuentra detrás del oído, también pueden afectar los aparatos auditivos retroauriculares. Pueden incluso dañar los aparatos auditivos intrauriculares. Almacenar los aparatos auditivos en un paquete deshumidificador podría ayudar. Los dispositivos de secado electrónicos podrían resultar de utilidad.

### Mantenimiento

Proporcionarle el cuidado adecuado a un aparato auditivo es elemental para que funcione bien. He aquí algunas sugerencias al respecto.

*Mantén el aparato auditivo limpio y seco*
Limpia tu aparato auditivo con un pañuelo o paño de tela suave cada vez que lo saques de tu oído. Tállalo delicadamente con un cepillo suave cada mañana antes de introducirlo en tu oído. Éste es el momento en que la cera está seca y se desmorona y cae con mayor facilidad.

*Mantén el aparato auditivo cargado*
Para los aparatos auditivos que emplean pilas recargables, pon a cargar el aparato auditivo todas las noches. No es necesario apagarlo mientras se está cargando.

*Revisa los agujeros en la punta del aparato auditivo o molde para oído*
Limpia de forma cuidadosa los restos de cera con un pequeño cepillo, un alambre enrollado alrededor del borde de un pedazo de plástico (un bucle de cera) o un palillo. La mayor parte de los aparatos auditivos hechos a la medida que caben en el oído tienen un protector de cera integrado. Los receptores de los aparatos auditivos RIC y RITE que se introducen en el canal auditivo también los tienen. Los protectores de cera pueden remplazarse en casa o en la oficina del distribuidor de aparatos auditivos.

> **PRUEBA FOTOGRÁFICA: ¿CUÁL FUE TU CALIFICACIÓN?**
>
> Luego de ver las fotos de este capítulo, ¿podrías adivinar cuántas personas traían aparatos auditivos? Si respondiste que todas, ¡estás en lo cierto!

*Mantén el aparato auditivo en un espacio seguro, seco y libre de polvo*
Tal vez te convenga comprar un contenedor de deshumidificación para almacenar el aparato auditivo durante la noche. Pídele a tu distribuidor de aparatos auditivos que te recomiende uno.

*Limpia y dale mantenimiento a tu aparato auditivo con regularidad*
Nunca intentes reparar tu aparato auditivo por tu cuenta, ya que podrías dañarlo y anular la garantía. Si el aparato auditivo se rompe o deja de funcionar, contacta a tu audiólogo o a tu distribuidor de aparatos auditivos. Se recomienda llevar tus aparatos auditivos a revisión una vez al año para asegurarte de que están funcionando correctamente.

*No dejes caer el aparato auditivo al piso*
Crea el hábito de insertar y retirar el aparato auditivo sobre una superficie suave, como una cama o sofá, o sobre una toalla de manos puesta encima de una mesa. Nunca dejes el aparato auditivo en un lugar desde el que pueda caer al piso.

*No utilices tu aparato auditivo mientras estás en la tina, la regadera o la alberca*
También mantenlo alejado de cocinas donde existe mucho vapor o baños donde alguien acaba de ducharse. Tampoco le eches espray para pelo.

*No expongas el aparato auditivo al calor intenso*
No pongas el aparato auditivo encima de una superficie tibia o caliente, y tampoco lo dejes en el carro cuando está estacionado al rayo del sol. No uses el horno o el microondas para secar tu aparato auditivo.

*Para los aparatos auditivos que utilizan baterías regulares, mantén abierta la tapa de la batería cuando no estés usando el aparato auditivo*
Esto garantiza que el aparato auditivo se mantenga apagado. Además, permite que entre aire seco y que salga un poco de humedad y hace que la batería dure más.

*Mantén las baterías lejos de niños y mascotas*
Siempre mantén el aparato auditivo y las baterías alejado de niños pequeños y mascotas, ya que pueden sofocarse con un aparato auditivo o tragarse una batería. Las baterías también pueden afectar el cuerpo, al perforar partes del sistema digestivo. Llama a la Línea Nacional de Ayuda por Ingestión de Baterías al 1-800-498-8666 si crees que alguien ha ingerido una.

*Crea una rutina*
Crea el hábito de acomodar el aparato auditivo en el mismo lugar cada vez que te lo quitas. Esto reducirá la probabilidad de que olvides donde lo dejaste o de que lo pierdas.

**BENEFICIOS ADICIONALES A UNA MEJOR AUDICIÓN**

Los aparatos auditivos pueden mejorar la audición, pero no sólo eso. Algunos estudios sugieren que incluso ayudan a aliviar la depresión, la angustia y la ansiedad que a menudo acompañan la pérdida auditiva.

De igual manera, las personas con pérdida auditiva que usan aparatos auditivos se sienten menos solas y son más sociables que quienes no utilizan estos dispositivos.

Si estás considerando emplear aparatos auditivos o si te estás adaptando a vivir con ellos, considera estos beneficios. Podrían brindarte la motivación que necesitas para elegir un aparato auditivo y gradualmente hacerlo parte de tu vida.

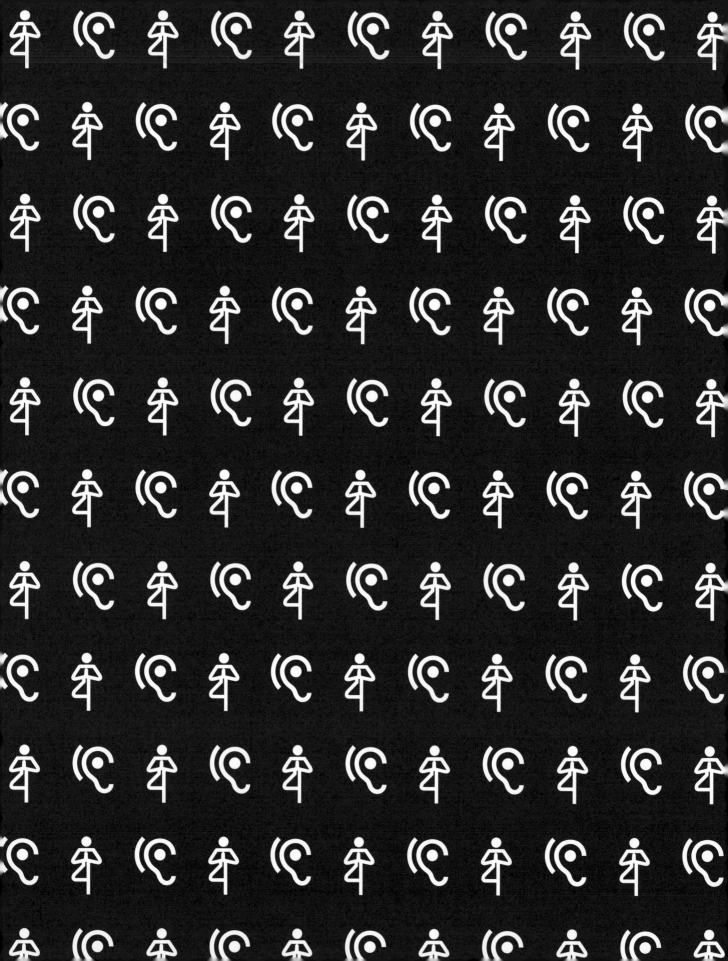

CAPÍTULO 10

# Implantes cocleares

Cuando Judith cumplió 50 años, comenzó a perder la audición. Después de una consulta con el audiólogo, empezó a usar aparatos auditivos. Aunque en un inicio le ayudaron, con el tiempo la pérdida se agravó, incluso con los aparatos auditivos.

Fue entonces que su audiólogo le sugirió colocarse un implante coclear.

Ella tuvo miedo de arriesgar la poca audición natural que le quedaba. "Tenía miedo de que, si por alguna razón el implante coclear no funcionaba, perdería toda mi audición en el oído izquierdo", confesó Judith.

En el transcurso de los siguientes años, la pérdida de audición de Judith empeoró aún más. "Me estaba perdiendo de la vida", afirma. Tras mucha consideración y conversaciones con su equipo de cuidado de la salud, decidió seguir adelante con la cirugía de implante coclear. La operación salió bien, y, un mes después, Judith había recuperado hasta 70 % de su audición en el oído izquierdo. "Volví a ser yo misma", asevera Judith. "Y es tan maravilloso".

La pérdida auditiva neurosensorial ocurre debido a daños en el oído interno y en el nervio auditivo que transporta señales al cerebro. El daño suele ser permanente y la pérdida auditiva es irreversible.

Hoy día, el tratamiento más efectivo para adultos y niños con pérdida auditiva neurosensorial moderada a profunda y una comprensión deficiente del habla es un implante coclear. Éste es un dispositivo electrónico que genera una sensación de sonido al estimular el nervio auditivo y puede ayudar a las personas que se benefician poco o nada del sonido amplificado que ofrecen los aparatos auditivos.

Un implante coclear es como un oído interno artificial que realiza el trabajo de la cóclea. Una cóclea sana transforma las ondas sonoras en señales eléctricas, para luego enviar esas a lo largo del nervio auditivo. Si la cóclea está afectada, puede colocarse un implante de modo quirúrgico en el oído interno que estimula de manera directa al nervio auditivo. Luego un dispositivo externo capta el sonido y lo transmite al dispositivo interno.

Las investigaciones sobre implantes cocleares iniciaron en la década de 1950, cuando los científicos buscaban ayudar a individuos con pérdida auditiva neurosensorial. Empezaron por experimentar formas de compensar el daño a las células ciliadas del oído interno. Los primeros dispositivos para adultos fueron aprobados en 1985 y para niños en 1990.

La tecnología de los implantes cocleares ha mejorado de forma significativa desde que fue introducida hace más de tres décadas, y hay nuevos avances en el horizonte. Cientos de miles de adultos y niños alrededor del mundo se han beneficiado del procedimiento y están usando los implantes en su vida diaria.

Aunque un implante coclear no restaura la audición, puede mejorar en gran medida tu capacidad para oír y comprender el habla. Los beneficios varían entre personas, pero algunos usuarios dicen que les permite llevar a cabo muchas tareas que solían ser complicadas, como hablar por teléfono o escuchar bien en un salón de clases.

Escuchar con un implante coclear es diferente a la audición normal, y el cerebro tarda tiempo para descifrar la información que está recibiendo. Con el uso continuo del implante coclear, lo más probable es que la comprensión mejore. Después de varios meses de emplear el implante, el portador por lo regular nota que el sonido de otras voces comienza a parecer natural. Para los niños con pérdida auditiva congénita o a una edad temprana, los implantes cocleares dan suficiente recepción auditiva como para desarrollar el habla y el lenguaje.

Muchas personas con implantes cocleares experimentan una mejora significativa en su calidad de vida. La nueva sensación de sonido ayuda a reducir sentimientos de aislamiento y también a participar en situaciones sociales. Son capaces de disfrutar sonidos agradables como la risa de un bebé y —algunas veces, con el tiempo— las armonías de una canción. Se sienten más seguros porque pueden oír las alarmas contra incendios, sirenas de emergencia y el ruido del tránsito. Pueden desempeñarse mejor en sus trabajos al ser capaces de oír cuando suena el teléfono o una alarma o participar más en reuniones individuales o grupales.

## DIFERENCIAS ENTRE LOS IMPLANTES COCLEARES Y LOS APARATOS AUDITIVOS

Un implante coclear es muy distinto de un aparato auditivo. Los aparatos auditivos amplifican las ondas sonoras, lo cual las fortalece antes de ser dirigidas al oído. Esta amplificación ayuda a hacer que los sonidos sean más detectables, fuertes y comprensibles.

En vez de hacer que los sonidos sean más fuertes, un implante coclear se salta las partes del oído interno que están afectadas o que no están trabajando y estimula de manera directa el nervio auditivo. El implante recopila información acústica del entorno y la transforma en una forma que tu cerebro puede entender.

Por lo general, las células ciliadas del oído interno convierten las vibraciones sonoras que llegan del oído medio en impulsos nerviosos, los cuales se transmiten al cerebro. El cerebro interpreta los impulsos y les otorga significado como sonidos.

Para que una persona escuche sonidos de forma correcta, miles de pequeñas células ciliadas deben funcionar en el oído interno para detectar las vibraciones. Un individuo con audición normal por lo común tendrá unas 16 000 células ciliadas saludables y delicadas en cada oído.

En la mayor parte de las personas con pérdida auditiva neurosensorial, algunas células ciliadas presentan afectaciones o no funcionan de manera adecuada. Son incapaces de estimular el nervio auditivo con efectividad. Aunque muchas fibras nerviosas están intactas y son capaces de transmitir impulsos eléctricos, estas fibras no responden debido al daño de las células ciliadas.

Por lo regular, la gente con pérdida auditiva leve o moderada tiene suficientes células ciliadas sanas para oír. Las células ciliadas que no han sufrido ningún daño todavía pueden procesar sonidos amplificados con un aparato auditivo y transformarlos en impulsos eléctricos que pueden ser enviados al cerebro, como en un oído con audición normal.

Pero, si tienes pérdida auditiva neurosensorial moderada o profunda, tus células ciliadas podrían estar demasiado dañadas como para que tu sistema auditivo procese el sonido, sin importar cuánto lo amplifiquen los aparatos auditivos.

Los implantes cocleares ayudan a resolver esto porque son capaces de estimular directamente las fibras nerviosas intactas. Esto te permite comunicar información auditiva a tu cerebro y percibir sonidos.

## CÓMO FUNCIONAN LOS IMPLANTES COCLEARES

La Administración de Alimentos y Medicamentos (FDA, por sus siglas en inglés) de Estados Unidos ha aprobado varios sistemas de implantes cocleares y está evaluando otros. Todos funcionan al convertir sonidos en impulsos electromagnéticos que se transmiten a tu cerebro.

Los implantes cocleares tienen componentes internos y externos. Las partes externas consisten en micrófono, procesador del habla, transmisor y cables de conexión. Las partes internas son receptor-estimulador y electrodos. He aquí cómo trabajan en conjunto las distintas partes de un implante coclear:

- Un micrófono se localiza en una especie de diadema o carcasa que suele colocarse detrás de la oreja, de manera similar a un aparato auditivo retroauricular. El micrófono capta sonidos del ambiente.
- Un procesador de sonido toma los sonidos captados por el micrófono y los convierte en impulsos eléctricos. Los procesadores suelen colocarse detrás del oído, como los aparatos auditivos. Además, pueden ajustarse a una playera, brazalete o sombrero. Un estilo más reciente incorpora el micrófono, el procesador y el transmisor en una sola carcasa que se pone en la cabeza sobre el receptor-estimulador interno.
- Los impulsos del procesador de sonido son mandados al transmisor, a veces llamado bobina transmisora.

Un imán mantiene el transmisor en su lugar detrás del oído, directamente sobre un receptor-estimulador que se implanta por debajo del cuero cabelludo.
- El receptor-estimulador recibe los impulsos como ondas de radiofrecuencia del transmisor. Enseguida transmite los impulsos como señales electrónicas por medio de electrodos al oído interno. Los electrodos han sido enhebrados directamente en la cóclea en un manojo de pequeños cables aislados.
- Los electrodos estimulan las fibras nerviosas intactas en la cóclea. Esto detona la creación de impulsos eléctricos. Los cuales viajan a lo largo del nervio auditivo hacia el cerebro. Una vez que los impulsos llegan a éste, el sonido es interpretado y comprendes lo que escuchaste.

Aunque el proceso puede parecer complejo, en realidad tarda una fracción de segundo desde que empieza hasta que termina.

## ¿QUIÉN DEBERÍA EMPLEAR UN IMPLANTE COCLEAR?

Los estudios sobre implantes cocleares están en curso. Aunque los implantes cocleares funcionan bien para mucha gente, a algunas personas no les va tan bien con ellos y tienen dificultades para comprender el habla, incluso después de algunos años de uso y rehabilitación.

Los investigadores están estudiando este asunto para descubrir por qué no siempre funcionan bien y cómo pueden mejorarse estos dispositivos. También están interesados en detectar con precisión qué factores hacen que los implantes cocleares funcionen bien para unos y mal para otros, antes de que una persona se ponga un implante.

Los implantes cocleares no son una alternativa a los aparatos auditivos. Estos dispositivos son recomendables para las personas que obtienen pocos o ningún beneficio de utilizar aparatos auditivos.

Los candidatos para recibir un implante coclear por lo regular tienen pérdida auditiva neurosensorial moderada a profunda en ambos oídos o tienen muchos problemas para comprender el habla. Sin embargo, los criterios para recibir un implante coclear han cambiado de forma significativa a lo largo de los años.

Tradicionalmente, la gente más adecuada para recibir un implante coclear ha sido aquella con pérdida auditiva entre grave y profunda en ambos oídos (bilateral) causada por daños al oído interno (neurosensorial). Sin embargo, los avances tecnológicos en el campo de los implantes cocleares ahora hacen que estos dispositivos sean adecuados para personas que tienen pérdida auditiva de frecuencia alta, pero que aún pueden oír sonidos de frecuencia baja. Incluso hay dispositivos híbridos que combinan la tecnología de un implante coclear y la de un aparato auditivo en la misma unidad.

La edad mínima de implantación en niños puede variar. Aunque los implantes cocleares han sido aprobados por la FDA para su empleo en niños de entre 9 y 12 meses de edad, algunos centros médicos de gran tamaño los han implantado en niños de 6 meses.

En general, cuanto más joven es un niño al momento de implantación, menor será el retraso en su desarrollo del habla y el lenguaje, siempre y cuando el niño reciba la terapia y educación adecuadas después del procedimiento. Los estudios muestran que los niños que reciben implantes cocleares antes de los 2 años suelen tener el mayor éxito para oír con el dispositivo.

No existe un límite de edad en adultos; incluso las personas nonagenarias pueden recibir un implante coclear. Los estudios muestran que las personas mayores de 65 pueden experimentar excelentes resultados, con beneficios importantes tanto para la comunicación como para la conciencia del ambiente.

La decisión de emplear implantes cocleares debe ser considerada con cuidado. Además de tener pérdida auditiva, los candidatos deben:

- Tener expectativas reales: un entendimiento claro de los beneficios y las limitaciones del implante
- Estar dispuestos a comprometerse con las evaluaciones previas a la implantación y a los servicios de seguimiento posquirúrgico
- Estar motivados para el cambio, con la ayuda de sus familiares y amigos

La decisión de recibir un implante debe tomarse sólo después de haberla hablado con un audiólogo de implantes cocleares y un cirujano experimentado en implantes cocleares. Ellos son los expertos indicados para ayudarte a tomar esta decisión.

### Factores contribuyentes

Aunque no existe manera de predecir qué tan bien funcionará un implante coclear, muchos factores pueden contribuir a su éxito.

## IMPLANTES COCLEARES

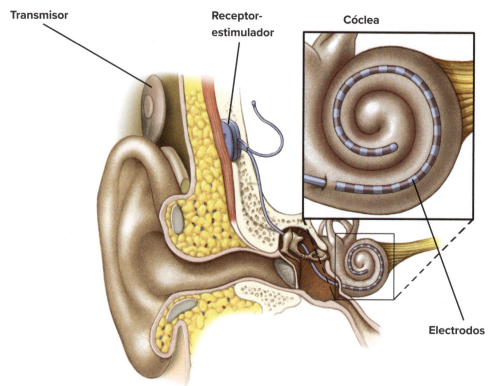

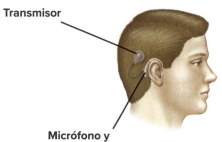

Los implantes cocleares utilizan un micrófono y un procesador del habla externos que suelen colocarse detrás o cerca de tu oído. Un transmisor manda señales de radiofrecuencia a un chip electrónico implantado de manera quirúrgica, el receptor-estimulador, que estimula el nervio auditivo con electrodos que han sido enhebrados en la cóclea.

## ESTILOS DE IMPLANTES COCLEARES

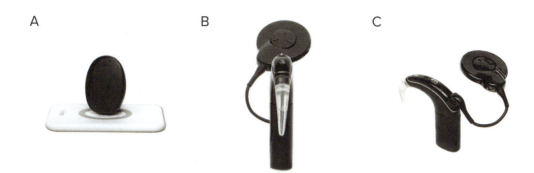

En la imagen, es posible observar dos estilos diferentes de componentes externos para un implante coclear. Los procesadores por lo común se colocan detrás del oído, como los aparatos auditivos (B, C). Éstos también pueden usarse con un clip ajustado a una playera, brazalete o sombrero.

Un modelo de procesador más reciente incorpora el micrófono, el procesador y el transmisor en una sola carcasa que se pone en la cabeza por encima del receptor-estimulador interno (A).

Más adelante aparece un receptor-estimulador común y corriente utilizado con distintos tipos de implantes. El receptor-estimulador recibe impulsos como ondas de radiofrecuencia del transmisor. Luego transmite los impulsos como señales electrónicas por medio de electrodos al oído interno.

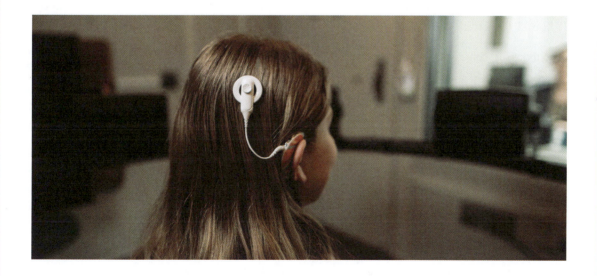

*Duración de la pérdida auditiva*

Los individuos que han tenido pérdida auditiva entre moderada y profunda durante un periodo corto suelen adaptarse al implante con mayor facilidad. Quienes han tenido una pérdida auditiva profunda desde que nacieron o desde muy pequeños por lo regular tienen más problemas para adaptarse. En general, cuanto menos tiempo tenga la pérdida auditiva, el resultado suele ser mejor. Las personas con audición residual o pérdida auditiva progresiva (en lugar de repentina) tienden a tener más éxito con los implantes cocleares.

*Fibras del nervio auditivo*

La gente que tiene una mayor cantidad de fibras nerviosas funcionales en la cóclea podría beneficiarse más de un implante coclear. Ninguna prueba puede determinar la cantidad o la ubicación exacta de estas fibras funcionales. Pero, las pruebas de imagenología como la resonancia magnética (RM) y la tomografía computarizada (TC) pueden dar pistas valiosas para el cirujano que llevara a cabo el implante coclear.

Algunas veces, una prueba de estimulación eléctrica puede examinar el nervio auditivo para ver si éste responderá a pequeñas señales eléctricas.

*Motivación*

Buena parte del éxito de un implante coclear depende de la motivación y el apoyo. Este compromiso implica que utilices el implante todo el tiempo, que lo mantengas, que asistas a todas tus consultas de seguimiento y que aproveches las estrategias de rehabilitación.

La psicoterapia es una parte importante del proceso. Un implante coclear es una herramienta, no una cura milagrosa. No restablecerá tu audición, pero te dará los medios para escuchar. La psicoterapia puede proporcionarte expectativas realistas del procedimiento.

*Apoyo*

La gente que tiene una buena red de apoyo tiende a adaptarse mejor a la vida con un implante coclear que las que no la tienen.

---

### IMPLANTES COCLEARES Y LA COMUNIDAD SORDA

La comunidad sorda en Estados Unidos es una cultura vibrante que posee un lenguaje compartido (Lengua de Señas Estadunidense) y costumbres sociales y del estilo de vida, así como instituciones y organizaciones educativas, económicas, artísticas y recreativas. Los miembros no ven la pérdida auditiva como una discapacidad que debe curarse, sino como una identidad cultural que forma parte de quienes son. Debido a esto, muchas personas dentro de la comunidad sorda están en desacuerdo con el uso de implantes cocleares, sobre todo en niños.

Pero, no todos los individuos que son sordos participan de la cultura sorda. De hecho, la mayoría de los niños con pérdida auditiva profunda tienen padres con audición normal. Éste ha sido un tema polémico para los padres que nacieron sordos porque los niños suelen recibir implantes a una edad temprana. Algunos han recibido reacciones negativas por elegir un implante coclear para su hijo en vez de integrarlo a la cultura sorda.

Ambas perspectivas son válidas, y muchas personas reconocen el valor de tener fluidez tanto en la cultura oyente como en la sorda. Las personas sordas o con debilidad auditiva pueden seguir perteneciendo a la cultura sorda, pero un implante coclear les ayuda a tener una mayor participación en la comunidad oyente. Algunos individuos sordos han descubierto que un implante coclear puede ayudarles a ser más conscientes de su entorno, por ejemplo, al tener la capacidad de escuchar alarmas o el llanto de un niño.

Si tú, tu hijo o un miembro de tu familia tiene una pérdida auditiva profunda, quizá valga la pena hablar con personas con distintos puntos de vista. Hazles preguntas a quienes emplean implantes cocleares, a quienes usan lenguas de señas o el lenguaje hablado, y a quienes se oponen a los implantes cocleares. Estas discusiones pueden ayudarte a entender mejor las distintas perspectivas y a elegir la mejor alternativa.

## COSTOS Y BENEFICIOS

El costo de un implante coclear —incluyendo la evaluación previa a la implantación, la cirugía y los honorarios hospitalarios y del personal médico, el hardware del implante y los ajustes posquirúrgicos y capacitación— pueden ascender hasta las decenas de miles de dólares.

Pero, a diferencia de los aparatos auditivos, los implantes cocleares suelen tener coberturas por planes de seguro privados, así como por los programas Medicare y Medicaid. En algunos estados, la cobertura es proporcionada por los servicios especiales para niños, Tricare o agencias estatales de rehabilitación vocacional. Muchas personas reciben ayuda de organizaciones comunitarias o caritativas que organizan eventos especiales de recaudación de fondos, como el Lions Club, Kiwanis, Sertoma y Jaycees.

Los centros de implantación seguramente tendrán un especialista en seguros o reembolsos que puede ayudarte a determinar la cobertura que ofrece tu plan de salud y apoyarte para obtener la autorización previa para la cobertura. Es importante iniciar este proceso lo antes posible y darle suficiente tiempo a tu compañía de seguros para revisar tu información antes de proceder.

Muchos investigadores que han estudiado el costo-beneficio de los implantes cocleares encuentran que éstos mejoran mucho la calidad de vida para quienes tienen una pérdida auditiva significativa. Sugieren considerar un implante coclear no sólo en términos de costo sino además de cuán bien te permiten comunicarte y mejorar tu bienestar en general. Los implantes cocleares también podrían ayudarte a depender menos de recursos especiales y servicios de apoyo.

### Beneficios

Según reportes de nuevos usuarios, los sonidos que se oyen con un implante coclear pueden ser desde "metálicos" y "computarizados" hasta parecer casi normales.

En general, quienes reciben un implante notan más mejorías durante el primer año de usar el dispositivo. Pero estas mejorías pueden continuar durante muchos años más.

Los adultos que emplean implantes cocleares por lo regular pueden comunicarse con mayor efectividad y menor esfuerzo. Casi todas las personas que reciben implantes y que tienen sordera profunda son capaces de detectar sonidos suaves, incluyendo el habla silenciosa, y reconocer sonidos cotidianos. Para algunas personas, los beneficios son mucho mayores. Detectar voces de otra habitación, hablar por teléfono y disfrutar de oír música son posibles.

Para bastantes niños, un implante coclear tiene un impacto en su potencial para desarrollar el lenguaje hablado. Muchos pueden recibir buena parte de su educación sin utilizar la lengua de señas u otros métodos de representación del habla.

En general, los adultos con implantes cocleares son mucho más capaces de comprender el habla. El nivel de mejoría puede variar; los expertos todavía están estudiando por qué las personas difieren en términos del porcentaje del habla que pueden comprender.

En términos generales, se espera que tengas una comprensión razonable del habla en cuestión de meses después de la cirugía. Cuando el habla se presenta en una conversación personal o dentro de un contexto familiar, el nivel de comprensión es incluso mejor, sobre todo si la conversación es directa y cara a cara.

### EL PROCEDIMIENTO DE IMPLANTACIÓN

El primer paso es evaluar cómo escuchas con y sin aparatos auditivos bien ajustados. Esto guiará muchas de las decisiones que tú y tu médico tomarán en conjunto. Después de que el dispositivo haya sido implantado y activado, se requieren varias sesiones de seguimiento para afinar el dispositivo y llevar a cabo pruebas de percepción del habla.

Un grupo de especialistas está involucrado en el proceso. La cirugía suele realizarla un otorrinolaringólogo, también conocido como médico de oído, nariz y garganta (ENT, por

## IMPLANTES COCLEARES Y SORDERA EN UN OÍDO

Durante muchos años, se pensaba que la gente con sordera en un solo oído no podía beneficiarse de los implantes cocleares. La sordera unilateral es una pérdida auditiva grave o profunda en un oído con audición normal en el otro. Los expertos creían que el cerebro tendría dificultades para procesar tanto la audición normal como la producida por un implante coclear.

Pero, las investigaciones durante la última década han demostrado el beneficio de tratar la sordera unilateral con implantes cocleares. En 2019, la FDA aprobó por primera vez el empleo de un implante coclear para tratar este tipo de pérdida auditiva.

La sordera unilateral tiene varias causas, incluyendo tumores, traumatismo craneoencefálico, infecciones bacterianas y virales, y problemas estructurales en el oído. Aunque, a veces, no se sabe qué la detona. Esta forma de pérdida auditiva crea un desequilibrio en la audición que dificulta la comprensión de lo que se dice si existe ruido de fondo; tampoco permite determinar de dónde provienen los sonidos. Muchas personas con sordera unilateral también experimentan tinnitus o la percepción de un silbido u otros ruidos en el oído.

Es un hecho que la sordera unilateral puede ser desafiante y angustiosa, y derivar en aislamiento social y una menor calidad de vida. En niños, la sordera unilateral puede dañar el desarrollo y hacer que los pequeños sean más propensos a tener problemas en la escuela y requerir intervención académica.

---

sus siglas en inglés), o un neurootólogo que ha recibido entrenamiento en cirugía del oído. (No todos los otorrinolaringólogos hacen el procedimiento.)

Otros miembros del equipo son un audiólogo, un patólogo del habla y el lenguaje, un consultor en educación y un psicólogo.

Tu médico puede referirte a un centro de implante coclear para que seas evaluado. Estos centros se ubican en todo Estados Unidos y en otros países. Las pruebas realizadas en estos centros pueden ayudarte con muchos de los temas que deberás considerar mientras procedes con la implantación.

### Antes del procedimiento

Antes de la cirugía de implante coclear, te harán una valoración completa. Tú o el centro de implantación pueden ponerle fin a este procedimiento en cualquier momento si no es apropiado continuar. Esta evaluación por lo regular incluye lo siguiente.

*Evaluación médica*

El doctor de oído, nariz y garganta evaluará el estado de salud y el funcionamiento de tu oído (examen otológico). Esto se lleva a cabo para garantizar que no tengas una infección activa o una condición que impida el uso de un implante. Además, podrían realizarte un examen general para asegurarse de que no tengas ningún riesgo al someterte a la anestesia general.

*Pruebas de imagenología*

Tu médico revisará los rayos X, las tomografías y las resonancias magnéticas de tu oído interno para observar el estado de tu cóclea, nervio auditivo y oído interno. La salud y estructura de tu oído desempeñan una función primordial sobre qué tan bien funcionará un implante coclear para ti.

*Prueba audiológica*

Un audiólogo lleva a cabo una extensa serie de pruebas de audición para determinar qué tan bien puedes oír con y sin aparatos auditivos ajustados de manera adecuada. El audiólogo también te ayudará a entender los beneficios y las limitaciones de un implante coclear.

*Prueba de equilibrio*

Debido a que los sistemas de audición y equilibrio están tan interconectados, tal vez te realicen pruebas para evaluar

Por lo común, las opciones de tratamiento han incluido aparatos auditivos con sistemas especiales que usan micrófonos que desvían el sonido del oído afectado al oído intacto —una técnica conocida como encaminamiento contralateral de una señal (CROS, por sus siglas en inglés)— y dispositivos de conducción ósea (BCD, por sus siglas en inglés), los cuales dirigen las señales hacia el oído sano por medio de vibraciones. Sin embargo, ambas alternativas de tratamiento tienen sus desventajas, incluyendo poca tolerancia y mejorías mediocres en la audición para algunas personas.

Las investigaciones recientes sobre el impacto de los implantes cocleares en sujetos con sordera unilateral encontraron mejorías en múltiples áreas, entre ellas determinar el origen de los sonidos, comprensión del habla con ruido de fondo y calidad de la audición. También cabe destacar que no hubo evidencia alguna de que un oído con audición normal y un oído que tiene un implante coclear no pudieran trabajar en conjunto.

Algunos aspectos de salud mental también mejoraron al usar un implante, incluyendo menos estrés por el tinnitus y menos angustia emocional y cognitiva. Las investigaciones encontraron que la gente con implantes cocleares no evitaba situaciones estresantes y tenía mejores estrategias de afrontamiento.

Pero, los implantes cocleares no ayudaron a todas las personas. Los participantes de algunos estudios informaron que sus síntomas de tinnitus habían empeorado. Para quienes sí se beneficiaron del implante, se desconoce cuánto duraron estas mejorías, dado que los periodos de seguimiento para los estudios a menudo fueron breves —por lo regular, de unos seis meses. Se requieren más estudios para saber durante cuánto tiempo los implantes mantienen una audición mejorada y si esta audición continúa mejorando en el largo plazo.

tu equilibrio. Con la cirugía de implante coclear, existe un riesgo de que uno de tus centros de equilibrio termine dañado.

*Prueba del habla y el lenguaje*
Las pruebas estandarizadas del habla y el lenguaje se hacen para evaluar qué tan bien usas y comprendes el lenguaje. Una línea base, que se determina antes de la cirugía, le proporciona información a tu médico que puede comparar después de la cirugía para observar qué tan bien te están funcionando los implantes cocleares.

*Prueba de salud mental*
Quizá tengas que realizarte pruebas para evaluar tu capacidad para aprender a emplear los implantes cocleares y para lidiar con los cambios a tu estilo de vida después de la operación.

Si los resultados de estas pruebas muestran que eres candidato para implantación, te programarán para cirugía. Tú y tu cirujano determinarán qué oído es el más adecuado para el implante.

El cirujano podría recomendarte los implantes bilaterales como tu mejor opción. Cada vez es más frecuente la implantación de dispositivos en ambos oídos en niños y en algunos adultos. Existe evidencia de que dos implantes ayudan a los usuarios a identificar la fuente de los sonidos y mejorar la comprensión del habla.

Antes de la cirugía, tu equipo de implantación hablará contigo sobre los beneficios y limitaciones del implante coclear, el cuidado y uso del dispositivo, la cirugía en sí misma, y el seguimiento posquirúrgico. Si tú o un miembro de tu familia se sienten ansiosos durante este proceso, siéntanse libres de realizar preguntas y expresar sus preocupaciones.

Aunque la cirugía de implante coclear suele ser segura, sí conlleva algunos riesgos:

- Pérdida de audición residual. Un implante coclear puede hacer que pierdas cualquier audición restante, poco clara y natural.
- Inflamación de las membranas que rodean el cerebro y la médula espinal (meningitis). Es frecuente que se administren vacunas para reducir el riesgo de meningitis en adultos y niños antes de la operación.
- Falla del dispositivo. Tal vez necesites cirugía para reparar o remplazar el dispositivo si deja de funcionar.

### Cirugía

La cirugía de implante coclear se lleva a cabo bajo anestesia general y dura entre 2 y 4 horas. El procedimiento puede ser ambulatorio, es decir, sin necesidad de hospitalización.

Luego de administrarte un fármaco para inducir un estado parecido al sueño (anestesia), el cirujano realiza una incisión detrás del oído y expone el hueso mastoideo. Con esto crea un pequeño agujero en el hueso por donde se introduce el dispositivo interno.

Después, el cirujano realiza una pequeña incisión en la cóclea, por donde inserta unos cables pequeños con los electrodos. Otras veces, éste inserta los electrodos a través de una abertura natural llamada la ventana redonda. Ahí se llevan a cabo pruebas electrónicas para asegurarse de que el estimulador está funcionando de manera correcta con las fibras nerviosas intactas. Luego se cierra la incisión.

Al despertar de la anestesia, tendrás la cabeza vendada, lo cual ayuda a disminuir la inflamación alrededor de la incisión.

Podrías experimentar algo de dolor y náuseas, pero puedes tomar medicamentos para ambas molestias. El día de la operación, la mayoría de las personas pueden pararse de la cama para realizar pequeñas caminatas.

De 1 a 2 días después de la cirugía, te retirarán la venda de la cabeza. Tu médico te dará instrucciones sobre lo que puedes y no puedes hacer para cuidar la incisión conforme sana.

Las complicaciones en una cirugía de implante coclear son raras. Algunas personas dicen que tienen un sabor amargo o metálico en la boca u otras diferencias en su sentido del gusto de inmediato después de la cirugía. Pero por lo regular esto suele desaparecer con el paso del tiempo.

Debido a que la cirugía involucra a tu oído interno, tu sistema de equilibrio podría verse alterado. Esto puede ocasionar mareo o vértigo, que suelen mejorar durante los primeros 3 o 4 días, seguido de un periodo de inestabilidad leve durante algunas semanas. Al elevar tu nivel de actividad poco a poco, aunque quizá te sigas sintiendo mareado, tu equilibrio debería volver a la normalidad —es decir, a su estado previo a la cirugía— de manera gradual.

El nervio que controla las expresiones faciales pasa por la zona de la cirugía. En raras ocasiones, este nervio puede debilitarse después de la cirugía debido a una inflamación temporal. Es posible que notes que tu sonrisa no está del todo derecha o que tienes problemas para cerrar un párpado. Si esto se presenta, suele ocurrir dentro de las primeras dos semanas después de la cirugía. Esta situación podría ser de corto o largo plazo; tu médico puede comentar opciones de tratamiento contigo.

La incisión tarda en sanar hasta cuatro semanas después de la cirugía. La mayoría de las personas que reciben un implante coclear retoman sus actividades normales en cuestión de algunos días o dos semanas después de la cirugía. Una vez que la incisión sana, el implante es perceptible sólo como una protuberancia al tacto.

### Activación

Un implante coclear permanece inactivo cuando se implanta y mientras estás sanando. Decidir en qué momento activarlo es el siguiente paso en el proceso.

La mayor parte de los centros de implantación esperan varias semanas y hasta un mes antes de activar un implante coclear, lo cual permite que la incisión sane y que tú te recuperes de la operación.

Luego te reunirás varias veces con el audiólogo para completar el proceso de ajustar los componentes externos y programar (mapear) el procesador de sonido.

Para algunos adultos, la activación poco después de la cirugía puede ser una alternativa. Sin embargo, al mismo tiempo, la activación temprana puede ser un poco incómoda y la programación del dispositivo menos precisa.

Por lo común, durante tu primera sesión de programación, el audiólogo te coloca en la cabeza la diadema o el procesador de sonido que contiene el micrófono. El procesador está conectado a la computadora y el equipo de programación del audiólogo.

Además, se posiciona el transmisor, el cual se mantiene en su lugar gracias a un imán que se une a otro imán ubicado en el receptor implantado.

Entonces, se determina la cantidad de estimulación eléctrica que se necesita para una respuesta auditiva de algunos o todos los electrodos. Te pedirán que respondas cada vez que escuches un sonido y el momento en que el volumen de cada sonido resulta más cómodo.

El audiólogo colocará la información que proporciones en un software de computación especial que programa tu procesador de sonido. El cual está configurado a ciertos niveles de estimulación para cada electrodo, con base en tus respuestas a los sonidos.

Una vez que la programación está lista, se desconecta el procesador de la computadora del audiólogo. Más adelante se insertan baterías en el procesador, y entonces ya puedes llevarte el sistema a casa.

Tu audiólogo programará más visitas para afinar el procesador. Los ajustes constantes son necesarios porque tu nervio auditivo tarda en adaptarse a las señales de los electrodos y tu cerebro en interpretar dichas señales.

## CUIDADO Y MANEJO

Los miembros de tu equipo de implantación coclear te darán instrucciones precisas para cuidar los componentes externos de tu implante. Estos consejos también podrían ayudar:

- Evita el calor extremo y las condiciones que podrían causar roturas.
- Retira los componentes externos antes de participar en actividades que generan altos grados de electricidad estática, como emplear trampolines o resbaladillas de plástico. Al igual que otros dispositivos electrónicos, el procesador del habla puede dañarse con la electricidad estática.
- Puedes utilizar el implante al participar en casi cualquier deporte. Aunque no requiere precauciones extraordinarias, siempre es buena idea usar algún equipo protector de la cabeza para aquellas actividades en las que se recomienda el empleo de un casco, como andar en bicicleta, patinar en línea, jugar futbol americano y esquiar.
- Apaga el procesador del habla antes de cambiar baterías, remplazar cables o conectar algo al mismo.
- No guardes las baterías en el refrigerador. Colocar una batería fría en un procesador puede ocasionar problemas de condensación.
- Conserva el micrófono y el procesador en un estuche antihumedad cuando no los estés utilizando. Esto a veces se conoce como un kit de secado.
- Casi todos los controladores y procesadores actuales son resistentes al agua o a prueba de agua. Dependiendo del procesador, tal vez no sea necesario retirar los componentes externos antes de participar en actividades acuáticas. Confirma con tu equipo de implantación qué hacer al bañarte o nadar.

La programación completa varía. Durante el primer año de uso, el procesador se reprograma con regularidad, podrías tener entre seis o más citas. Después se requieren menos visitas. Los usuarios experimentados suelen visitar al audiólogo para estas recalibraciones sólo una vez al año.

### ¿Cómo adaptarse a un implante?

Todas las personas que reciben un implante coclear tienen una experiencia distinta. Algunas personas aprecian con rapidez los sonidos que dejaron de oír durante muchos años. Otros necesitan un periodo de adaptación gradual.

Los sonidos que oyes por primera vez con un implante coclear pueden parecer antinaturales. A menudo, el habla puede parecer poco precisa y difícil de entender. Con el tiempo, estos sonidos se vuelven más familiares a medida que tu cerebro reaprende a oír con el implante.

El proceso de adaptación suele ser lento y tomar desde semanas hasta años. Los usuarios que llevan poco tiempo con pérdida auditiva a menudo pueden comprender el habla bastante rápido sin leer los labios. Los usuarios que nunca han podido escuchar suelen requerir más tiempo para adaptarse a los sonidos. Aprender a oír e interpretar el sonido requiere un mayor esfuerzo. También requiere una exposición constante al sonido. Ajustarse a un implante coclear será más sencillo —y benéfico— si usas el dispositivo todo el tiempo.

Empieza por exponerte a situaciones auditivas más simples, como una conversación con una persona en un ambiente silencioso. Con el tiempo, empieza a exponerte a situaciones auditivas más desafiantes, como conversaciones en grupo o escuchar en lugares con mucho ruido de fondo. También practica oír el radio o la televisión.

Los usuarios adultos pueden beneficiarse de varios servicios de apoyo. Al trabajar con un audiólogo, patólogo del habla y el lenguaje o un maestro para personas con debilidad auditiva, puedes practicar la identificación de sonidos, el reconocimiento del habla y emplear la lectura de labios. El entrenamiento puede ayudarte a hablar con mayor claridad y con una buena calidad vocal.

El entrenamiento podría incluir actividades de sólo oír y práctica con un teléfono. Es posible que recibas instrucciones de cómo continuar tu entrenamiento auditivo en casa. Muchos programas de entrenamiento están disponibles en internet de manera gratuita o a un costo muy accesible.

El entrenamiento de rehabilitación y educación son primordiales para los niños que reciben un implante coclear.

## LA HISTORIA DE SCOTT: "ES LO MEJOR QUE HICE EN MI VIDA"

Scott nació con una discapacidad auditiva, que fue empeorando a lo largo del tiempo. En la escuela primaria, comenzó a experimentar con los aparatos auditivos, pero no le ayudaron en nada. Tenía dificultades para reconocer y comprender lo que se decía, algo que se conoce como discriminación del habla.

Aunque Scott se convirtió, en sus propias palabras, en un experto lector de labios y sentía que se las estaba arreglando con su pérdida auditiva, ésta todavía le presentaba muchos desafíos. Comunicarse con su familia no era fácil y Scott se metía en problemas por no escuchar correctamente.

Después de muchos años de pruebas, Scott fue aprobado para recibir un implante coclear. Pero no aprovechó la oportunidad de inmediato.

Después de años de lidiar con la pérdida auditiva, él sentía que su vida estaba bien hasta que alguien le hizo una pregunta que lo hizo reflexionar: "¿Nunca te has preguntado qué sucede del otro lado de esta puerta cerrada?".

Scott se sometió a una cirugía de implante coclear y fue un total éxito. No hubo contratiempos y no tuvo complicaciones.

Luego vino un nuevo desafío para Scott: aprender a oír.

"Creo que lo más difícil de aprender a escuchar de nuevo es que todo tiene que ser mapeado", dice Scott. "Cada nuevo sonido que oyes y que jamás habías oído, tienes que aprendértelo. Escuchas el sonido, pero tienes que entender qué es ese sonido."

Por ejemplo, un día mientras Scott estaba en la cocina, oyó un sonido que no reconoció. Resulta que era su perro bebiendo agua de un tazón. Día con día, ha ido acumulando toda una biblioteca de sonidos, aprendiendo uno por uno y guardándolos en su cerebro para que la próxima vez que los oiga, sepa qué son.

Al recordar esos años en los que no escuchaba bien, Scott no se arrepiente de haberse hecho la cirugía de implante coclear.

"Es lo mejor que he hecho en mi vida", admite Scott.

Sólo mediante entrenamiento un niño puede obtener todos los beneficios del dispositivo. Un pequeño debe aprender a vincular significados con todos los sonidos nuevos y desconocidos. Los niños también deben aprender a comprender los sonidos e integrarlos al lenguaje.

Los patólogos del habla y el lenguaje, los educadores y los familiares pueden apoyar a reforzar las habilidades que tu hijo está aprendiendo. El proceso requiere tiempo, dedicación y mucho trabajo duro. Pero el entrenamiento durante la niñez suele resultar en mejorías continuas en el desempeño.

Incluso tu audiólogo o patólogo del habla y el lenguaje podrían ofrecer otras estrategias para mejorar la comunicación y lidiar con situaciones auditivas difíciles (ver capítulo 8).

## MANTÉN UNA ACTITUD POSITIVA

Los implantes cocleares son dispositivos que pueden ayudarte a oír con mayor facilidad. A su vez, pueden apoyarte a participar de manera más activa en actividades que requieren una buena audición.

Si eliges un implante coclear, considera que buena parte de tu éxito depende de ti. Antes de la cirugía, asegúrate de que entiendes el tiempo que pasarás trabajando con el implante. Plantéale todas tus preguntas y dudas a tu equipo de cuidados. Emplear tu implante el mayor tiempo posible, asistir a todas tus consultas de seguimiento y realizar los ejercicios de audición prescritos elevará tus probabilidades de éxito.

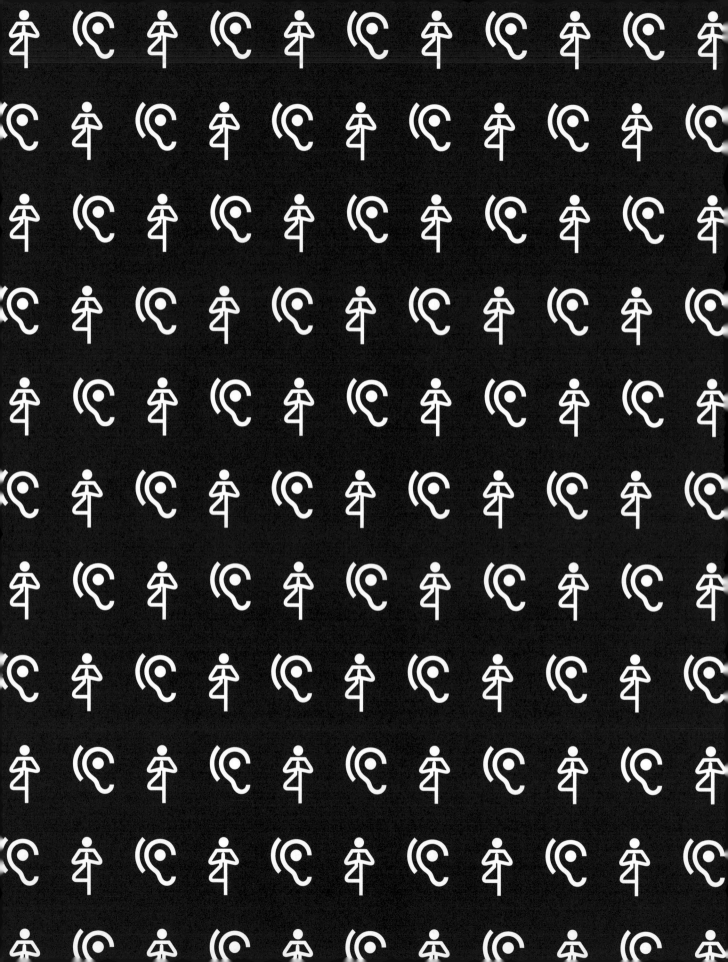

**CAPÍTULO 11**

# Otras opciones para comunicarse mejor

Los aparatos auditivos y los implantes cocleares son herramientas valiosas si tienes una discapacidad auditiva. Pero también hay otras alternativas que pueden ayudarte en circunstancias difíciles, como dispositivos auditivos especiales, tecnología inalámbrica y hasta el celular.

Estas tecnologías pueden resolver problemas comunes que enfrentes a diario y hacer tu vida más sencilla y segura. Por ejemplo, pueden alertarte si suena el timbre, permitirte escuchar la televisión a un volumen razonable y hablar por teléfono. Además, facilitan que participes en eventos públicos y otras actividades.

Las tecnologías de la comunicación no están desarrolladas para remplazar los aparatos auditivos ni los implantes cocleares, sino que sirven como complementos que mejoran la audición en entornos sonoros complicados, como restaurantes ruidosos y auditorios en donde el sonido reverbera. En pocas palabras, estas tecnologías permiten tener una vida más independiente y flexible.

Los dispositivos son en especial útiles si no traes puestos tus aparatos auditivos, como cuando estás en la cama o en la ducha. Te pueden alertar sobre la presencia de sonidos a los que necesitas poner atención, como una alarma para despertar, la alarma del detector de humo o la alarma antirrobos de tu casa.

Existe una amplia gama de dispositivos y servicios disponibles que puedes usar en el hogar y en lugares públicos. Asimismo, las oficinas, los restaurantes, los hospitales, las iglesias y otros lugares públicos brindan información de forma presencial o por internet sobre los servicios auditivos que ofrecen.

Según la Ley ADA de Estados Unidos (enfocada en personas con discapacidades) y otras legislaciones, los lugares públicos están obligados a tener adaptaciones razonables para personas sordas o con pérdida auditiva.

Ahora bien, la definición de "razonable" es variable, pero puede incluir dispositivos de asistencia auditiva, servicios de subtitulado y tecnología de alerta. En el capítulo 8 encontrarás adaptaciones específicas para el entorno laboral.

## ¿POR QUÉ EMPLEAR DISPOSITIVOS DE ASISTENCIA AUDITIVA?

En la vida diaria hay muchas situaciones que pueden dañar la capacidad para oír y funcionar eficazmente. Por lo regular, existen tres factores implicados en el problema, ya sea que se presenten de forma individual o combinados: el ruido, la distancia y la reverberación.

### El ruido
El zumbido del sistema de ventilación, el ruido del tránsito vehicular o el arrastre de sillas en el piso podría impedirte oír lo que otros están diciendo. A eso hay que agregarle el ruido concurrente de otras conversaciones al fondo, como cuando se está en medio de una multitud o en un restaurante, lo cual hace más desafiante escuchar.

### Distancia
Cuanto más lejos estés de tu interlocutor o cuanto menos de frente lo tengas, más difícil será oírlo. La mejor distancia

para escuchar a un interlocutor es entre 90 y 180 centímetros. Incluso si empleas aparatos auditivos, hay factores que pueden dificultar la audición. Los entornos que más desafíos conllevan son:

- Lugares con mucha audiencia y ruido de fondo, como restaurantes, cafeterías, vestíbulos, centros comerciales, transporte público y aeropuertos. Las oficinas también suelen ser lugares ruidosos si existe mucha gente caminando o conversando, o si hay maquinaria, equipos de impresión, fotocopiadoras, teléfonos o radios.
- Situaciones en donde mucha gente habla al mismo tiempo, como fiestas y reuniones sociales.
- Habitaciones o instalaciones grandes donde los interlocutores están lejos, como templos, salones de clase, teatros y estadios.
- Instalaciones donde las ondas sonoras producen eco, como salones, pasillos, sótanos, oficinas abiertas, salas de culto, foros y almacenes.
- Situaciones en las que existe un ruido de fondo persistente y constante, ocasionado por un ventilador, aire acondicionado, ruido de la calle o viento. Este tipo de ruidos incluyen el sonido del tránsito en las autopistas o el traqueteo de las vías cuando se viaja en tren.
- Actividades al aire libre donde las ondas sonoras se dispersan, como eventos deportivos, festivales, desfiles y parrilladas.
- Conversaciones telefónicas, en especial cuando la conexión no es clara. Este tipo de conversaciones son en especial difíciles porque no se pueden utilizar señales visuales que mejoren la comunicación.

## Reverberación

Los lugares confinados con superficies rígidas, paredes de concreto o suelos sin alfombra suelen producir eco. Puesto que este tipo de superficies reflejan las ondas sonoras varias veces, el sonido persiste incluso después de que la fuente se silencia. Esta reverberación también dificulta la audición.

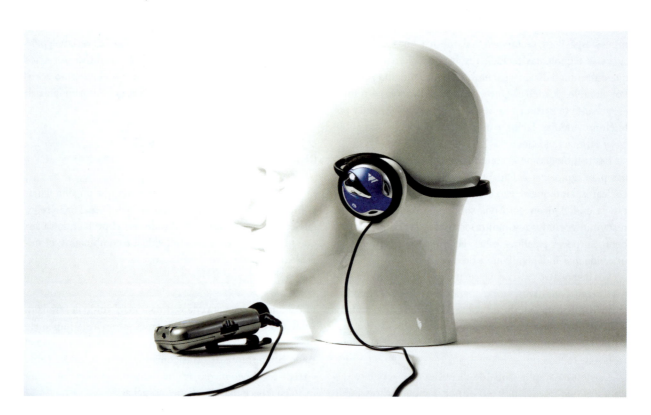

Los amplificadores personales son un tipo de ALD que se usa para elevar el volumen en conversaciones uno a uno o en conversaciones con grupos pequeños. Estas cajitas tienen tanto un micrófono como un cable de audífonos. El hablante y el oyente comparten el mismo dispositivo.

Muchos de estos entornos son difíciles de evitar y de anticipar. No obstante, las circunstancias suelen requerir que participemos en ellos en nuestra vida diaria. La tecnología desarrollada para este tipo de situaciones puede apoyarte a transitarlos de forma eficaz.

Los dispositivos de asistencia auditiva (ALD, por sus siglas en inglés) están diseñados para mejorar la capacidad de oír en situaciones en donde los aparatos auditivos no bastan por sí solos. Los ALD son útiles en muchas actividades de índole social, educativa, ocupacional y de entretenimiento, así como para el empleo personal en casa.

## CÓMO FUNCIONAN LOS DISPOSITIVOS DE ASISTENCIA AUDITIVA

Los dispositivos de asistencia auditiva son útiles en habitaciones ruidosas y en conversaciones grupales. Además, facilitan las llamadas telefónicas y se pueden utilizar en conversaciones personales con amistades, para ver la televisión o para escuchar el radio mientras estás a solas en casa. Inclusive son útiles en el entorno laboral durante juntas grupales.

Varios ALD están diseñados para ser empleados en habitaciones grandes en donde sujetos con pérdida auditiva podrían tener dificultades para entender a un hablante que se escucha desde lejos, en un podio o un escenario. Con frecuencia, en estos entornos, los receptores enfrentan problemas ocasionados no sólo por la distancia a la que está el hablante, sino también por la reverberación y el ruido de fondo.

En las aulas, los profesores suelen moverse de lado a lado o darle la espalda al grupo, de modo que el volumen de su voz fluctúa. En estas situaciones, pedirle al profesor que alce la voz podría no resolver el problema. Quizá sea más fácil oírlo si alza la voz, pero eso no significa que será posible entender lo que está diciendo. Los ALD hacen que el sonido o la señal que deseas escuchar resalten por encima de los ruidos no deseados. Esta señal puede ser una voz lejana que viene de una línea telefónica saturada de estática o la voz de una amistad que se pierde en el alboroto de un restaurante lleno de gente.

Aunque por lo regular los ALD amplifican los sonidos, su principal propósito no es incrementar su volumen. Para eso se requiere poner el micrófono cerca de la fuente del sonido que deseas escuchar para que llegue con mayor claridad y se escuche más alto que otros sonidos en el entorno.

Los ALD están equipados con diferentes micrófonos, audífonos y otras funciones, pero todos parten de dos componentes fundamentales: un transmisor y un receptor. El transmisor, ubicado cerca del hablante, capta los sonidos y los convierte en señales que manda al receptor. Por lo regular, hay una conexión directa a un micrófono.

El receptor, ubicado cerca de quien está escuchando, recibe las señales y las dirige al oído de la persona. Varias personas en una habitación pueden llevar receptores que reciban la misma señal de un único transmisor.

Algunos ALD están diseñados para ser empleados en conjunto con aparatos auditivos o implantes cocleares. Muchos de los que se usan junto con aparatos auditivos requieren que el aparato tenga una función de telebobina, un interruptor telefónico, un puerto de conexión directa de audio o compatibilidad con Bluetooth.

## DISPOSITIVOS TELEFÓNICOS

El uso del teléfono puede representar un desafío muy particular. Para comenzar, los teléfonos convencionales no am-

---

### CÓMO ADQUIRIR ALD Y OTROS DISPOSITIVOS PARA FACILITAR LA COMUNICACIÓN

En algunos lugares públicos se ofrecen dispositivos de asistencia auditiva (ALD). Si planeas comprar un ALD u otro dispositivo de comunicación para tu uso personal, comenta con un audiólogo las distintas opciones. En los centros audiológicos o en agencias comunitarias, centros o departamentos universitarios de audición, habla y lenguaje podrás ver y probar varios de estos dispositivos. También en páginas web puedes encontrar una amplia selección de productos con información detallada.

Estos dispositivos tienen diferentes precios, por lo que es recomendable comparar y contar con el apoyo de alguien familiarizado con esta tecnología. Revisa la garantía y la política de devoluciones antes de comprar, ya que algunos tienen garantías de hasta cinco años. Los distribuidores de ALD deben brindarte capacitación, además de enseñarte cómo revisar y recargar las baterías.

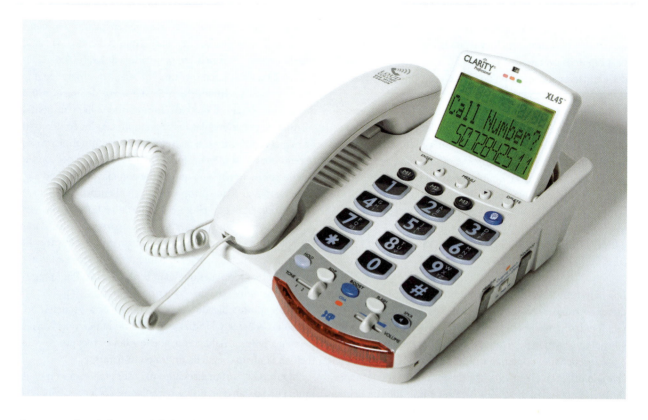

Los controles de la parte inferior del cuerpo de un teléfono con amplificador permiten modificar el volumen según la preferencia del usuario. El distintivo en el auricular indica que este teléfono puede amplificar la voz del hablante.

plifican el sonido tanto como lo necesitan las personas con pérdida auditiva. Por otro lado, el oyente no puede ver al hablante, lo que implica que no existen signos visuales que le ayuden a entender lo que se dice.

En estos casos puede ser útil un amplificador telefónico. Es uno de los ALD más frecuentes y se puede utilizar tanto con celulares como con teléfonos fijos o inalámbricos. Los amplificadores permiten ajustar el volumen de las llamadas entrantes para que el oyente pueda incluso escuchar a quienes hablan en voz baja. Estos dispositivos también los pueden emplear con facilidad personas sin pérdida auditiva.

Muchos teléfonos nuevos ya están diseñados con un amplificador incorporado, pero inclusive es posible instalarlo en el cuerpo o el auricular cuando el micrófono, el auricular y los botones conforman una sola unidad. También es posible añadir un amplificador a un teléfono fijo entre el aparato y el enchufe de la pared.

Los auriculares amplificadores se pueden instalar en algunos teléfonos públicos, en especial en aeropuertos, estaciones de trenes, museos y galerías, y recepciones de hoteles. El auricular tendrá un símbolo especial de acceso telefónico para comunicar que el servicio de amplificación está disponible.

Los amplificadores portátiles y ajustables son dispositivos pequeños de baterías que se pueden llevar en el bolso o el portafolio. Cuando estás en situaciones en donde es improbable encontrar teléfonos con auriculares amplificadores, es posible ajustar el dispositivo al auricular de la mayor parte de los teléfonos. Estos amplificadores portátiles son en especial útiles al viajar o cuando se está fuera de casa.

Los adaptadores telefónicos portátiles también funcionan con la telebobina de los aparatos auditivos o implantes cocleares. El adaptador no amplifica el sonido, sino que genera un campo electromagnético en respuesta a las ondas sonoras. Esto, a su vez, permite que la telebobina capte el sonido de forma directa. Los adaptadores funcionan con algunos teléfonos que no son compatibles con amplificadores portátiles.

Al adquirir un teléfono nuevo, asegúrate de consultar con el distribuidor si es compatible con telebobinas o con amplificadores portátiles.

## TELÉFONOS PARA DISCAPACIDAD AUDITIVA

Si presentas una pérdida auditiva grave o profunda, puedes usar conversores de voz a texto o mecanismos de transcripción en medios de telecomunicación con asistente de comunicación. Para ello, necesitarás un teléfono con una pantalla de texto.

Los teléfonos con trascripción te permiten oír la voz del hablante y de manera simultánea leer lo que está diciendo. La transcripción creada por el asistente de comunicación aparece en la pantalla del teléfono. La llamada se hace igual que con un teléfono normal, salvo porque en automático se vincula con el servicio de transcripción.

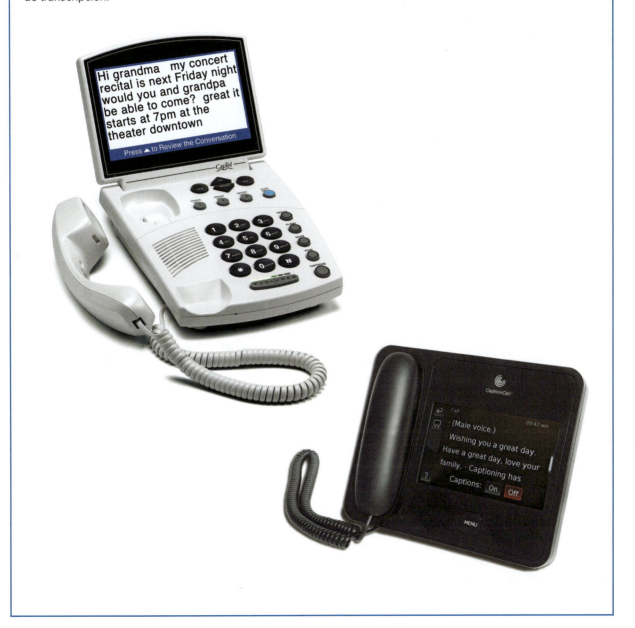

Algunos teléfonos tienen timbres especiales que producen un timbrazo en particular ruidoso o timbrazos variables. Los indicadores de llamadas usan una luz parpadeante que indica que está entrando una llamada. Los altavoces suelen ser útiles en algunas situaciones, porque permiten que las personas con pérdida auditiva escuchen con ambos oídos.

### Servicio de retransmisión de telecomunicaciones

La gente con una audición muy limitada o nula no puede utilizar teléfonos estándar, ni siquiera con amplificadores o adaptadores. Aun así, pueden comunicarse por medio de líneas telefónicas con ayuda de un servicio de retransmisión de telecomunicaciones (TRS, por sus siglas en inglés).

El TRS es un servicio público sin costo para sus usuarios, gracias a que la Ley de Estadunidenses con Discapacidades exige que las compañías telefónicas estadunidenses provean éste de forma gratuita en todo el país. Las compañías telefónicas reciben una compensación con fondos estatales o federales. Y todos los servicios están disponibles en inglés, aunque también existen en otras lenguas, como español y francés.

Para usar el TRS, la persona con pérdida auditiva debe contar con un teléfono especial equipado con un teclado y monitor de texto (un dispositivo de telecomunicaciones para sordos, o TDD) o un teléfono con servicio de transcripción (ver página 159). Ciertos tipos de servicio de retransmisión funcionan con computadoras personales.

El TRS provee comunicación en tiempo real al añadir a la llamada a un operador adicional, conocido como asistente de comunicaciones. Éstos están disponibles las 24 horas del día en centros de retransmisión localizados en todo Estados Unidos.

Se le proporciona al asistente el número telefónico al que se llamará, ya sea diciéndolo por el auricular o tecleándolo y enviándolo por medio del teclado. El asistente realiza la llamada y más adelante retransmite los mensajes hablados y escritos entre quien está llamando y quien está recibiendo la llamada.

El asistente convierte con rapidez las palabras a texto escrito o hablado. Estas personas están capacitadas para no ser intrusivas y para retransmitir las conversaciones tal y como se reciben. Todas las llamadas que se llevan a cabo a través del TRS son estrictamente confidenciales.

El servicio de retransmisión de telecomunicaciones es fácil de usar. Cualquiera puede hacerlo llamando al 711, el número que el gobierno federal de Estados Unidos ha reservado para el acceso al TRS. Los usuarios pagan sólo el costo normal de la llamada. Durante muchos años, la gente con pérdida auditiva también ha usado dispositivos telefónicos de texto para acceder a este servicio.

Existen varias formas de TRS a considerar, dependiendo de tu tipo de pérdida auditiva y preferencias personales:

*Texto a voz*
Éste es el método estándar del TRS, en el cual un asistente actúa como intermediario entre las porciones habladas y escritas de la conversación telefónica. El asistente enuncia el texto tecleado por el usuario con pérdida auditiva y teclea lo dicho por su interlocutor.

La opción de traspaso de voz (VCO, por sus siglas en inglés) permite a la persona con pérdida auditiva hablar de manera directa con su interlocutor, y el asistente teclea la respuesta de este último. De forma similar, con el traspaso auditivo (HCO, por sus siglas en inglés), las personas con dificultades del habla pueden escuchar la voz de su interlocutor y luego retransmitir una respuesta tecleada con ayuda del asistente.

*Servicio de transcripción*
Este tipo de TRS emplea tecnología de reconocimiento de voz para convertir lo dicho por el asistente en texto escrito. A continuación, la transcripción escrita se transmite directamente a la pantalla del teléfono del usuario.

*Servicio de retransmisión por protocolo de internet (IP)*
Con esta forma de TRS por internet, la llamada pasa por tu computadora a un centro de retransmisión por protocolo de internet, al cual se puede tener acceso desde una página web. El asistente retransmite el mensaje con voz por la red telefónica normal.

No es necesario tener un teléfono con pantalla o teclado para llevar a cabo este servicio. Basta con una computadora u otro equipo con internet, como un celular. El servicio se conecta directamente a varias formas de mensajería instantánea y programas de mensaje de texto inalámbrico.

El servicio de transcripción telefónica por IP combina el servicio de retransmisión por internet con una pantalla de transcripción telefónica. El usuario habla de forma directa con su interlocutor y puede escuchar su respuesta. Al mismo tiempo, el asistente repite lo dicho, y la tecnología de reconocimiento de voz te permite ver las palabras casi al instante en la pantalla de la computadora.

*Servicio de retransmisión por video*
*(VRS, por sus siglas en inglés)*
Otra forma de TRS por internet es un tipo de puente entre individuos que usan lenguaje de señas y personas que utilizan

inglés hablado. El asistente se comunica con el usuario que emplea lengua de señas por medio de una computadora, tableta o equipo de video. No todos los programas de TRS estatales en Estados Unidos ofrecen este servicio.

Con el advenimiento de los equipos de comunicación moderna, las máquinas de TTY se han vuelto casi obsoletas. En lugar de eso, la gente suele hacer llamadas con cualquier dispositivo que tenga teclado físico o teclado en pantalla, como una laptop, asistente digital personal o celular. Con lo populares que se han vuelto los mensajes de texto, muchos optan por ni siquiera usar los servicios de retransmisión de telecomunicaciones.

Además de mensajes de texto, muchas aplicaciones de redes sociales ofrecen su propia red de mensajería. Las cuentas de redes sociales suelen ser gratuitas y se pueden consultar por medio de celular, computadoras o tabletas, lo que las hace más accesibles para muchas personas.

### Dispositivos de comunicación multipropósito

Los avances en hardware computacional y electrónica siguen favoreciendo la creación de dispositivos cada vez más pequeños y adaptables. Esto ayuda a que bastantes dispositivos de apoyo a la comunicación sean más portátiles, flexibles y convenientes.

Se han desarrollado dispositivos que combinan múltiples funciones en un solo aparato. Por ejemplo, un dispositivo que aparenta ser un audífono (y funciona como tal cuando es necesario) además, puede cumplir otras funciones, como ser un teléfono inalámbrico con acceso a internet, mensajes de voz, etc. La tecnología inalámbrica ha llevado estos desarrollos aún más lejos. Las redes inalámbricas emplean ondas de radio de baja potencia para vincular computadoras y otros dispositivos que no necesitan alambres o cables para comunicarse. No obstante, por lo general estas unidades deben estar en proximidad.

---

### APARATOS AUDITIVOS Y CELULARES

Para que los celulares sean más accesibles, la Comisión Federal de Comunicaciones de Estados Unidos ha establecido reglas para que a la gente le resulte más simple elegir celulares que trabajan con aparatos auditivos e implantes coleares. Para encontrar un teléfono celular que funcione bien con aparatos auditivos, busca los puntajes M3 o M4.

Cuando vayas a comprar un celular, fíjate en su puntaje T, el cual se refiere a qué tan bien funciona cuando el aparato auditivo está en modo telebobina. Si empleas un aparato auditivo o implante coclear con telebobina, busca un celular con puntaje de T3 o T4.

Cuando adquieras celulares compatibles con aparatos auditivos, fíjate en los puntajes que aparecen en alguno de estos lugares:

- En una tarjeta junto a la pantalla del celular
- En el empaque del celular
- En el manual de usuario

Si los puntajes no aparecen en el empaque, solicítale esta información al proveedor de servicios o fabricante. Por lo general, si la información no está visible en la etiqueta, el teléfono no es compatible con aparatos auditivos.

Otras características del teléfono que vale la pena tomar en cuenta son las alertas de vibración o el destello de la pantalla, los servicios de mensajería, el modo tdd, la transcripción de voz a texto y la capacidad de transmisión de video. Muchas tiendas de celulares te permiten probarlo en la tienda antes de adquirirlo, así que lleva tus aparatos auditivos contigo cuando vayas a comprar un celular nuevo. Esto te permitirá averiguar qué características son adecuadas para ti.

## SISTEMAS DE AUDICIÓN ASISTIDA

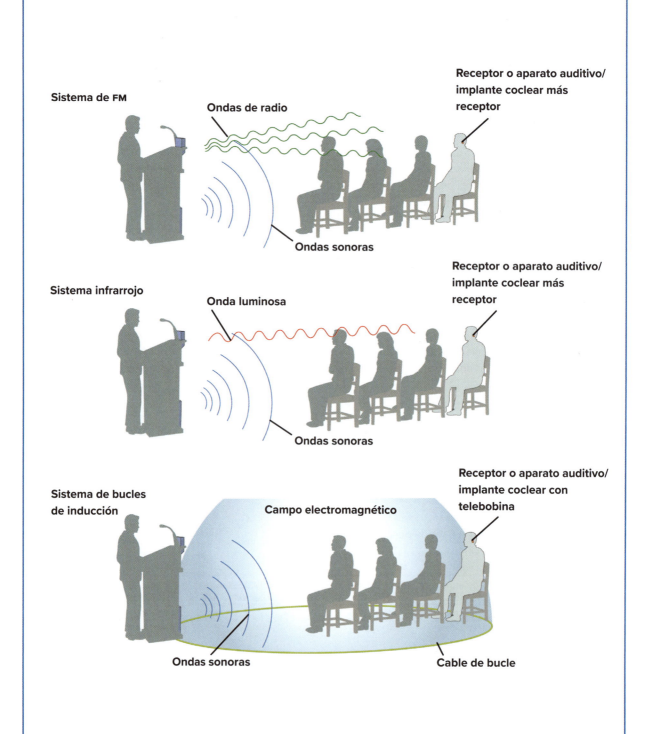

La tecnología Bluetooth permite la conexión de hasta ocho dispositivos a la vez. Eso significa que, siempre y cuando tus dispositivos tengan Bluetooth, tu audífono, tu computadora, tu teléfono y tu reproductor de música podrían estar interactuando de forma simultánea.

## SISTEMAS DE AUDICIÓN ASISTIDA

Los sistemas de audición asistida mejoran la calidad del sonido y el volumen de sistemas de transmisión pública para personas con pérdida auditiva. En la mayoría de los lugares públicos suele haber 1 de 3 sistemas instalados: frecuencia modulada (FM), infrarrojo y bucle de inducción.

### Sistemas de frecuencia modulada (FM)

En presentaciones orales frente a un público, es posible que estés sentado lejos o no de forma precisa enfrente del orador. El sistema de sonido puede tener mala calidad, y algunas personas del público podrían hablar entre sí o hacer ruido. Con ayuda de un equipo de audición especial, como un sistema de frecuencia modulada, puedes escuchar al orador con mayor claridad, a pesar de estos obstáculos.

Tal vez ubiques las siglas FM por sintonizar una frecuencia específica en tu radio para escuchar tu música o tus programas preferidos. Los sistemas de frecuencia modulada transmiten los sonidos por medio de ondas de radio, como si se tratara de una diminuta estación de radio. Los sistemas de FM trabajan con frecuencias especiales asignadas por la

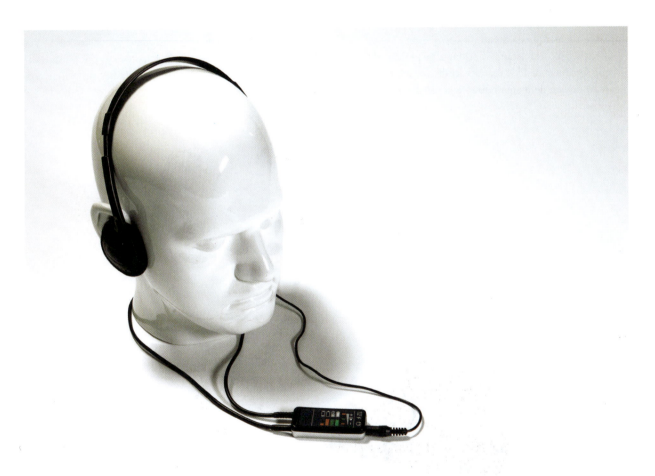

En lugares en las que hay un público considerable, como un aula escolar, los sistemas de FM con transmisor y micrófono (derecha) permiten a los hablantes enviar su voz de forma directa al oyente por medio de un receptor que se usa con audífonos (izquierda) o aparatos auditivos.

OTRAS OPCIONES PARA COMUNICARSE MEJOR   163

Comisión Federal de Comunicaciones de Estados Unidos. Por lo regular, se instalan en zonas donde se reúnen grandes cantidades de gente, como auditorios, centros de convenciones, templos y teatros.

Los sistemas de FM consisten en dos componentes principales: un transmisor y un receptor. El transmisor puede difundir cualquier cosa desde un micrófono, radio, televisión o estéreo. Luego, envía una señal de frecuencia modulada a un pequeño receptor portátil que está sintonizado con la frecuencia adecuada.

Existen distintos tipos de receptores. Los oyentes pueden utilizar receptores con control de volumen que convierta la señal a sonido por medio de aparatos auditivos. Otra alternativa es tener un receptor conectado a un cable de bucle (bucle para cuello) que convierta la señal de FM a ondas electromagnéticas que la telebobina del aparato auditivo o implante coclear pueda captar.

Otros receptores están adheridos a pequeños adaptadores que se conectan a los aparatos auditivos o implantes cocleares y envían de manera directa la señal a dicho aparato auditivo o implante. Esto se conoce como entrada directa de audio.

Los sistemas personales de FM se pueden usar para la comunicación entre dos personas. Están compuestos por un pequeño micrófono portátil, un receptor y un amplificador, y son útiles para conversaciones privadas en entornos donde se dificulta la audición, como restaurantes con mucho ruido o auditorios con mucha reverberación. Siempre y cuando te sintonices a la frecuencia adecuada, puedes utilizar estos sistemas personales mientras caminas, en el automóvil o para oír la televisión o el radio.

Cada vez existen más edificios gubernamentales, públicos y de oficinas equipados con sistemas de FM para adaptarse a las necesidades de visitantes con pérdida auditiva. Muchas escuelas han empezado a emplear tecnología de FM para apoyar a estudiantes con discapacidad auditiva. Versiones más recientes de estos sistemas, conocidos como FM dinámica, filtran todavía más la señal y usan micrófonos direccionales para reducir los ruidos, además de contar con otras características.

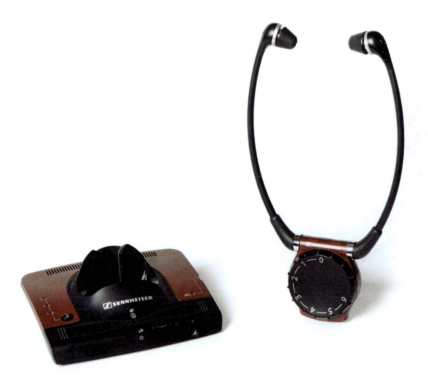

Los sistemas infrarrojo envían sonidos, por ejemplo, de un programa de televisión directamente a la unidad ubicada sobre el televisor (izquierda). Unos audífonos ligeros (derecha) permiten ajustar el equipo al volumen necesario para escuchar bien mientras que el volumen del televisor se mantiene a un nivel cómodo para otras personas.

### Sistemas infrarrojo

Algunos sistemas de audición asistida utilizan ondas de radio para transmitir el sonido. Otros, como los sistemas infrarrojo, usan ondas de luz para transmitir el sonido a los receptores que emplean los oyentes con pérdida auditiva.

Al igual que los sistemas de FM, los sistemas infrarrojo se usan en lugares donde se dificulta la audición o en situaciones donde existen grupos grandes de personas reunidas. La tecnología infrarrojo también es fácil de conseguir para ver televisión en casa.

Cuando se utiliza este sistema en auditorios grandes, el emisor de luz infrarroja se conecta a un sistema existente de sonido o de difusión pública. Las ondas de luz infrarroja transmiten las palabras o la música a receptores que usan los asistentes.

El receptor puede estar conectado a audífonos que llevan el sonido de modo directo al oído, o se puede emplear con un bucle para cuello vinculado a un aparato auditivo o implante coclear equipado con telebobina. Usar un sistema infrarrojo te permite ver la televisión a un menor volumen que resulte cómodo para los demás. El transmisor infrarrojo manda la señal de televisión al receptor personal, el cual se puede ajustar como sea necesario. La ventaja es que esos ajustes no alteran el volumen para el resto de las personas que también ven la televisión.

A diferencia de un sistema de FM, el sistema infrarrojo debe tener el receptor en la línea directa de transmisión para funcionar bien. La luz solar puede interferir con la señal, así que estos sistemas no son buena alternativa en exteriores.

Por otro lado, puesto que las ondas de luz infrarroja se transmiten en trayectorias confinadas y no se emiten en todas direcciones, los sistemas infrarrojo proveen más privacidad que los de frecuencia modulada.

Los sistemas infrarrojo se suelen utilizar en tribunales y oficinas gubernamentales, así como en presentaciones en vivo en teatros y auditorios.

### Sistemas de bucle de inducción

Los sistemas de bucle de inducción, también conocidos como sistemas de bucle de audio, transmiten el sonido por medio de un campo electromagnético creado por un asa metálica colocada alrededor del área de alcance. Un amplificador y un micrófono transmiten el sonido por medio de una corriente eléctrica que viaja por el bucle. Los aparatos auditivos e implantes cocleares equipados con telebobinas captan estas señales.

Se pueden proporcionar receptores adicionales a personas cuyos aparatos auditivos o implantes cocleares no tengan telebobina.

---

### CÓMO USAR LA TELEBOBINA DE TU APARATO AUDITIVO

Muchos aparatos auditivos intrauriculares y retroauriculares están equipados con una telebobina (o *telecoil*), la cual es útil para oír al hablar por teléfono. Por lo regular, los aparatos auditivos son sensibles a todas las ondas sonoras. Pero, cuando se enciende la telebobina, el aparato amplifica sólo las ondas electromagnéticas del teléfono. Esto significa que la señal telefónica se transmite de forma directa al aparato auditivo sin que se amplifique ningún otro sonido.

La mayor parte de los teléfonos son compatibles con aparatos auditivos; sin embargo, al adquirir un teléfono, averigua su compatibilidad con aparatos auditivos. Si el vendedor no sabe, prueba el teléfono antes de comprarlo. Las unidades compatibles suelen tener una etiqueta en la base con las letras "HAC". En la página 161 encontrarás más detalles acerca de las regulaciones y los estándares de compatibilidad para teléfonos celulares.

La telebobina también se puede emplear con sistemas de FM (ver página 163) y con sistemas de bucle (como aquí se explica).

Tener un aparato auditivo con telebobina amplía las alternativas de comunicación. Si tu aparato auditivo tiene telebobina y no sabes bien cómo utilizarla, consulta a tu audiólogo o distribuidor de aparatos auditivos para solicitar que te capaciten en su uso.

Los sistemas de bucle de inducción se pueden instalar de forma permanente en los pisos de los auditorios o salones, aunque también es posible establecer sistemas de bucle de inducción temporales según se necesiten. La recepción de los sistemas de bucle de inducción es susceptible a interferencia eléctrica. Además, no son tan flexibles como los sistemas de FM y los infrarrojo para uso personal.

### Sistemas de reconocimiento de voz

Estos sistemas te permiten captar la voz con un micrófono y convertir las palabras enunciadas a texto escrito en una pantalla. Pueden incluir un micrófono externo o emplear el del celular. La pantalla puede ser la de una computadora, tableta o celular, y son muy útiles para personas con discapacidades auditivas. Aprender a usar este *software* requiere capacitación y paciencia. Además, no funciona muy bien en entornos donde hay mucho ruido. Por ejemplo, no puedes entrar a una fiesta llena de gente, apuntar el micrófono hacia el hablante y de inmediato leer sus palabras en la pantalla.

### Sistemas de comunicación visual

La tecnología de comunicación visual también ayuda a la gente con pérdida auditiva, en especial a aquellas que usan lenguaje de señas como medio principal de comunicación. Las aplicaciones de videoconferencia le permiten a la gente comunicarse con lenguaje de señas a través de llamadas telefónicas o por internet. Además, hay aplicaciones de telefonía celular que interpretan el inglés hablado y escrito y lo traducen a lenguaje de señas. Existe otro sistema que provee lenguaje de señas por medio de una computadora con ayuda de una cámara digital e intérpretes de guardia.

## TRANSCRIPCIÓN

Hasta inicios de los setenta, mucha gente con pérdida auditiva no podía disfrutar del todo uno de los pasatiempos favoritos de la población estadunidense: ver la televisión. En 1972, se transmitió por primera vez un programa televisivo a nivel nacional que incluía la transcripción de la parte sonora del programa; se trató del famoso programa de cocina *The French Chef* de Julia Child.

Desde entonces, la transcripción de audio ha abierto el mundo de la televisión a personas sordas o con pérdida auditiva. Cientos de horas de entretenimiento, noticias, debates públicos y programación deportiva se transcriben semana a semana tanto en televisión local y nacional como en cable y en servicios de *streaming*.

De forma similar a los subtítulos, la transcripción de audio enseña los diálogos como palabras impresas en la pantalla. A diferencia de los subtítulos, reflejan sonidos como aplausos, música y risas. El texto se ubica cuidadosamente en la pantalla para permitirle al espectador identificar quién está hablando. La transcripción se decodifica como datos que forman parte de la señal televisiva y están listos para la transmisión inmediata.

Es posible saber si un programa cuenta con audiotranscripción si en la pantalla se ven las letras CC (*closed captions*), por lo general enmarcadas en un símbolo con forma de televisión. Otro símbolo es el de una pantallita de televisión con un rabillo en la parte inferior (ver página 167). Muchos servicios de *streaming* también ofrecen subtitulado.

### Otros empleos de la audiotranscripción

La transcripción de audio se incluye en muchas películas en DVD o Blu-Ray, así como en plataformas de *streaming* y muchos videos educativos y de capacitación. Además, se puede usar en eventos en vivo, como presentaciones teatrales o musicales, conferencias, procedimientos gubernamentales, reuniones en persona o por internet, y congresos. Los museos y centros científicos pueden también utilizar audiotranscripciones en sus programas, filmes educativos y demostraciones. Algunas salas de cine ofrecen un sistema de transcripción llamado *rear-window* en el que se adhiere un panel de plástico transparente ajustable al asiento del espectador, el cual refleja la transcripción desplegada en la pared trasera de la sala.

## DISPOSITIVOS DE ALERTA

La tecnología de asistencia puede alertarte si se oyen ciertos sonidos particulares en tu entorno. Estar atento a estos sonidos es importante para tu seguridad y para mantener un estilo de vida independiente. Entre ellos están los timbrazos telefónicos, las alarmas para despertar, los temporizadores de la cocina, el timbre de la casa, un golpe a la puerta, el llanto de un bebé, un detector de humo o una alarma de seguridad. Los dispositivos de alerta pueden utilizar una o más de tres tipos de señales que sirven para informarte del sonido: un sonido muy alto, una luz titilante o una vibración.

Por ejemplo, la alarma del reloj puede incluir un mecanismo de vibración que se ubica bajo la almohada. A la hora elegida, despertarás con una sutil vibración. Otra alternativa es un dispositivo con luz titilante que se conecta al reloj y parpadea cuando suena la alarma.

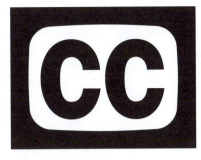 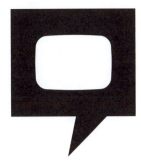

**Cualquiera de estos símbolos indica que el programa cuenta con audiotranscripción.**

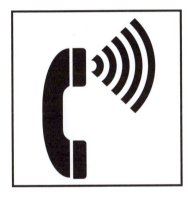 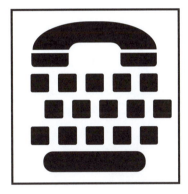

**Teléfono amplificado**  **Teletipo (teléfono con texto)**

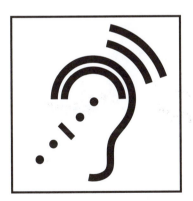 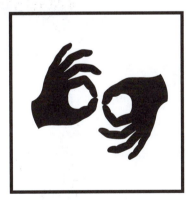

**Sistema de aprendizaje asistido**  **Lenguaje de señas**

Cuando estos símbolos internacionales se despliegan en edificios públicos, significa que se han colocado estos servicios para individuos con pérdida auditiva.

OTRAS OPCIONES PARA COMUNICARSE MEJOR 167

Dispositivos como un buscapersonas vibratorio, un reloj de pulsera, un medidor de actividad física o hasta el modo vibrador del celular pueden alertarte cuando recibas un mensaje, un recordatorio o algún otro tipo de notificación, como la llegada de un correo electrónico, llamada o mensaje de texto.

Los sistemas de alerta pueden ser simples o complejos. Algunas alarmas multipropósito utilizan códigos para indicar distintos sonidos; por ejemplo, pueden parpadear una vez si entra una llamada, tres veces si suena el timbre, o de forma intermitente si se activa el detector de humo. Algunos sistemas se pueden configurar para usarse en varias habitaciones o para transmitir entre una habitación y otra. Asimismo, en los vehículos se pueden emplear dispositivos de alerta especiales. Por ejemplo, una alerta tipo sirena podría advertirte que existe un vehículo de emergencia cerca.

## HAY MUCHAS OPCIONES DISPONIBLES

Hasta hace no mucho, los aparatos auditivos eran casi el único tipo de dispositivo de apoyo auditivo existente para personas con pérdida auditiva. En la actualidad, los avances tecnológicos nos brindan nuevas oportunidades y mejorías sustanciales a los dispositivos existentes. Inclusive, las investigaciones siguen buscando nuevas formas de mejorar la calidad de vida de las personas con pérdida auditiva.

Mucha gente todavía no sabe que hay muchas opciones tecnológicas y computacionales que facilitan la comunicación.

Los dispositivos de audición asistida, entre otros, pueden marcar una diferencia significativa al momento de enfrentar los problemas cotidianos ocasionados por la pérdida auditiva, por lo que vale la pena explorar todas estas alternativas.

Por supuesto, elegir entre esta tecnología en constante cambio y saber cuál podría funcionar mejor para ti puede resultar confuso al principio. Es muy fácil sentirse abrumado o seducido por estos dispositivos.

Si no sabes bien por dónde comenzar, habla con un profesional de la salud auditiva, como un audiólogo o un otorrinolaringólogo.

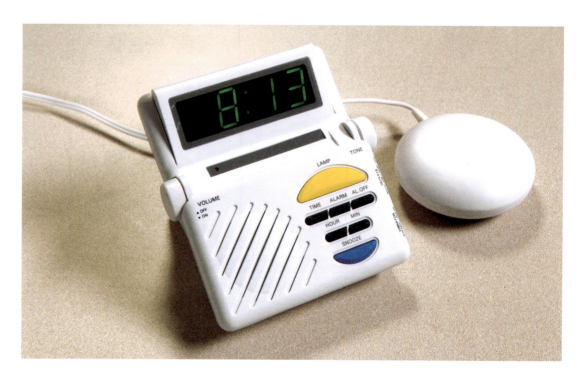

Esta alarma emplea una o hasta tres de las opciones existentes para ayudarte a despertar: un sonido muy fuerte, una luz parpadeante y un dispositivo de vibración que se puede poner bajo la almohada para despertarte con movimientos suaves.

## DISPOSITIVOS DE ASISTENCIA AUDITIVA: SIGUIENTES PASOS

A continuación, anota las situaciones de audición más importantes para ti. Usa los ejemplos en gris como guía de referencia. Después, comenta con tu audiólogo sobre las estrategias que pueden ayudarte.

**Lugar** — **Necesidades comunicativas**

| | Cara a cara | Medios | Teléfono | Alertas |
|---|---|---|---|---|
| **Casa** | *Conversaciones grupales o uno a uno* | *Televisión, computadora, radio* | *Teléfono fijo, teléfono celular* | *Timbre, teléfono, alarma* |
| | | | | |
| **Trabajo** | *Conversaciones grupales o uno a uno* | *Televisión, computadora, radio* | *Juntas telefónicas o en video* | *Detectores de humo, golpes a la puerta* |
| | | | | |
| **Viajes y entretenimiento** | *Restaurantes, automóviles, centros comerciales, tours* | *Cines, conciertos* | *Teléfono del hotel, buzones de voz* | *Alertas del hotel* |
| | | | | |
| **Escuela** | *Conversaciones grupales o uno a uno, conferencias en auditorios* | *Televisión, computadora, radio* | *Teléfono fijo, teléfono celular* | *Detector de humo, timbrazos de cambio de clase, temporizadores* |
| | | | | |

Adaptado de: Alpiner J. G., *et al.*, eds. Assistive technology for enhancement of receptive communication. En: *Rehabilitative Audiology: Children and Adults*. 3ª ed. Lippincott Williams & Wilkins; 2000.

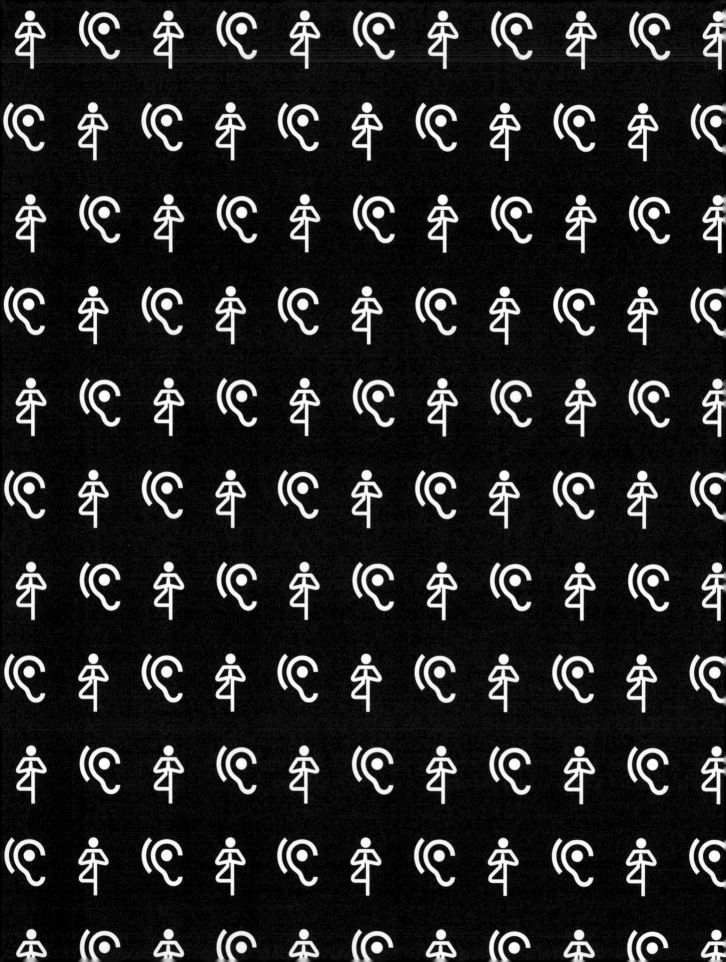

## CAPÍTULO 12

# Los niños y la salud auditiva

Lexi nació con una sordera profunda debido a un trastorno auditivo conocido como neuropatía auditiva. En éste, el oído interno detecta el sonido, pero no puede mandar señales sonoras al cerebro.

Debido a que Lexi tenía problemas para oír el sonido, recibió su primer implante coclear cuando tenía apenas cuatro años y medio.

Aunque crecer con un impedimento auditivo puede ser complejo, no tiene por qué evitar que un niño viva de forma plena y próspera. Ella es prueba de ello. Se graduó de la universidad y disfruta de una gratificante carrera. Además, ha encontrado su propósito al ser voluntaria dentro de su comunidad y con organizaciones dedicadas a apoyar a personas con impedimentos auditivos.

"No me apena decir que, si no fuera sorda, no sería la persona que soy. Soy más fuerte y segura de mí misma de lo que habría sido de haber nacido con la capacidad de escuchar", afirma Lexi. "Creo que el verdadero carácter de un individuo puede verse en cómo responde ante la adversidad. Nunca he dejado que mi discapacidad me defina, e intento poner el ejemplo de que no existen límites para lo que puedo hacer."

En este capítulo, aprenderás sobre los estudios que se llevan a cabo para contribuir a la salud auditiva durante la niñez. Conocerás también acerca de los distintos tipos de pérdida auditiva en niños y cómo apoyarlos a prosperar con su pérdida del oído.

## EXÁMENES AUDITIVOS PERIÓDICOS

Un examen auditivo para recién nacidos es ya una costumbre en la mayor parte de los hospitales en Estados Unidos. Esto se debe a que la pérdida auditiva es algo común y afecta hasta a 3 de cada 1 000 niños nacidos en Estados Unidos cada año. En la mayor parte de los estados, los programas de Detección Temprana e Intervención de la Audición exigen estos exámenes. Los programas garantizan que todos los bebés y niños pequeños con problemas de audición puedan ser diagnosticados a tiempo y reciban los servicios correspondientes. El no identificar la pérdida auditiva a una edad temprana puede conducir a problemas en el desarrollo del lenguaje y el habla, problemas socioemocionales o de comportamiento y retrasos en el aprendizaje.

Los niños con impedimentos auditivos no identificados suelen tener un desempeño menor en la escuela al de sus pares. Es más probable incluso que se vean forzados a recursar un año o que dejen la escuela. Ya que la pérdida auditiva no siempre es notoria, un niño puede ser percibido de manera errónea como distraído o desmotivado. El tratamiento temprano puede prevenir muchos de los problemas relacionados con la pérdida auditiva y darle al niño las herramientas necesarias para poder tener éxito en la escuela.

Algunos tipos de pérdida auditiva en niños no se presentan sino hasta meses o años después del nacimiento. Por esta razón, se recomienda que se hagan chequeos periódicos.

### ¿Cuándo hacerles pruebas auditivas a los niños?

Las pruebas auditivas suelen hacerse a lo largo de la infancia en los siguientes momentos:

*Bebés y niños pequeños*

- Al primer mes de edad. Se trata de una revisión inicial. De preferencia, se lleva a cabo poco tiempo después del nacimiento.
- A los 3 meses de edad. Si la primera revisión muestra que el niño puede presentar pérdida auditiva, se hacen más pruebas para confirmarla.
- Antes de los 6 meses de edad. Los bebés con pérdida auditiva comienzan a recibir tratamiento. Se les monitorea de forma continua.
- A los 9 meses de edad. A los niños que aprueban las revisiones iniciales, pero que presentan algún factor de riesgo para la pérdida auditiva, se les realizan más pruebas. Estas pruebas pueden necesitarse con más frecuencia para niños con mayor riesgo de pérdida auditiva o cuando hay nuevas preocupaciones sobre el oído.

*Niños en edad escolar*

- Al entrar al sistema escolar
- Todos los años, desde el jardín de niños hasta tercero de primaria
- En el primer año de secundaria
- En el primer año de preparatoria
- Al entrar al sistema de educación especial
- Al recursar un año
- Al ingresar a un nuevo sistema escolar, si las pruebas no se han hecho
- Tras las indicaciones de un padre o tutor, por alguna preocupación de la escuela o los médicos, o por factores de riesgo para la pérdida del oído

De forma adicional, los bebés que se considera que tienen un riesgo alto de pérdida auditiva deberán ser evaluados con regularidad. Este grupo incluye a bebés:

- Prematuros
- Que hayan sufrido una privación de oxígeno grave durante el parto o al poco tiempo de haber nacido
- Que estuvieron expuestos a una infección dentro del vientre, como rubéola o sífilis
- Que hayan estado expuestos al herpes al pasar por el canal de parto
- Que hayan tenido meningitis
- Que hayan tenido ictericia grave
- Que hayan sufrido algún traumatismo en la cabeza
- Que tuvieran una incompatibilidad sanguínea con la madre
- Que hayan nacido de una madre diabética
- Que hayan nacido de una madre que consumía drogas o alcohol
- Que hayan padecido infecciones de oído crónicas
- Que hayan tenido algún trastorno del sistema nervioso que esté relacionado con la pérdida auditiva
- Que tengan una historia familiar de pérdida auditiva en la infancia
- Que tengan problemas de oído interno como displasia de Mondini o acueductos vestibulares agrandados
- Que hayan tenido una infección de citomegalovirus
- Que hayan sido sometidos a quimioterapia

### Pruebas auditivas para niños

Las pruebas objetivas pueden emplearse con niños de todas las edades —incluidos los recién nacidos— pues el niño puede dormir o quedarse sentado durante los exámenes. Sin embargo, se presentan otros enfoques relacionados con la edad que los audiólogos pueden usar para hacer las pruebas. Los resultados suelen obtenerse a través de una combinación de pequeños audífonos, dispositivos de conducción ósea o altavoces de sonido de campo.

Hay cinco tipos comunes de pruebas de audición que suelen utilizarse con los bebés. He aquí más información sobre cada una de ellas, así como detalles sobre cómo funcionan.

*Respuesta auditiva del tronco encefálico*

Este tipo de prueba se puede realizar a cualquier edad, pero es en particular útil para bebés y niños pequeños. Primero, se colocan pequeños electrodos de grabación sobre la cabeza y detrás de las orejas. Después, se reproducen distintos sonidos de clic a diferentes volúmenes y frecuencias; los electrodos registran la respuesta proveniente del nervio auditivo.

*Emisiones otoacústicas*

Este tipo de pruebas pueden llevarse a cabo a cualquier edad, pero es más frecuente que se hagan en bebés y niños. La prueba implica poner una pequeña sonda en el oído y reproducir una serie de pitidos. La computadora registra la respuesta del oído a los sonidos.

Además de la respuesta auditiva del tronco encefálico y las emisiones otoacústicas, hay otras tres pruebas que suelen aplicárseles a los niños:

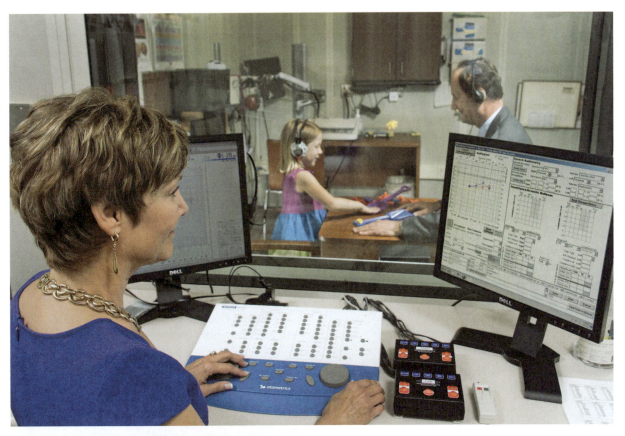

La audiometría por juego condicionado (arriba) procura activar las respuestas del niño mediante el juego. Por sencillo que parezca, estas actividades suelen permitirle al audiólogo determinar una aproximación de los niveles de audición de cada oído.

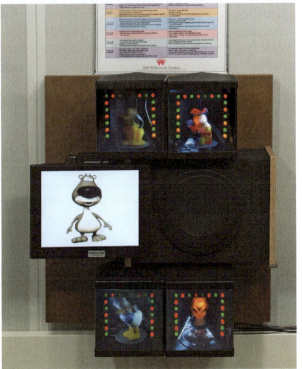

La audiometría de condicionamiento por refuerzo visual (izquierda) incorpora luces y juguetes animados como "refuerzos" del movimiento de los ojos o la cabeza de los niños en respuesta a distintos tipos de sonido.

LOS NIÑOS Y LA SALUD AUDITIVA   173

*Audiometría por observación de la conducta*

Este tipo de exámenes suelen aplicárseles a los niños más pequeños, desde recién nacidos hasta de 6 meses. Conlleva una cuidadosa observación de los cambios en el comportamiento del niño —ensanchamiento de los ojos, movimientos repentinos o cambios en los patrones de succión— después de la presentación de varios sonidos. Ya que los niños de esta edad no pueden responder de forma confiable, este tipo de exámenes deben interpretarse con cautela y junto con los resultados de pruebas objetivas.

*Audiometría de condicionamiento por refuerzo visual*

Estas pruebas suelen realizarse en niños de entre 6 meses y 2 años. Luces animadas y juguetes especiales fungen como "refuerzos" al movimiento de los ojos de los niños en respuesta a distintos tipos de sonido. Los sonidos llevados a cabo pueden incluir la voz del examinador o varias señales de frecuencia alta y baja.

*Audiometría por juego condicionado*

Esta prueba suele realizarse con niños de entre 2.5 y 5 años. Activa la respuesta del niño mediante el juego. Se le puede pedir que deposite pequeños bloques o figuras de juguete en un balde o golpear la punta de una pequeña pala llena de juguetes de plástico cada vez que escucha un sonido. Si bien estas actividades podrían parecer simples, pueden ser una ayuda confiable para el audiólogo al descubrir qué tan bien oye el niño, con frecuencia de cada uno de los oídos.

> **PARA SABER MÁS**
>
> ¿Cómo saber si tu hijo podría padecer pérdida auditiva? Aquí hay algunos tipos de expertos de Mayo Clinic: **links.mayoclinic.org/childhearing**

## PROBLEMAS AUDITIVOS EN EL NACIMIENTO

Algunos problemas auditivos que se presentan desde el nacimiento (congénitos) provienen de herencia. Otros se desarrollan en el vientre o se dan por las condiciones del parto.

La pérdida del oído en los niños puede tomar diferentes formas y tener diversas causas. Algunos niños nacen con pérdidas auditivas, mientras que otros las adquieren más tarde. Si bien la causa de la pérdida no siempre se sabe, cerca de una cuarta parte de las pérdidas de audición en los bebés puede ligarse a detonadores ambientales, como alguna infección de la madre durante el embarazo o complicaciones posparto. Pero la causa más común de la pérdida auditiva es un cambio genético (mutación) que provoca pérdida del oído en el nacimiento o durante la infancia temprana. En algunos casos, una combinación de mutaciones genéticas y detonantes ambientales puede ocasionar problemas auditivos.

Los genes están almacenados en el ADN y son los responsables de dar las instrucciones que les ayudan a las células a funcionar de forma correcta. Si éstos se ven alterados (mutan), puede haber problemas en la función de las células y ocasionar afecciones de salud. Las mutaciones genéticas pueden ser recesivas, lo que significa que dos copias del gen deben ser transmitidas al niño —una de cada padre— para que el niño corra el riesgo de desarrollar una afección. Las mutaciones también pueden ser dominantes, lo que significa que sólo se necesita una copia de un gen alterado para causar una afección o problema de salud en el niño.

La pérdida auditiva genética se describe como sindrómica o no sindrómica. En los casos sindrómicos, la pérdida de la audición es parte de un síndrome y uno de varios síntomas. Por ejemplo, los niños que nacen con síndrome de Waardenburg presentan pérdida auditiva e irregularidades en la coloración de la piel, los ojos y el cabello. Se conocen más de 400 síndromes genéticos que provocan pérdidas en la audición.

La gran mayoría de los niños que tienen pérdida auditiva genética padecen una forma no sindrómica de la misma, lo que significa que ésta no es parte de un síndrome más grande. Para estos niños, la pérdida auditiva es el único síntoma.

Hay muchas mutaciones genéticas que causan pérdida auditiva no sindromática. Las mutaciones genéticas más comunes que provocan pérdidas auditivas son:

- Una mutación en el gen GJB2 puede ocasionar sordera entre grave y profunda. Este gen es responsable de una proteína llamada conexina 26, que ayuda en la función de la cóclea.
- Una mutación en el gen STRC, que tiene una función en la producción de una proteína llamada estereocilia, puede provocar pérdida auditiva entre leve y moderada. La estereocilia ayuda con el funcionamiento adecuado de las células ciliadas en el oído.
- Mutaciones en el gen TECTA, un gen que promueve el movimiento de las células ciliadas sensoriales del oído, puede causar pérdida de la audición de las frecuencias medias.

## LA HISTORIA DE AÍDA: "UN PEQUEÑO MILAGRO"

Aída fue un bebé prematuro y no aprobó sus pruebas de audición como recién nacida. Después de su segunda prueba, los doctores les dieron a sus padres la difícil noticia de que Aída era sorda. También les explicaron que la probable causa era el síndrome de Waardenburg, un extraño trastorno genético que ocasiona sordera y cambios en la pigmentación del cabello, los ojos y la piel.

"Cuando lo escuchas por primera vez, piensas, 'No es cierto', o '¿Cómo podemos remediarlo? ¿Qué podemos hacer para que pueda oír?'. Creo que no estaba lista para la información que recibí", dice Melinda, la mamá de Aída.

Entre muchos otros de sus síntomas, el síndrome de Waardenburg puede provocar cambios en el oído interno que causan impedimentos en la audición. De acuerdo con algunos cálculos, entre 2 y 5 % de los casos de sordera de nacimiento son causados por el síndrome de Waardenburg.

Ya que los aparatos auditivos no ayudaban a Aída, sus padres recurrieron a los implantes cocleares. Le colocaron implantes en ambos oídos a los 7 meses de edad.

Aída se ha adaptado bien a los implantes, según sus padres. Lleva una diadema colocada en la cabeza para mantener los procesadores externos en su lugar, y parece entender su importancia.

"Se emociona al ver la diadema por la mañana", dice Melinda, la mamá de Aída. "Encender el sonido lo cambia todo; se torna más animada y se concentra más."

Aída trabaja con una terapeuta del lenguaje y con una maestra de la comunidad sorda. Además, tiene visitas regulares con un audiólogo para que le reprogramen los implantes cocleares y afinen los 22 canales para mejorar el sonido.

Aunque han existido retos en el camino —por ejemplo, dormir sola en su cama sin los implantes cocleares le daba miedo a Aída en un inicio—, la familia ha trabajado en conjunto para ayudarle a enfrentar sus miedos y a aprender sobre el mundo que la rodea.

Aída cuenta ya con 3 años y ha tenido varios triunfos con sus implantes cocleares: ahora sabe cómo ponérselos o volvérselos a acomodar si se caen. Puede emplear y comprender la lengua hablada incluso cuando los implantes no están encendidos. Y ya ha empezado a leer labios; de hecho, puede comunicarse vocalmente casi por completo incluso con los implantes cocleares apagados. "Todos estamos muy, muy sorprendidos", dice Melinda. "Por lo general, cuando están apagados, se pierde el sentido de cómo se forman las palabras."

Poder escuchar con los implantes cocleares también le ha ayudado a Aída en el aspecto social. Puede explicar, con sus propias palabras, qué son los implantes cocleares. Y puede oír lo que dicen otras personas, lo que enriquece sus relaciones. Por ejemplo, si su hermano dice que oye a un ave trinar o la sirena de un camión de bomberos, Aída lo puede oír también, y se le ilumina el rostro por la emoción de poder compartir la experiencia.

"Algo tan simple como eso es gigantesco para Aída", dice Melinda. "Es todo un pequeño milagro."

Todas estas mutaciones genéticas tienden a detonar la pérdida del oído a temprana edad o antes de que un niño comience a hablar. Dependiendo del problema, la pérdida auditiva puede ser progresiva, es decir, que empeorará con el paso del tiempo, o estable, lo que quiere decir que se mantendrá igual.

Las evaluaciones a los recién nacidos pueden identificar puntos a atender con respecto a la pérdida auditiva, por lo general antes de que el bebé siquiera salga del hospital. Pero, estas evaluaciones no pueden detectar mutaciones u otras causas. Las pruebas genéticas que usan el ADN, como las pruebas de sangre, pueden buscar mutaciones.

Identificar una causa genética puede facilitarles a los médicos a predecir cómo un trastorno hereditario podría progresar o en el caso de que otros síntomas aparezcan. Esto puede permitir que un paciente sepa qué debe esperar conforme crece y se desarrolla.

Es importante apuntar que las pruebas tienen sus limitaciones. Por ejemplo, no todos los genes que ocasionan pérdidas auditivas son conocidos, por lo que las pruebas genéticas podrían no encontrar la causa. En otros casos, puede ser difícil determinar si una mutación está provocando un trastorno o si sólo está presente.

Como ya aprendiste, a la mayoría de los recién nacidos se les hacen estudios de audición antes de salir del hospital. Aun cuando un bebé recibe resultados aprobatorios, es importante seguir con el monitoreo de su audición durante su desarrollo. Los monitoreos ayudan a detectar problemas en la audición. Un impedimento auditivo, una vez identificado, puede ser trabajado de forma correcta con aparatos auditivos o implantes cocleares. Tratar la pérdida auditiva es crítico para el desarrollo del habla y el lenguaje de un niño.

## PÉRDIDA AUDITIVA ADQUIRIDA EN NIÑOS

Mientras que varios problemas auditivos pueden desarrollarse al nacer, otros se presentan más tarde en la infancia. Al menos 1 de cada 5 niños con pérdidas auditivas las adquirieron después del nacimiento. Los monitoreos ayudan a detectar la pérdida auditiva para que pueda ser tratada.

Los niños pueden contraer una pérdida de la audición en cualquier momento, como resultado de una enfermedad, trastorno o lesión. La exposición del ruido es cada día una causa más frecuente de pérdida auditiva adquirida en niños. La pérdida auditiva puede ser provocada por:

- Exposición al ruido
- Infecciones de oído
- Fármacos que dañen el sistema auditivo (ototóxicos)
- Meningitis
- Sarampión
- Encefalitis
- Varicela
- Influenza
- Paperas
- Lesiones en la cabeza

Cada vez más niños padecen de pérdidas auditivas a causa del ruido. Los estudios muestran que 1 de cada 10 niños y adolescentes presentan pérdidas de audición ocasionadas por el ruido. Es importante hablar con los niños sobre qué ruidos pueden ser demasiado fuertes y cuándo usar protectores. (Puedes aprender más al respecto en el capítulo 4). Los limitadores de volumen, disponibles en la mayor parte de los dispositivos electrónicos portátiles, también pueden ayudar a prevenir las pérdidas auditivas provocadas por el ruido.

## APOYO PARA NIÑOS CON PÉRDIDA AUDITIVA

El diagnóstico y tratamiento temprano de la pérdida auditiva es importante. El tratamiento oportuno y efectivo ayudará a la salud general del niño, su desempeño en la escuela, empleo de la lengua, pensamiento y toma de decisiones, autoestima y relaciones interpersonales. Cuanto más rápido se traten los impedimentos auditivos, mejor podrá adaptarse y prosperar el niño.

Existen muchas alternativas de apoyo para familias y niños con pérdida auditiva. Consulta con tu audiólogo qué recursos están disponibles en tu localidad. El Acto de Educación para Individuos con Discapacidad (IDEA, por sus siglas en inglés) garantiza que los niños con pérdida de la audición reciban intervención y educación desde que nacen hasta los 21 años.

Los diversos consejos, técnicas y tecnologías sobre los que has leído en los capítulos anteriores pueden ayudarles a los niños a llevar una buena vida incluso con la pérdida auditiva. Además, los padres pueden utilizar ciertas habilidades junto con los aparatos auditivos y los implantes para reforzar el uso y comprensión de la lengua.

Los programas de formación de lengua están enfocados en la familia. Los programas empleados con niños incluyen:

- **Lengua de Señas Americana:** les enseña a los bebés y niños pequeños a usar un sistema lingüístico visual.
- **Auditivo-oral:** les enseña a los bebés y niños pequeños a utilizar la audición que tienen. Además, emplea gestos y la lectura de labios.
- **Auditivo-verbal:** les enseña a los bebés y niños pequeños con implantes cocleares a escuchar, a comprender la lengua hablada y a hablar.
- **Bilingüe:** les enseña a los bebés y niños pequeños la Lengua de Señas Americana y la lengua nativa de su familia.
- **Palabra complementada (bloques básicos):** les ayuda a los niños a comprender lenguas habladas.
- **Comunicación total:** les enseña a los bebés y niños pequeños a usar una combinación de técnicas para comunicarse en una lengua particular. Puede involucrar lengua de señas y habla al mismo tiempo.

Además, como con los adultos, hay muchos otros enfoques que pueden ser de ayuda para los niños. Limitar el ruido de fondo y hablar con claridad —y frente a frente— son todos ejemplos de ello. Los aparatos de asistencia auditiva, como los audífonos para televisión, también pueden ser de ayuda.

Con el apoyo y ayuda de un equipo de profesionales, los padres pueden elegir uno o varios de estos programas para ayudarle a su hijo a comunicarse. La clave es buscar la mejor combinación de dispositivos, terapias y enfoques para ayudarle a tu hijo a prosperar.

Confía en el equipo médico de tu hijo, así como en los recursos de la escuela y la comunidad, con el fin de crear el mejor plan para apoyarlo.

**PARTE 5**

# Equilibrio para principiantes

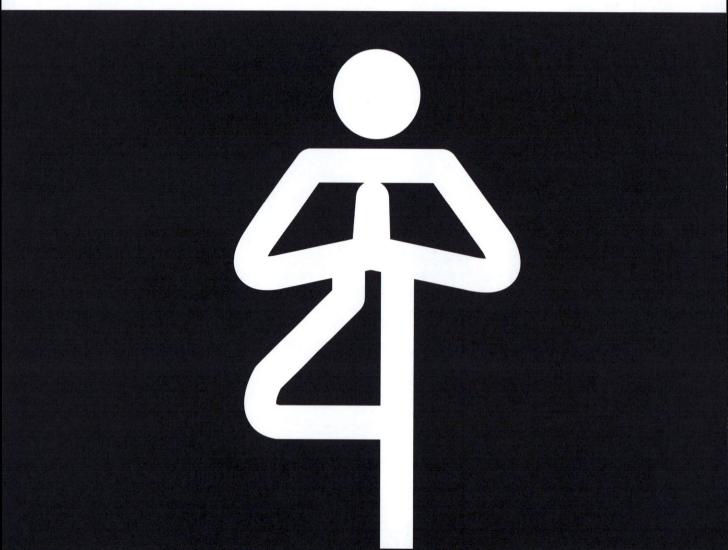

CAPÍTULO 13

# Hacerse una prueba de equilibrio

La palabra *mareo* se utiliza para describir toda una variedad de sensaciones: un falso sentido de movimiento, vértigo, debilidad, pérdida del equilibrio, inestabilidad al caminar. Puedes sentir que tu entorno está girando; a esa sensación la llamamos vértigo.

Existen varias causas para el mareo, que alteran el complejo sistema del equilibrio en tu cuerpo. Un elemento primordial de este sistema es el laberinto vestibular, el principal órgano del equilibrio que —junto con la cóclea— están dentro de tu oído interno. Algunos trastornos del oído interno, como ya sabemos, pueden causar tanto mareos como pérdidas de la audición.

El mareo y el vértigo —la sensación de que tu entorno se estremece o gira— suelen estar relacionados con trastornos vestibulares. Si tienes algún trastorno vestibular, tal vez experimentes también náusea o vómito, cambios en la frecuencia cardiaca y la presión sanguínea, miedo, ansiedad e incluso pánico. Estos efectos pueden hacerte sentir fatiga, depresión y falta de concentración.

Los doctores suelen poder determinar la causa del mareo y, para la mayoría de la gente, los signos y síntomas duran poco tiempo. Incluso cuando no se encuentra un motivo definitivo o en casos en los que el mareo persiste, tu doctor puede recetarte un tratamiento que suele aliviar los síntomas hasta un nivel manejable.

En este capítulo descubrirás cómo trabaja el cuerpo para mantener el equilibrio y qué estudios suelen realizarse cuando tienes problemas de equilibrio.

## MANTENERTE EQUILIBRADO

Tu sistema de equilibrio te permite mantenerte en pie mientras caminas y te mueves o cambias de posición. Ayuda a tener tu visión enfocada y despejada mientras giras la cabeza. El buen equilibrio también te mantiene consciente de la posición de tu cabeza en relación con el suelo.

Para conservar el equilibrio, tu cerebro necesita coordinar la información sensorial de tus ojos, tu oído interno, las plantas de tus pies y otras articulaciones importantes como tobillos, rodillas y cuello. Luego, las neuronas les dicen a los músculos del cuerpo cómo reaccionar y mantener tu posición.

Esta misma información te ayuda a formar tu percepción sobre cómo te orientas en el espacio, en qué dirección te mueves o qué tan rápido vas. A continuación, encontrarás más información sobre cómo trabaja tu sistema de equilibrio.

### Los ojos

Sin importar en qué posición estés —sentado, de pie, recostado o en movimiento— las señales visuales te ayudan a saber en dónde está situado tu cuerpo en el espacio. Cuando la luz llega a la retina, genera impulsos eléctricos que llegan hasta el cerebro a través del nervio óptico.

Tu cerebro interpreta estas señales como imágenes. El cerebro usa las imágenes para calcular, por ejemplo, qué tan alto está el asiento de tu silla con relación al piso, o cuán lejos está ese automóvil que se mueve frente a ti, o qué tan rápido te mueves en comparación con alguien que camina junto a ti.

### El sistema nervioso

En tu piel, músculos y articulaciones existen millones de neuronas. Cuando el tacto, la presión y el movimiento las estimulan, estas células mandan impulsos eléctricos al cerebro que comunican qué está haciendo tu cuerpo: por ejemplo, si estás recostado en un colchón muy suave o subiendo por una escalera.

La información sobre el movimiento de tu cuello o tobillos es en particular importante para el equilibrio, pues le dice a tu cerebro en qué dirección está girada la cabeza y qué tan firme estás plantado en el suelo.

### El laberinto vestibular

El laberinto vestibular es el órgano primario para el equilibrio. El cerebro emplea este órgano del oído para decirte en dónde está posicionada tu cabeza en relación con el espacio gravitacional, y si tu cabeza o cuerpo está cambiando de posición.

Aunque es posible que no estés tan consciente del laberinto vestibular como lo estás de tus ojos, el cerebro depende de sus aportes para el equilibrio. Esto es en especial cierto cuando la información de los ojos, las articulaciones o las plantas de los pies se ve afectada.

### Un sistema complejo

Los problemas con el mareo y el equilibrio pueden presentarse en cualquier parte del sistema sensorial. Para mantener

## TU SISTEMA DE EQUILIBRIO

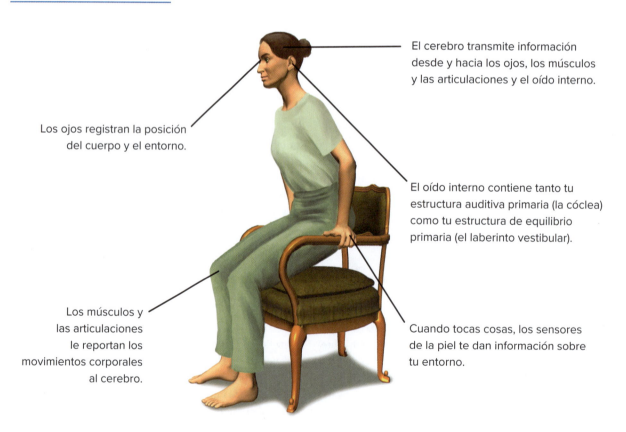

El cerebro transmite información desde y hacia los ojos, los músculos y las articulaciones y el oído interno.

Los ojos registran la posición del cuerpo y el entorno.

El oído interno contiene tanto tu estructura auditiva primaria (la cóclea) como tu estructura de equilibrio primaria (el laberinto vestibular).

Los músculos y las articulaciones le reportan los movimientos corporales al cerebro.

Cuando tocas cosas, los sensores de la piel te dan información sobre tu entorno.

el equilibrio en todo el espectro de las actividades diarias, es necesario que al menos dos de los elementos del sistema trabajen de manera correcta.

Por ejemplo, tal vez no pierdas el equilibrio si cierras los ojos mientras te bañas. Esto es porque las señales del oído interno y los nervios musculoesqueléticos te mantienen en pie. Sin embargo, si tu sistema nervioso central no puede procesar las señales de manera correcta o si tu laberinto vestibular no funciona adecuadamente, podrías marearte y caerte en la ducha.

## PRUEBAS PARA PROBLEMAS DE EQUILIBRIO

Si estás pasando por episodios de mareo con frecuencia, o si duran mucho tiempo, coméntalo con tu médico. Es posible que necesites hacer varias pruebas para evaluar la salud de tu oído interno y tu sistema de equilibrio. Un audiólogo puede llevar a cabo estas pruebas.

Los resultados de las pruebas pueden ayudar a revelar si uno o ambos oídos están dañados y qué tan bien funcionan juntos tu oído interno, tus ojos, músculos y articulaciones. Los resultados también pueden mostrarte si podrías beneficiarte de algún tipo de terapia.

Tal vez te pidan que no bebas alcohol o que tomes algunos sedantes o tranquilizantes 24 horas antes de las pruebas.

También se recomienda que mantengas ayuno al menos dos horas antes de los exámenes. Es recomendable que lleves ropa cómoda para las pruebas que requieren el uso de un arnés. A la mayoría de la gente las pruebas para diagnosticar mareos les resultan sencillas y poco intimidantes. Sin embargo, algunas veces, pueden hacerte sentir náuseas, vértigo o ansiedad. Habla con tu audiólogo sobre cualquier preocupación que pudieras tener, antes, durante o después de las pruebas.

Las pruebas de equilibrio pueden incluir las siguientes:

### Prueba auditiva

Ya que tanto la cóclea como el laberinto vestibular están en el oído interno, por lo general los problemas con alguna de estas dos estructuras implican problemas en la otra. Por esta razón, una prueba auditiva suele ser una parte normal de una prueba de equilibrio. Puedes encontrar más detalles sobre las pruebas auditivas en el capítulo 7.

### Nistagmografía

Una nistagmografía consiste en una serie de pruebas que sirven para evaluar cómo el oído interno y los ojos trabajan

---

### ¿QUÉ ESPERAR?

En tu prueba de equilibrio, responderás preguntas sobre tus síntomas. Es posible que te pidan llenar un cuestionario para ayudarte a describir el problema. Estas respuestas pueden ayudar a determinar qué tipos de pruebas necesitan hacerte.

Es normal no saber qué esperar durante las pruebas de equilibrio. Quizá llegues incluso a preocuparte por que las pruebas te hagan sentir peor. Quizá te reconforte saber que la mayoría de las personas que se someten a éstas dicen que no son tan terribles como imaginaron que serían.

Durante las pruebas, podrías sentir mareos o debilidad. Esto podría provocarte miedo o ansiedad, algo que sucede con cierta regularidad. Estas sensaciones suelen durar sólo unos minutos y luego desaparecen.

Antes de tu prueba de equilibrio, dile a tu audiólogo si eres propenso a marearte en el automóvil o avión. Y, si durante la prueba sientes incomodidad o miedo y quieres que la prueba se detenga, levanta la voz. Esta retroalimentación es importante para el audiólogo, pues le da información que ayuda a aislar el motivo del mareo. Si tienes preguntas antes, durante o después de las pruebas, hazlas.

Después de las pruebas, es mejor que alguien más te lleve a casa. Puedes sentir cansancio y un poco de debilidad, pero estas sensaciones deberían de desaparecer después de un tiempo.

juntos. La electronistagmografía se lleva a cabo con electrodos que recolectan la información. La videonistagmografía se vale de pequeñas cámaras de video. Estas pruebas se utilizan para estudiar el mareo y el vértigo.

Cuando giras la cabeza, tu oído interno le informa al cerebro sobre este movimiento. El cerebro, a su vez, les da una señal a los músculos oculares en el reflejo vestibulocular. En otras palabras, tus ojos se mueven al lado contrario del que mueves la cabeza, lo que te permite mantener un objeto en un campo de visión fijo.

Las electronistagmografías y videonistagmografías detectan periodos de movimientos no controlados, de un lado a otro, de los ojos (nistagmo). Un nistagmo puede ser motivo de un trastorno o lesión que interfiere con el reflejo vestibulocular.

Para las pruebas de videonistagmografía, pueden indicarte que uses un visor especial equipado con pequeñas cámaras infrarrojas. Estas cámaras hacen un seguimiento continuo de tus ojos (como se muestra más adelante). Si los movimientos del ojo ocurren sin un estímulo —por ejemplo, sin que cambies la posición de la cabeza— podrías estar teniendo un nistagmo.

Para las pruebas de electronistagmografía, en lugar de un visor, se pegan electrodos en diferentes puntos alrededor de los ojos para registrar la actividad.

Para conocer qué tan bien responden tus movimientos oculares a las señales de tu oído interno, podrían pedirte que mires a un punto de luz o un lugar fijo, seguir puntos de luz que rotan con los ojos, o recostarte en varias posiciones mientras registran el movimiento de tus ojos.

El movimiento de tus ojos también se puede rastrear con una prueba calórica. Para ésta, agua caliente o fría circula por un tubo suave que se introduce dentro del canal auditivo. Conforme las distintas temperaturas estimulan el oído interno, un audiólogo observa el movimiento de los ojos.

*Prueba de impulso cefálico*

La videoprueba de impulso cefálico es una nueva forma de videonistagmografía. Mide cómo se mueve el ojo en respuesta a movimientos breves y rápidos de la cabeza. Para este examen, necesitas tener puesto un visor ajustado y conservar los músculos del cuello relajados.

Durante la prueba, el audiólogo te pedirá que mires hacia un objetivo y muevas la cabeza hacia adelante y atrás. Una computadora monitorea qué tan fija se mantiene tu mirada sobre el objetivo mientras mueves la cabeza. Rápido y cómodo, este examen suele hacerse junto con otros más para tener una evaluación detallada del funcionamiento del oído interno.

### Pruebas de rotación

Estas pruebas no son tan comunes como las demás sobre las que has leído, así que no se le practican a cualquier persona. Ya que estas pruebas son costosas, no todos los laboratorios las ofrecen.

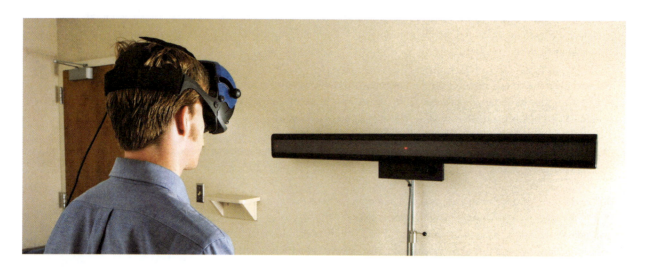

Una parte de la videonistagmografía conlleva seguir un punto de luz con los ojos mientras éste se desplaza por una barra electrónica horizontal. Este examen evalúa qué tan bien las partes del cerebro dedicadas al sistema de equilibrio controlan los movimientos oculares.

> ### ¿DEBERÍA DE PREOCUPARTE EL MAREO?
>
> Por lo general, cualquier periodo de mareos graves o recurrentes amerita una consulta médica. Aunque es poco frecuente que el mareo sea una señal de una enfermedad grave, acude a tu médico de inmediato si tienes mareos o vértigo junto con alguno de los siguientes síntomas:
>
> - Dolores de cabeza nuevos, diferentes o graves
> - Visión doble o borrosa
> - Pérdida de la audición
> - Problemas de habla
> - Debilidad en piernas o brazos
> - Pérdida de la conciencia
> - Caídas o dificultades al caminar
> - Adormecimiento o cosquilleos
> - Dolor en el pecho o frecuencia cardiaca baja o elevada
>
> Estos signos y síntomas podrían ser indicadores de un problema más serio.

Las pruebas de rotación tienden a ser sensibles a los problemas con el oído interno. Por ejemplo, pueden mostrar si tus problemas de equilibrio se deben a algún fármaco que estés tomando. En uno de los tipos de prueba de rotación, el audiólogo puede utilizar electrodos o visores equipados con cámaras infrarrojas para monitorear el movimiento de tus ojos mientras tu cuerpo rota en distintas direcciones y a diferentes velocidades. Por seguridad, se te sujeta a una silla con un arnés y se te asegura la cabeza en el respaldo.

Por lo general, el consultorio está oscuro y el audiólogo está sentado frente a una consola y una computadora del otro lado de la puerta. Un micrófono y audífonos te permiten hablar con el audiólogo. Con frecuencia, la silla controlada por la computadora se mueve de manera lenta y da un giro completo. A velocidades mayores, se mueve de un lado a otro en un arco pequeño mientras se registran los movimientos oculares. En lugar de hacer girar la silla, el audiólogo podría hacer que te enfoques en un objeto y que muevas la cabeza de lado a lado o de arriba abajo durante periodos breves. Para simplificar el examen aún más, el audiólogo puede observar los movimientos de tus ojos mientras te mueve la cabeza con las manos o te da vueltas en una silla giratoria.

### Prueba Dix-Hallpike
La prueba Dix-Hallpike puede determinar si algunos movimientos de la cabeza detonan una forma de vértigo conocida como vértigo postural paroxístico benigno (VPPB, por sus siglas en inglés). Este tipo de vértigo se caracteriza por ráfagas repentinas y breves de vértigo (ver capítulo 15).

La prueba inicia contigo sentado en una mesa. El audiólogo puede estudiar tus ojos de forma directa en busca de movimientos (nistagmos) característicos del VPPB. O podría pedirte que te pongas un visor especial equipado con cámaras que proyectan el movimiento de los ojos en una pantalla.

Luego ocurrirán los siguientes pasos:

- El audiólogo te moverá la cabeza hacia la izquierda o a la derecha en un ángulo de más o menos 45 grados.
- Pasarás de estar sentado a recostarte, con la cabeza extendida sobre la orilla de la mesa en el mismo ángulo, sostenida por el audiólogo.
- El audiólogo observará tu movimiento ocular. Si algún nistagmo se presenta, éste indicará el origen del problema.

Esto se lleva a cabo para ambos oídos. Si tienes VPPB, quizás experimentes vértigo entre 2 y 10 segundos después de haber cambiado de posición. La sensación puede durar entre 30 segundos y 1 minuto. La dirección del nistagmo le dirá al audiólogo cuál de los oídos está dañado.

### Posturografía
La posturografía evalúa qué tan bien puedes integrar la información sensorial que llega desde distintas partes de tu

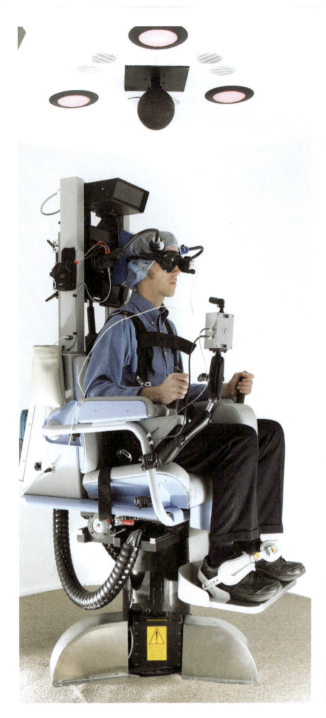 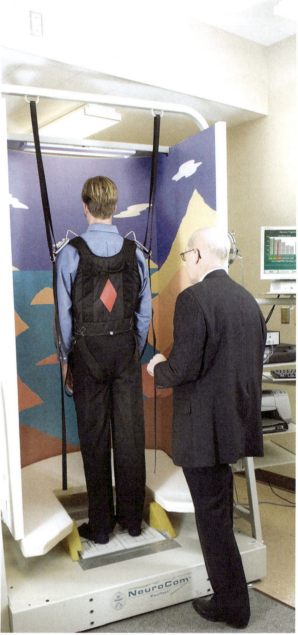

Durante una prueba de rotación, puedes estar sentado en una silla giratoria en un consultorio oscuro. El audiólogo monitoreará el movimiento de tus ojos mientras tu cuerpo rota sobre la silla controlada por una computadora en diferentes direcciones y a velocidades distintas.

La posturografía mide qué tan bien mantienes el equilibrio cuando tus sistemas sensoriales se alteran un poco. Una plataforma detecta cambios en cómo distribuyes tu peso mientras permaneces de pie.

sistema de equilibrio: ojos, sistema vestibular en el oído interno, músculos y articulaciones, y plantas de los pies. El examen revela de qué elementos del sistema dependes más para tu equilibrio, sea por su cuenta o en combinación con otros elementos.

Para este estudio, usarás un arnés, así que es recomendable emplear ropa cómoda. Te pararás en una plataforma frente a una pantalla con un patrón. Durante el examen, una computadora monitoreará qué tan bien mantienes el equilibrio. Un audiólogo estará cerca para ayudarte a mantenerte de pie, en caso de ser necesario.

### Potencial Evocado Miogénico Vestibular (VEMP)

Una prueba de Potencial Evocado Miogénico Vestibular (VEMP, por sus siglas en inglés) recoge información sobre las dos áreas del oído interno que te ayudan a mantener el equilibrio. Para llevar a cabo la prueba, necesitas recostarte bocarriba. El audiólogo te colocará electrodos en el cuello y debajo de los ojos.

En uno de los tipos de esta prueba, el cervical (cVEMP), los sonidos son mandados a cada oído a través de pequeños audífonos en tus oídos. Te pedirán que levantes la cabeza y la gires a la izquierda o a la derecha. Los electrodos captarán señales del cuello para saber si el reflejo está funcionando de forma correcta.

Para el otro tipo de esta prueba, la ocular (oVEMP), puedes utilizar los mismos pequeños audífonos para escuchar el sonido o el audiólogo te colocará un pequeño dispositivo detrás de la oreja para hacer que el hueso vibre. El audiólogo estudia cómo los músculos de los ojos responden al estímulo.

Cada tipo de prueba mide la actividad en diferentes partes del sistema de equilibrio y ayuda a diagnosticar variados tipos de trastornos vestibulares.

### Otras pruebas

Las resonancias magnéticas pueden revelar toda una variedad de trastornos, como tumores, que pueden dañar las estructuras cerebrales. Las tomografías computarizadas pueden emplearse para buscar fracturas u otros problemas en el cráneo.

Además, puedes realizarte estudios de sangre para revisar si hay alguna infección subyacente. Y ya que la presión sanguínea y la circulación pueden afectar el mareo, puedes hacerte exámenes para verificar tu salud cardiaca y circulatoria.

### DESPUÉS DE UNA PRUEBA DE EQUILIBRIO

Las pruebas a las que te sometas durante una evaluación de tu equilibrio, de forma ideal, le ayudarán a tu audiólogo a saber cuál es la causa de tu mareo y poder encaminarte hacia una forma de corregirlo o controlarlo. En el siguiente capítulo, aprenderás sobre los principales trastornos del equilibrio y sus tratamientos.

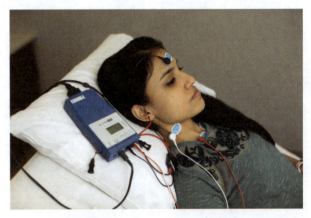

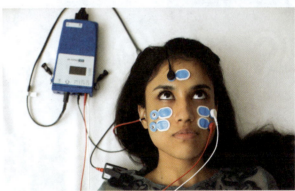

Para las pruebas de VEMP, te pedirán que contraigas los músculos del cuello o que veas hacia arriba para registrar tus respuestas.

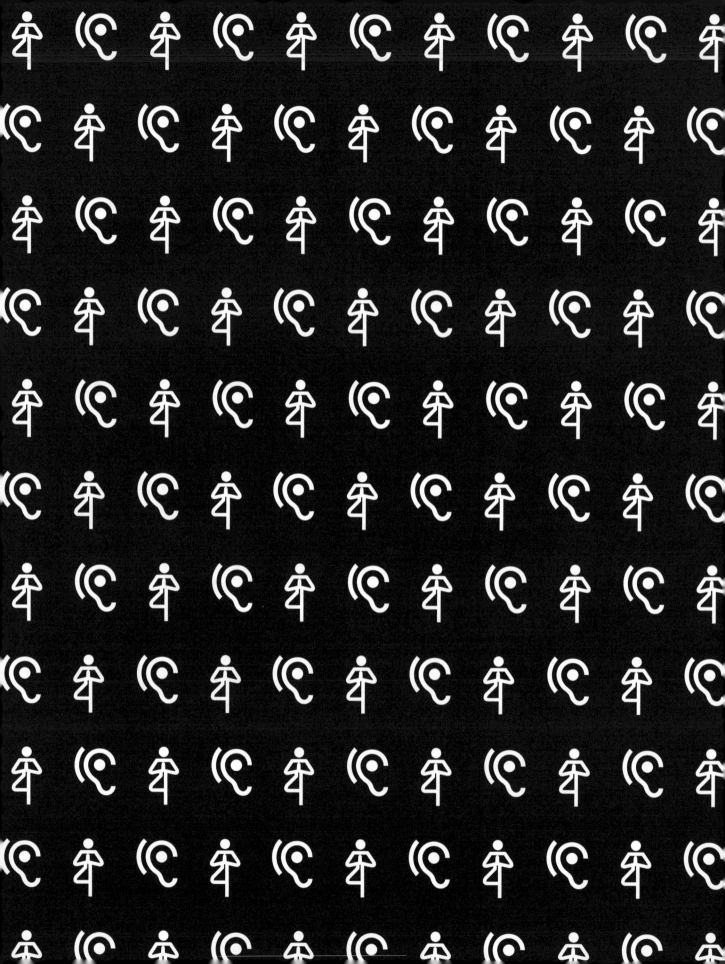

## CAPÍTULO 14

# Problemas de equilibrio y mareos

Por lo regular podemos mantener el sentido del equilibrio sin siquiera pensarlo, gracias a los años de práctica y los estímulos sensoriales sanos. Pero, es probable que hayas experimentado breves episodios de mareo en algún momento de la vida. El mareo momentáneo suele ser provocado por un cambio abrupto y rápido en el entorno.

Podrías marearte de forma momentánea si tu cerebro se vuelve consciente de un estímulo sensorial inusual, como la primera vez que abordas un barco. Otro ejemplo puede ser cuando te bajas por primera vez de una caminadora, en donde por lo regular tardamos unos cuantos segundos en ajustarnos al hecho de que el entorno vuelve a quedarse atrás cuando avanzamos.

El mareo, además, puede ser resultado de información sensorial conflictiva. Por ejemplo, si estás en una sala de cine viendo la toma de un paisaje filmada desde la ventanilla de un tren de alta velocidad, tus ojos recibirán la señal de movimiento, mientras que, al mismo tiempo, tus músculos, nervios y sistema vestibular te dirán que estás quieto. Por ende, podrías llegar a marearte de forma momentánea.

Los giros o movimientos repentinos también ocasionan una sensación de mareo. Aun si dejas de moverte, el líquido en el oído interno seguirá moviéndose un ratito, y eso es lo que te hace sentir mareado. Cuando el líquido al fin se detiene, el mareo desaparece.

El mareo causado por estos cambios ambientales no suele ser grave. Sin embargo, los episodios repentinos, intensos o prolongados de mareo, vahído, aturdimiento o vértigo pueden ser síntomas de un trastorno subyacente. A veces, son resultado de una alteración en el sistema vestibular.

A continuación, se describen posibles motivos de los mareos y la pérdida de equilibrio que no tienen que ver con el oído.

### Baja presión sanguínea
La tensión arterial baja puede causar mareos, aturdimiento o desmayos cuando te pones de pie demasiado rápido. El término médico para nombrar esto es hipotensión ortostática (hipotensión postural).

### Mala circulación sanguínea
Un flujo sanguíneo insuficiente hacia el cerebro puede causar mareos, mientras que un flujo sanguíneo deficiente hacia el oído interno puede provocar vértigo. La mala circulación sanguínea suele ser resultado de un problema cardiaco, como arterias bloqueadas o palpitaciones irregulares (arritmia).

### Múltiples déficits sensoriales
La falta de transmisión de información por parte de los ojos, los nervios, los músculos y las articulaciones puede ocasionar una sensación de inestabilidad. Esto ocurre en casos de deterioro de la vista, daño nervioso en los brazos y las piernas (neuropatía periférica), osteoartritis y debilidad muscular.

### Trastornos de ansiedad
Estos trastornos incluyen ataques de ansiedad y el temor a salir de casa o a estar en espacios grandes o al aire libre (agorafobia). Esto puede hacerte sentir aturdido o mareado.

Hasta algunas formas leves de ansiedad circunstancial pueden provocarles mareos a algunas personas.

### Hiperventilación

La respiración inusualmente rápida, que suele acompañar a los trastornos de ansiedad, puede causar mareos.

### Trastornos del sistema nervioso central

Entre ellos están la enfermedad de Parkinson, la esclerosis múltiple, tumores o accidentes cerebrovasculares.

### Migrañas

Sin importar si los episodios de migraña incluyen o no dolor de cabeza, cada vez está más aceptado que son una causa frecuente de mareos.

### Reacciones a los medicamentos

La acción de ciertos fármacos puede dañar los órganos de la audición y el equilibrio en el oído interno. Por esta razón, se considera que estos medicamentos son ototóxicos (*oto-* significa "oído"). En el capítulo 4, encontrarás una lista de ototóxicos comunes. Cuantos más fármacos tomes, más riesgo hay de sufrir efectos secundarios en los sistemas de la audición y el equilibrio.

Los efectos de estos medicamentos, que pueden ser entre leves e intensos, suelen depender de la dosis y de la cantidad de tiempo que se ingieren, así como de factores como el nivel de función renal y hepático.

Entre los signos y síntomas de ototoxicidad están:

- Aparición de tinnitus en un oído o ambos
- Agudización del tinnitus ya existente
- La sensación de tener uno o ambos oídos tapados
- Pérdida de la audición o agudización de una pérdida auditiva previa
- Visión borrosa al mover la cabeza
- Pérdida del equilibrio

Cuando vayas a consulta, coméntale a tu médico si has tenido algún problema auditivo o de equilibrio; si has experimentado problemas de equilibrio después de tomar ciertos medicamentos, pues eso podría evitar que te expongas de forma innecesaria a ototóxicos.

La falta de equilibrio puede persistir después del consumo de ciertos fármacos, pero la rehabilitación vestibular puede enseñarte a ajustarte o a lidiar con la pérdida de equilibrio persistente. Encontrarás mayor información al respecto en el capítulo 16.

El uso de alcohol también puede ocasionar vértigo y nistagmo, pero estos síntomas son temporales y suelen desaparecer una vez que se disminuyen los efectos del alcohol. No obstante, pueden durar hasta 24 horas. El abuso prolongado del alcohol puede dañar partes del cerebro y causar problemas de desequilibrio permanentes.

## TRASTORNOS VESTIBULARES

Si los resultados de tu examen de equilibrio sugieren que tus síntomas son provocados por un problema con el sistema de equilibrio (un trastorno vestibular), te podrían diagnosticar un problema del oído interno como enfermedad de Ménière, laberintitis, neuritis vestibular y neuroma acústico. Todos estos trastornos, descritos en el capítulo 4, pueden ocasionar mareos.

No obstante, existen muchas otras afecciones que también pueden generar mareos. A continuación, se describen algunos de los trastornos vestibulares más frecuentes.

### Migraña vestibular

La causa más frecuente de vértigo en adultos es el vértigo postural paroxístico benigno (VPPB, por sus siglas en inglés), el cual se explica a detalle en el capítulo 15.

La migraña vestibular es la segunda causa más común de vértigo en adultos. Las migrañas se relacionan desde hace mucho con mareos, los cuales pueden manifestarse como que todo da vueltas, inestabilidad, aturdimiento, mareo espontáneo o mareo provocado por el movimiento.

Esto significa que la forma en que se manifiesta el mareo no determina si es ocasionado por una migraña. El mareo que acompaña las migrañas es episódico y puede no siempre presentarse junto con dolor de cabeza.

Por lo general, la gente con migraña vestibular ha padecido migrañas durante varios años. No obstante, el vínculo entre el mareo y la migraña no siempre está del todo definido.

En la actualidad, mucha gente cuyos síntomas incluyen tanto dolores de cabeza como mareos reciben un diagnóstico de migraña vestibular.

Aunque la migraña es común en personas con migraña vestibular, éstas también suelen presentar los siguientes síntomas:

- La sensación de estar en movimiento, aunque estén estáticos (vértigo interno)
- La falsa sensación de que la habitación está girando (vértigo externo)

- Sensibilidad a los sonidos
- Mareo por movimiento

Una migraña vestibular puede persistir apenas unos minutos o más de 24 horas. La inestabilidad que conlleva puede durar un día entero o hasta más.

Se pueden usar varios fármacos para prevenir y tratar la migraña vestibular. Entre otras estrategias está dormir bien, controlar el estrés, mantenerse hidratado y evitar detonantes alimenticios y ambientales.

### Mareo postural perceptivo persistente

Otra causa de mareo es el mareo postural perceptivo persistente (PPPD, por sus siglas en inglés), una afección que se suele vincular con trastornos vestibulares, migrañas, ansiedad, ataques de pánico y un trastorno del sistema nervioso llamado disautonomía. El mareo persistente suele presentarse con el movimiento y empeora en entornos con mucho movimiento, como estar en medio de una multitud o en un supermercado, cine o aeropuerto. Las tareas que requieren coordinación mano-ojo pueden dificultarse. Antes, a esta afección se le conocía como síndrome de mareo subjetivo crónico.

El PPPD es una respuesta condicionada que se desarrolla por la ansiedad que puede ser generada cuando el mareo es causado por alguna otra razón. Los fármacos que se usan para tratar la ansiedad o la depresión pueden ayudar a controlar esta afección, al igual que la terapia vestibular y de equilibrio.

### Trastornos de la tercera ventana

Los trastornos de la tercera ventana se presentan cuando hay un defecto en la estructura ósea del oído interno. Estos trastornos suelen causar vértigo inducido por sonidos o por presión.

Existen varias afecciones que entran dentro de esta clasificación, incluyendo la fístula perilinfática y la dehiscencia del canal semicircular superior.

---

### CIRUGÍA PARA TRASTORNOS VESTIBULARES

El vértigo y otros síntomas de trastornos vestibulares se suelen tratar con medicamentos y terapia de rehabilitación, pero además, existen opciones quirúrgicas. La alternativa elegida depende de la frecuencia e intensidad de los síntomas, la cantidad de audición que conserves, tu estado de salud en general y tus preferencias personales.

Las cirugías que pueden usarse para tratar trastornos vestibulares incluyen:

- Reparación de fisura de la ventana oval o de la ventana redonda que llevan del oído medio al oído interno (fístula perilinfática).
- Colocación de tejido en una fisura en la parte superior de uno de los canales semicirculares o bloqueo del canal (dehiscencia del canal semicircular superior).
- Drenaje del fluido excesivo (endolinfa) del saco endolinfático colocado cerca del hueso mastoideo, detrás de la oreja. A este procedimiento se le conoce como descompresión endolinfática.
- Corte del nervio vestibular (sección del nervio vestibular) antes de donde se une con el nervio auditivo. Este procedimiento puede eliminar potencialmente el vértigo mientras se preserva la audición. Puede ser una opción razonable para personas jóvenes con síntomas intensos de enfermedad de Ménière que no tengan otros problemas de salud significativos.
- Destrucción del oído interno (laberintectomía). Es una cirugía muy sencilla que conlleva menos riesgos que la sección del nervio vestibular. Dado que el procedimiento destruye el laberinto, se suele reservar para personas que no tienen audición útil en el oído afectado. Después de la cirugía, el cerebro se va acostumbrando de forma gradual y compensa la pérdida del mecanismo de equilibrio en un oído apoyándose en el mecanismo funcional del otro oído. La terapia vestibular y de equilibrio puede ayudar a acelerar este proceso de compensación.

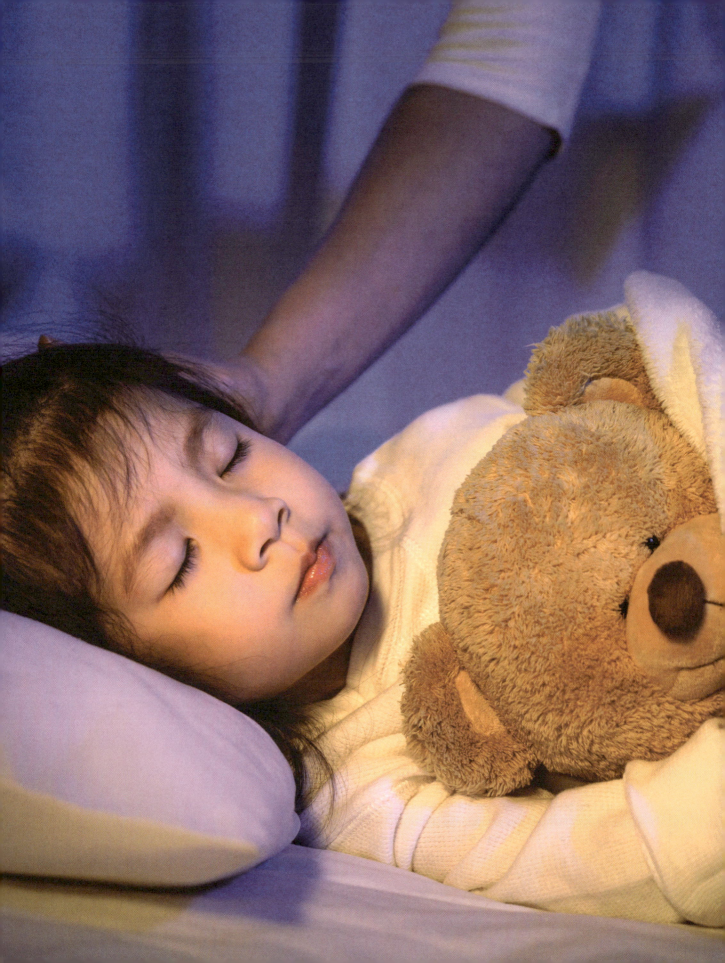

## MAREO EN NIÑOS

Los niños de todas las edades pueden tener problemas de mareo y falta de equilibrio. Aunque no con tanta frecuencia como en los adultos, los niños pueden padecer muchas de estas afecciones. La más común en niños es el mareo vinculado a la migraña. En niños menores, una causa regular de mareo es también la infección de oído.

La descripción que haga el niño de su mareo, así como cualquier observación provista por sus padres u otros cuidadores, es parte fundamental de la evaluación. Todas las pruebas que se emplean para evaluar los mareos en adultos se pueden usar también en niños, aunque con modificaciones (como, por ejemplo, que el niño se siente en el regazo de su padre o madre durante la prueba de silla rotatoria), en caso de ser necesario. Además, se puede realizar una evaluación auditiva.

El tratamiento que se da a niños para los problemas de mareo suele ser igual que el que se da a adultos. En casos de migraña, se pueden utilizar fármacos cuando es necesario, pero también es útil descansar en una habitación oscura y silenciosa.

*Fístula perilinfática*
La fístula perilinfática es un desgarre u otro defecto que permite que el fluido (perilinfa) del oído interno se filtre hacia el oído medio (que está lleno de aire).

Esta afección suele ser provocada por traumatismos en la cabeza, pero también puede ser producida por cambios rápidos en la presión atmosférica que se experimentan al llevar a cabo maniobras de aviación o buceo. Inclusive se puede suscitar en casos de esfuerzo extremo, como al levantar algo muy pesado o dar a luz.

Es una afección controversial porque los defectos o agujeros en la membrana son muy pequeños y difíciles de detectar, lo cual dificulta el diagnóstico. Entre los signos y síntomas de fístula perilinfática están: vértigo, falta de equilibrio, náuseas y vómito. Una fístula de esta índole también puede provocar tinnitus y pérdida auditiva. El reposo absoluto y evitar movimientos repentinos suelen permitir que la rotura sane por sí sola. Si eso no funciona, se puede realizar una cirugía para reparar la pequeña apertura.

*Dehiscencia del canal semicircular superior*
La dehiscencia del canal semicircular superior (SSCD, por sus siglas en inglés) es un tipo de fístula que implica una apertura inusual en el oído interno. Pero, en el caso de la SSCD, esta apertura está en la parte superior de uno de los canales semicirculares del laberinto vestibular, en donde no existe hueso cubriendo el canal.

El síntoma primario relacionado con la SSCD es mareo al hacer esfuerzo (por ejemplo, al levantar algo pesado) o al oír sonidos fuertes como ladridos de perro. Incluso algunas personas escuchan sonidos corporales internos, como los latidos de su corazón o el movimiento de sus ojos. Esta afección puede implicar un tipo específico de pérdida auditiva.

Aunque no es fácil de diagnosticar, la SSCD no es tan controversial como una fístula de la ventana oval o de la ventana redonda. Esto se debe a que la apertura del canal semicircular se puede detectar con apoyo de una tomografía computarizada o algunos exámenes audiológicos. El defecto se puede reparar con cirugía, lo que alivia el mareo y permite que la audición vuelva a la normalidad.

## LA FALTA DE EQUILIBRIO Y EL MAREO SON TRATABLES

La mayor parte de las veces, los problemas vestibulares no ponen en riesgo la vida, y tu médico puede brindarte estrategias para enfrentar la afección. La clave está en colaborar con tu equipo de cuidados médicos para encontrar la mejor combinación de terapias para abordar tus síntomas. En la siguiente sección encontrarás estrategias para lidiar a diario con los problemas de equilibrio y con el mareo crónico.

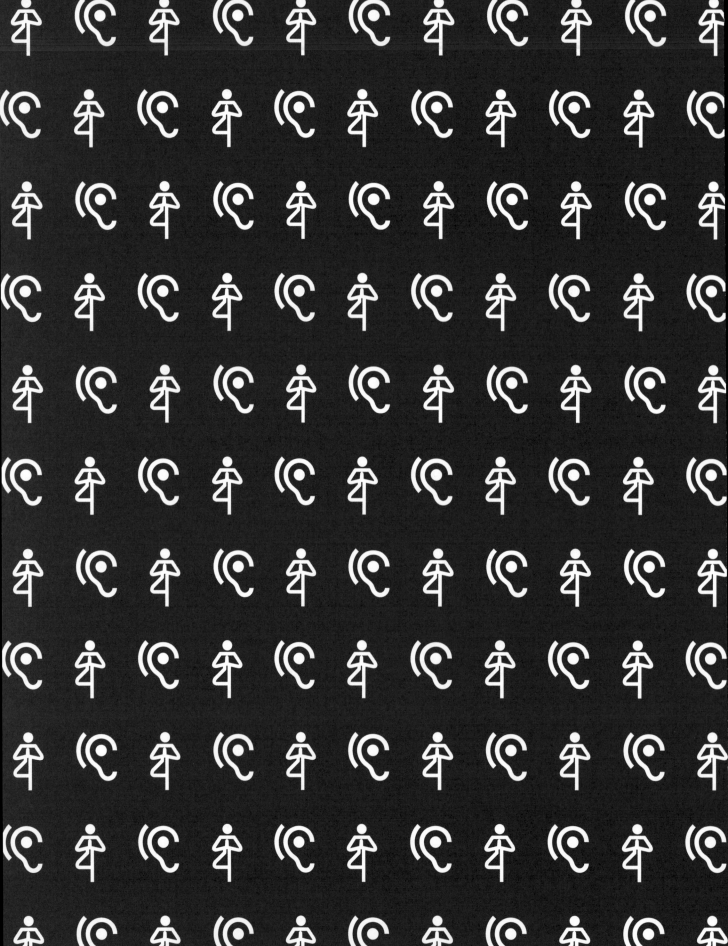

CAPÍTULO 15

# Vértigo postural paroxístico benigno (VPPB)

Teresa estaba ayudando a su amiga a empacar para mudarse. En un momento dado, tuvo que estirarse para ir sacando uno por uno los vasos de una vitrina, envolverlos y colocarlos en una caja. "A la mañana siguiente", relata Teresa, "desperté con náuseas y sintiendo que todo daba vueltas. Sólo se me quitaban las náuseas si me recostaba de lado".

Tiempo después, Teresa tuvo una experiencia parecida al ayudar a otra amiga a colgar cuadros en su pared, ocasión en la que tuvo que alzar y bajar la mirada una y otra vez. "De nueva cuenta", comentó Teresa, "a la mañana siguiente desperté con náuseas y con la sensación de que todo daba vueltas".

Hasta la fecha, experimenta estos síntomas cada vez que agacha la cabeza. También empezó a tener problemas de equilibrio. Su médico le diagnosticó vértigo postural paroxístico benigno (o VPPB, por sus siglas en inglés). El VPPB es la causa más frecuente de vértigo relacionada a un problema con el sistema del equilibrio. De toda la gente que consulta al médico por mareos, casi a la mitad se le diagnostica VPPB.

En este capítulo veremos de cerca esta afección y cómo lidiar con ella.

## ¿QUÉ ES EL VPPB?

El oído interno alberga un sistema complejo que ayuda al equilibrio. En capítulos anteriores explicamos que el sistema de equilibrio del oído interno consiste en tres tubos en forma de bucle (canales semicirculares). Estos tubos contienen fluido que monitorea la rotación de la cabeza y se conectan a una estructura parecida a un saco que se llama utrículo.

Al interior del utrículo existen diminutos cristales llamados otoconias. Éstos están adheridos a sensores que te ayudan a detectar la gravedad y el movimiento en línea recta. Estos sensores, a su vez, envían mensajes al cerebro a través del nervio vestibular, proceso que nos ayuda a mantener el equilibrio.

En el caso del VPPB, los diminutos cristales que nos ayudan a mantener el equilibrio se desplazan y se mueven de la parte del oído interno donde suelen hacer su función a otra área del oído interno. Cuando estos diminutos cristales se desplazan de su lugar, podrías sentir como si estuvieras girando o moviéndote. Inclusive podrías perder el equilibrio, sentirte inestable, experimentar náuseas o incluso vomitar.

Un episodio de VPPB se puede detonar cuando tu cabeza cambia de posición, lo cual puede pasar al levantarse de la cama o acostarse, al girar sobre la cama, al alzar la mirada, al mirar por encima del hombro o al enderezarse estando sentado. Esta sensación es repentina, breve y, por lo general, intensa. El episodio puede durar entre unos cuantos segundos y algunos minutos.

Casi un tercio de las personas que tienen un episodio de VPPB tendrán otro. Este trastorno es dos veces más común en las mujeres que en los hombres. El VPPB suele aparecer entre los cuarenta y cincuenta años, y los episodios ocurren con más frecuencia conforme la persona va envejeciendo.

Cerca de la mitad de las personas con VPPB también presentan problemas de equilibrio y son más propensas a tener problemas para caminar, utilizar escaleras o caminar en superficies inestables.

Aunque el VPPB es la causa más común de vértigo en adultos, los niños también pueden padecerlo. Se suele vincular con traumatismos leves, cambios hormonales o migrañas.

## FACTORES DE RIESGO

En muchas ocasiones, se desconoce la causa del VPPB. Cuando la causa es conocida, el VPPB suele vincularse con golpes en la cabeza de leves a graves.

Factores menos comunes de VPPB incluyen trastornos que dañan el oído interno. En contadas ocasiones, el daño provocado durante una cirugía de oído o el pasar periodos prolongados recostado de espaldas pueden causar VPPB, por ejemplo, al recostarse en el sillón de un dentista o durante la recuperación de una enfermedad.

Algunas investigaciones demuestran que personas con VPPB de entre 18 y 39 años tienen varios factores de riesgo en común, como practicar yoga o correr en superficies pavimentadas, trabajar bajo automóviles y estirarse para alcanzar cosas elevadas. Realizar actividad aeróbica intensa, trotar, correr en caminadora y nadar también se relacionan con casos de VPPB en este grupo etario.

En personas de más de 40 años con VPPB, son normales los traumatismos de cabeza y otros trastornos de oído, como la neuritis vestibular o la laberintitis.

Aunque el VPPB es incómodo, es inusual que cause complicaciones. Pero los mareos que acompañan el VPPB pueden causar inestabilidad, lo cual eleva el riesgo de caídas.

## PRUEBAS QUE PUEDES REALIZARTE

Durante la consulta con el médico, te podrían hacer las siguientes preguntas:

- ¿Qué síntomas presentas?
- ¿Cuándo notaste esos síntomas por primera vez?
- ¿Los síntomas son intermitentes? ¿Con qué regularidad se presentan?
- ¿Cuánto duran los síntomas?
- ¿Algo en particular acciona los síntomas, como cierto tipo de movimiento o actividad?
- ¿Tus síntomas incluyen problemas de la vista?
- ¿Tus síntomas incluyen náuseas y vómito?
- ¿Tus síntomas incluyen dolor de cabeza?
- ¿Has perdido parte de la audición?
- ¿Recibes tratamiento para alguna otra afección médica?

Si el médico piensa que tus síntomas podrían ser causados por VPPB, tal vez te realicen una serie de pruebas, empezando por exámenes básicos de audición y equilibrio.

Es probable que te hagan estudios que contribuyan a determinar si:

- Tus síntomas de mareo son detonados por movimientos oculares o de cabeza, y disminuyen en menos de un minuto.
- El mareo se vincula a movimientos oculares específicos que ocurren cuando estás recostado de espaldas con la cabeza hacia un lado y asomada por encima de la orilla de la cama de exploración.
- Tus ojos se mueven de lado a lado de forma involuntaria.
- Tienes problemas para controlar los movimientos oculares.

Si estos exámenes no revelan los motivos de tus síntomas, podría ser necesario realizar otras valoraciones, como pruebas para detectar movimiento ocular o creación de imágenes mentales.

### Electronistagmografía (ENG) o videonistagmografía (VNG)

Estos estudios sirven para detectar movimientos oculares irregulares. La ENG se lleva a cabo con electrodos, mientras que la VNG se realiza con pequeñas cámaras. Cualquiera de ellas puede ayudar a determinar si el mareo se debe a una enfermedad del oído interno. Estos exámenes sirven para medir los movimientos oculares involuntarios mientras se pone la cabeza en posiciones distintas o se estimulan los órganos del equilibrio con agua o aire.

### Resonancia magnética

Este estudio se hace con un campo magnético y ondas de radio para crear imágenes transversales de la cabeza y el cuerpo. El médico puede emplear estas imágenes para identificar y diagnosticar varios trastornos. Se puede hacer una resonancia magnética para descartar otras posibles causas de vértigo.

Por lo general, tu médico de cabecera puede diagnosticar y tratar el VPPB, pero quizá sea necesario que consultes a un otorrinolaringólogo, fisioterapeuta o audiólogo.

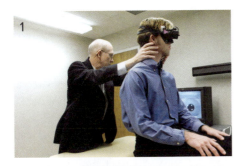
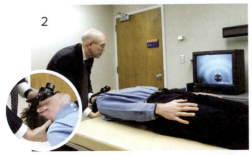
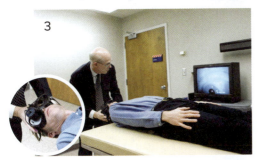
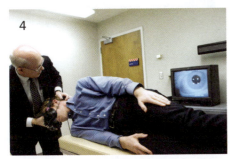
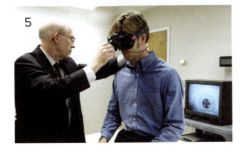

Para ayudar a aliviar el VPPB, el audiólogo puede realizar una serie de movimientos conocidos como maniobra de reposicionamiento canalicular. Cada movimiento se sostiene durante entre 30 y 60 segundos. Este ejemplo es para VPPB en el oído izquierdo.

1. Comienza sentado con la cabeza girada en un ángulo de 45 grados a la izquierda.

2. Recuéstate mientras mantienes la cabeza en ese mismo ángulo. El audiólogo te sostendrá la cabeza cuando se extienda por encima de la orilla de la cama de exploración.

3. Aún recostado, gira la cabeza hacia la derecha.

4. Gira hacia un costado. Tu cabeza quedará ligeramente volteada hacia el suelo.

5. Con cuidado, vuelve a la posición inicial de sentado, con la barbilla hacia el pecho.

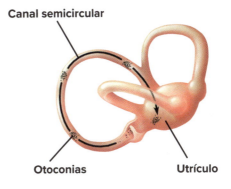

Conforme se lleve a cabo la maniobra, las otoconias sueltas volverán a la zona del utrículo.

VÉRTIGO POSTURAL PAROXÍSTICO BENIGNO (VPPB) 195

## CÓMO SE TRATA EL VPPB

El VPPB puede desaparecer por sí solo en cuestión de semanas o meses. Pero, para aliviar los síntomas más rápido, puedes pedir tratamiento médico con un especialista, un audiólogo o fisioterapeuta.

El objetivo del tratamiento para el VPPB es dirigir los diminutos cristales del oído interno que nos ayudan a mantener el equilibrio a la parte del oído interno donde deben estar. Esto se hace con una serie de ejercicios que implican maniobras de cabeza. Aunque hay fármacos específicos para el mareo, no son tan efectivos como los procedimientos de reposicionamiento.

El VPPB se suele tratar con una serie de movimientos conocidos como maniobra de reposicionamiento canalicular.

### Maniobra de reposicionamiento canalicular

La maniobra de reposicionamiento canalicular, conocida como maniobra de Epley, implica mantener cuatro posturas durante más o menos 30 segundos cada una o durante el tiempo en el que tengas síntomas en esa posición. Es normal quedarse en cada posición 30 segundos adicionales después de que los síntomas desaparezcan. El médico se fijará si existen movimientos oculares irregulares durante el procedimiento. Se puede repetir tres o más veces durante una misma sesión. En la mayor parte de los casos, los síntomas desaparecen después de 1 o 2 sesiones.

Los médicos suelen enseñarle a su paciente a realizar estos ejercicios en casa. De ese modo, cuando aparezcan los síntomas, la persona afectada puede hacer los ejercicios dos veces al día, una vez por la mañana y luego en la tarde. Algunas personas necesitan seguirlos haciendo dos veces al día hasta que pasen tres días completos sin síntomas. Pídele a tu médico instrucciones detalladas.

Cuando lleves a cabo estos ejercicios en casa, mantén la cabeza erguida durante los 20 minutos posteriores a la sesión. Puedes mirar a la izquierda o la derecha, e incluso moverte, pero no levantes o bajes la cabeza durante ese tiempo.

Estos ejercicios no curan el VPPB, pero ayudan a la mayoría de las personas a lidiar con los síntomas. Si intentas hacerlos y no te ayudan, tal vez necesites más sesiones de tratamiento con tu médico, audiólogo o fisioterapeuta.

En algunas ocasiones, la maniobra de reposicionamiento canalicular puede no funcionar o el médico podría recomendar una cirugía. En este tipo de cirugía se emplea un tapón óseo para bloquear la parte del oído interno que causa el mareo. Este tapón impide que el canal semicircular dañado reaccione al desplazamiento de partículas o a los movimientos de cabeza en general.

### Otros ejercicios para llevar a cabo en casa

Además de la maniobra de reposicionamiento canalicular, existen otros ejercicios que se pueden realizar en casa cuando experimentes síntomas de VPPB. En la mayor parte de los

---

### CONSEJOS PARA EL MAREO COTIDIANO CAUSADO POR VPPB

Si tienes mareo ocasionado por VPPB, estas sugerencias podrían apoyarte.

- Si tu mareo es causado por VPPB, toma en cuenta que es posible perder el equilibrio. Eso puede provocar caídas y lesiones graves.
- Siéntate o acuéstate tan pronto te sientas mareado.
- Al dormir, no te acuestes del lado del oído dañado.
- Levántate de la cama de manera lenta y permanece un minuto sentado en la orilla de la cama.
- Evita movimientos que detonen los síntomas, como inclinarte hacia abajo o alzar la mirada.
- Evita extender la cabeza hacia atrás, como al estirarte para alcanzar algo en un estante elevado.
- Ten cuidado al ponerte de pie después de haber estado en el sillón del dentista, del salón de belleza o de la barbería, al practicar yoga o al hacerte un masaje.
- Cuando estés en la cama, ponte almohadas bajo la cabeza para evitar que tu cuerpo esté de forma recta.
- Emplea luces nocturnas que te ayuden a ver en la oscuridad.
- Usa un bastón para tener mayor estabilidad.

### LA HISTORIA DE SUE: "ES UN ALIVIO FINALMENTE TENER UN DIAGNÓSTICO"

Sue empezó a tener episodios de mareo cuando era adolescente. A veces, debía tener la cabeza quieta y no bajar la mirada durante semanas. Nada de eso era sorprendente, puesto que su papá también padecía episodios de mareo, y a varios integrantes de su familia de generaciones distintas los habían tratado por problemas similares.

Sin embargo, con el paso de los años, los episodios empeoraron, se volvieron más frecuentes y violentos, y le duraban cinco días o más. Su médico le mandó a realizar varios estudios, incluyendo un encefalograma para descartar un tumor. Más tarde, el médico la refirió a una clínica especializada en mareos y equilibrio. Después de varios estudios adicionales, le diagnosticaron VPPB. Tras unos cinco días de tratamiento con la maniobra de reposicionamiento canalicular, Sue empezó a sentirse mejor.

El simple hecho de tener una respuesta le brindó alivio a Sue. Además, aprendió a llevar a cabo la maniobra de reposicionamiento canalicular en casa.

"Es un alivio finalmente tener un diagnóstico y saber después de tantos años que existe algo que puedo hacer para sentirme mejor", comentó Sue.

En la actualidad, tan pronto experimenta un mareo, realiza estos ejercicios entre 3 y 5 días. "Por lo regular, eso evita que se detone un ataque intenso", comenta. "Siento que así puedo mantener el VPPB bastante controlado."

---

casos, los síntomas de vértigo desaparecen después de hacer estos ejercicios durante algunos días.

*Maniobra de Gufoni*
Haz este ejercicio una vez al día hasta que pases tres días enteros sin síntomas de VPPB. Sigue estos pasos:

- Siéntate en la orilla de la cama.
- Recuéstate de lado, con la espalda erguida y una almohada pequeña bajo la cabeza. Quédate en esa posición durante 30 segundos.
- Sin girar el cuerpo, voltea la cabeza hacia la almohada durante 30 segundos.
- Mantén la cabeza girada mientras vuelves a sentarte de manera lenta.
- Gira la cabeza de forma ligera hacia el frente con la barbilla hacia el pecho.
- Permanece sentado durante un minuto antes de ponerte de pie.

*Posicionamiento nocturno pasivo*
Este ejercicio se conoce como posicionamiento prolongado forzado. Realiza este ejercicio una vez al día hasta que pases tres días completos sin síntomas de VPPB.

En primer lugar, recuéstate de costado durante entre 30 y 60 segundos. Luego, gírate hacia el otro costado. Duerme de ese modo toda la noche. Si te levantas por la noche, recuéstate de un lado entre 30 y 60 segundos. Luego gírate hacia el otro lado y duerme así durante el resto de la noche.

### UNA AFECCIÓN MANEJABLE

El VPPB es un trastorno del equilibrio que puede reincidir de forma ocasional, en especial si se vincula con traumatismos. Es algo común, sobre todo a medida que envejecemos. Aunque el impacto de esta afección puede ir de leve a grave, con un buen plan podrás lidiar con los síntomas que experimentes.

**PARTE 6**

# Vivir bien con problemas de equilibrio y mareo

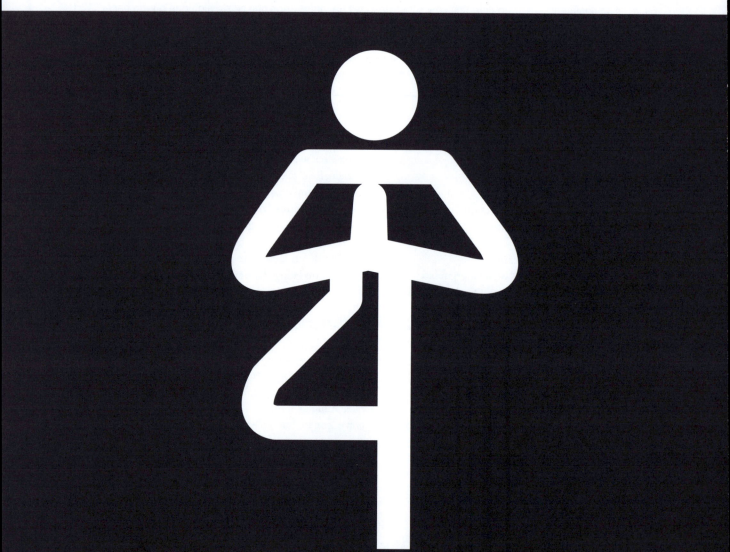

**CAPÍTULO 16**

# Lidiar con los problemas de equilibrio

Los problemas de equilibrio son comunes. Conforme las personas envejecen, tienden a ser menos activas y sus cuerpos pierden poco a poco las habilidades de equilibrio más finas de su juventud.

¿Están pasándote factura física, mental o emocional tus problemas de equilibrio? Si tu respuesta es afirmativa, no estás solo.

Si tienes miedo de caerte, podrías evitar las situaciones en las que el riesgo sea mayor y preferir quedarte en casa y no hacer muchas actividades.

Podrías dejar de hacer las cosas que te daban vitalidad, alegría y un cierto propósito. Ésta puede ser, en parte al menos, la razón por la que casi la mitad de las personas con trastornos vestibulares desarrollan ansiedad, depresión o ataques de pánico.

Los trastornos del equilibrio tienen efectos físicos también. Si te preocupan las caídas, podrías moverte menos… o dejar de moverte por completo. Disminuir el movimiento hace que sea más probable que se pierda masa muscular, fuerza y las habilidades de equilibrio necesarias para hacer lo que tienes que realizar. Tu postura puede cambiar con el tiempo y alterar la forma en que te mueves, dificultando todavía más el equilibrio.

Los problemas de equilibrio y mareo pueden ser parte de un círculo vicioso. Pero con las decisiones diarias, los tipos y cantidades de actividades correctas, puedes sortear los efectos mentales, emocionales y físicos negativos.

En este capítulo, aprenderás sobre los pasos que puedes seguir.

## TODO INICIA EN CASA

Las decisiones que tomas en casa pueden hacer que las caídas se vuelvan más o menos probables. Al trazar una ruta hacia un mejor equilibrio, comienza por evaluar el ambiente en tu hogar. Esas decisiones te pueden ayudar a sentirte más cómodo.

### Elimina los riesgos

Observa a tu alrededor: tu sala, cocina, recámara, baño y pasillos podrían estar llenos de objetos de riesgo.

Puedes reducir los riesgos en casa al:

- Deshacerte de cajas, periódicos, cables eléctricos o telefónicos en vestíbulos y pasillos.
- Mover mesas de centro, revisteros y macetas de las áreas de mayor tránsito.
- Asegurar alfombras o tapetes que estén sueltos con cinta adhesiva, clavos o bajo alfombras antideslizantes.
- Almacenar ropa, platos, comida y otros artículos de primera necesidad en lugares de fácil acceso.
- Limpiar inmediatamente líquidos, grasas o alimentos derramados.
- Usar cera para pisos antideslizante.
- Emplear tapetes antideslizantes en la tina o regadera.

Si lo necesitas, coméntales a tus proveedores de servicios de salud sobre la posibilidad de conseguir un terapeuta ocupacional que pueda darte consejos sobre cómo reducir el riesgo de caídas en casa.

### Ilumina tus espacios

Algunos obstáculos y riesgos pueden ser difíciles de ver. Mantener tu casa bien iluminada puede ser una gran ayuda.

Ten en cuenta los siguientes ajustes:

- Coloca lámparas de noche en tu recámara, baño y pasillos.
- Instala una lámpara que esté a la mano desde tu cama para tus necesidades nocturnas.
- Guarda linternas en lugares fáciles de encontrar y acceder en caso de apagones.
- Enciende las luces antes de subir las escaleras.
- Traza caminos fáciles hacia los apagadores que no estén cerca de las entradas de las habitaciones.
- Cambia los apagadores tradicionales por apagadores que brillen en la oscuridad o estén iluminados.
- Considera colocar luces con sensores de movimiento que se prenden de forma automática cuando entras o sales de un lugar. Puedes encontrar incluso focos que cumplen con esta función sin la necesidad de cambiar la instalación eléctrica.

### Emplea dispositivos de asistencia

Si tu médico recomienda el uso de bastón o andadera, pregunta si un fisioterapeuta puede ayudarte a decidir cuál es la mejor alternativa para ti y enseñarte a utilizarla.

Existen otras herramientas que también pueden ser de ayuda. Por ejemplo:

- Barandales para ambos lados de una escalera
- Peldaños antideslizantes para escalones de madera sólida
- Asientos elevados para el baño con reposabrazos
- Asideras para la regadera o tina
- Una silla resistente de plástico para la regadera o tina, además de una regadera con extensible para uso manual
- Un teléfono con contactos de emergencia preprogramados para tener junto a la cama

### Usa zapatos prácticos

Considera la alternativa de cambiar tu calzado como parte de tu plan para prevenir caídas. Los tacones, las sandalias o chancletas, y los zapatos de suela lisa hacen más probable que te resbales, tropieces o caigas. Lo mismo se presenta cuando caminas en calcetas o calcetines.

Asegúrate de tener los zapatos bien ajustados a los pies, con los dedos y los talones en su lugar. Esto aporta una línea de comunicación directa entre tus pies y cerebro, el cual les dice a los músculos de los pies qué ajustes necesitan hacer para mantenerte bien plantado.

## HABLA CON TU EQUIPO DE PROVEEDORES DE SERVICIOS DE SALUD

Tu equipo de servicios médicos está en mejor posición para evaluar los potenciales factores de riesgo de caídas. En tu próxima consulta, comenta tus preocupaciones y pregunta qué áreas de tu vida podrían mejorar o dañar tu equilibrio.

Prepárate para hablar de estos temas.

### Medicamentos

Elabora una lista de todos los fármacos (recetados o no) y suplementos que tomas. El equipo puede valorar las sustancias en busca de efectos secundarios e interacciones que podrían elevar el riesgo de caídas.

Si tomas varios medicamentos y suplementos, considera utilizar un pastillero. Esto te ayudará a asegurarte de que estás tomando las dosis recetadas y no de más o de menos.

### Historial de caídas

¿Te has caído antes? Si has caído al suelo o a una superficie más baja de forma inesperada, eso cuenta como una caída, incluso si el perro te hizo tropezar o te enredaste con las sábanas.

Es importante comentar todos los eventos de caídas. Las personas que se han caído una vez son más propensas a volverse a caer. Anota todos los detalles, incluyendo cuándo, dónde y cómo. Los detalles que presentes pueden ayudarle al equipo de servicios de salud a identificar estrategias específicas de prevención de caídas.

### Otras afecciones y estado general de salud

Habla sobre cualquier problema de salud que puedas tener y discute qué tan cómodo te sientes al caminar. La postura y la alineación del cuerpo son importantes también. Cuando tu cuerpo está bien alineado al sentarse, tus articulaciones y músculos tienen mayores posibilidades de funcionar de forma más eficiente, y los músculos encargados del equilibrio no tendrán que esforzarse tanto por mantenerte de pie. Tu equipo de proveedores de servicios de salud puede evaluar tu fuerza muscular, equilibrio y forma de caminar (marcha).

Si tienes enfermedad de Parkinson, esclerosis múltiple u otro trastorno neurológico crónico que afecte el equilibrio, puede ser benéfico trabajar con un fisioterapeuta en un programa de ejercicios para realizar en casa. Puedes reevaluar tu programa de ejercicios cada año o conforme tu estado de salud cambie.

Cuando te reúnas con tu equipo de proveedores de cuidados, pregunta con qué frecuencia deberías hacerte exámenes de la vista. Si necesitas lentes correctivos, considera tener dos pares si tienes problemas para ver de lejos y de cerca. Los lentes multifocales, como los progresivos y bifocales, aumentan las probabilidades de una caída, sobre todo en terrenos irregulares, al subir o bajar de una banqueta o al usar las escaleras. Si tienes cataratas, podrías considerar someterte a una cirugía.

El dolor es otro elemento importante de la salud general, que hace más difícil responder a los problemas del equilibrio.

¿Tienes dolor de pies o tobillos? ¿En las piernas o la espalda? Habla con tu equipo de proveedores de servicios de salud sobre los especialistas que podrían auxiliarte. Tu equipo de cuidados médicos también puede ayudarte a establecer un plan para mantener el dolor bajo control.

### Estilo de vida

Los hábitos cotidianos son primordiales para tener un buen equilibrio. Cuando tengas consulta con tu equipo de cuidados médicos, debes estar preparado para responder las siguientes preguntas.

*¿Acostumbras tomar riesgos?*
¿Te subes a una escalera, aunque no debas para cambiar un foco, podar un árbol o checar una fuga en el techo? Si haces cosas que otras personas creen que no deberías hacer porque no son seguras, reconsidera tus decisiones en ocasiones posteriores. Caer desde cierta altura puede cambiarte la vida. ¿Crees que vale la pena el riesgo?

*¿Realizas actividad física?*
La actividad física ayuda mucho para prevenir caídas. Si tu equipo de cuidados médicos considera que es seguro, lleva a cabo actividades como caminar, hacer entrenamientos en una alberca, bailar o practicar tai chi. Estas actividades mejoran la fuerza, el equilibrio, la coordinación y la flexibilidad. Si no te sientes bien con el ejercicio, consulta con tu equipo de cuidados médicos la posibilidad de visitar a un fisioterapeuta que te diseñe un plan de actividades a la medida de tus necesidades.

¿Evitas la actividad física porque temes caer? Comparte tus inquietudes con tu equipo de cuidados médicos. Como vimos al inicio del capítulo, no realizar suficiente actividad física debilitará tus músculos y empeorará tus problemas de falta de equilibrio. Tu equipo de cuidados médicos puede ofrecerte programas de ejercicio aptos para tu situación o canalizarte con un fisioterapeuta.

*¿Mantienes una vida social activa?*
Según las investigaciones, la gente que cuida sus vínculos familiares y de amistad es menos propensa a sufrir caídas. Los estudios también sugieren que es más frecuente que las personas casadas o que viven con alguien más acostumbren tener un plan de prevención de caídas.

*¿Bebes alcohol?*
El alcohol reduce los tiempos de reacción y afecta la capacidad de ajustarse con rapidez cuando falla el equilibrio.

*¿Padeces ansiedad o depresión, o no duermes lo suficiente?*
Todo esto influye en que seas menos consciente de tu entorno. Por ende, eres más propenso a sufrir una caída. Comenta con tu equipo de cuidados médicos sobre estrategias para mejorar tu salud en estos ámbitos. Controlar la ansiedad y la depresión, y dormir bien contribuyen a mejorar el equilibrio.

## REHABILITACIÓN VESTIBULAR

Los mareos y el vértigo suelen desaparecer por sí solos. Pero, en ocasiones, persisten. Si experimentas mareo, vértigo u otros signos de algún trastorno vestibular que alteren tu vida durante varias semanas o más, el médico podría referirte a un fisioterapeuta para que hagas rehabilitación vestibular.

La rehabilitación vestibular es un programa terapéutico efectivo que combina ejercicios físicos y movimientos de cuerpo y cabeza para reducir los síntomas y permitirte recuperar el equilibrio. La rehabilitación vestibular se suele recomendar después de una cirugía de oído interno, pero además se usa por sí sola. Estos programas suelen estar dirigidos por fisioterapeutas o terapeutas ocupacionales y son útiles para personas de cualquier edad.

### Adaptarse al cambio

La rehabilitación vestibular nos ayuda a mantenernos activos y a aprender a mantener nuestra rutina diaria a pesar de los problemas de equilibrio. Este tipo de terapia ayuda a las partes del cerebro relacionadas con el equilibrio, al sistema nervioso central y al sistema musculoesquelético a

## TERAPIAS INTEGRATIVAS PARA PROBLEMAS DE EQUILIBRIO CRÓNICOS

Los trastornos del equilibrio nos dañan tanto a nivel físico como emocional, por lo que es primordial encontrar tratamientos que se enfoquen en ambos aspectos. Los siguientes enfoques integrativos se han llevado a cabo junto con tratamientos tradicionales para tratar el mareo crónico y los problemas de salud mental vinculados.

**Terapia cognitivo conductual**

En años recientes se ha popularizado el empleo de la terapia cognitivo conductual para tratar el mareo. Este tipo de terapia se usa para tratar distintos tipos de trastornos —incluidas la ansiedad y la depresión—, los cuales suelen presentarse junto con los problemas de equilibrio. Este tipo de terapia tiene la finalidad de cambiar la forma en que la gente ve sus problemas de salud y darles herramientas para responder mejor a éstos.

La terapia cognitivo conductual ayuda a reducir los pensamientos negativos en torno a los trastornos del equilibrio. Por ejemplo, "Nunca podré controlar estos mareos" se puede modificar con algo más realista y positivo, como "Ahora que sé cuáles son mis detonantes, aprenderé cómo evitarlos". Esta terapia además, nos enseña a lidiar con situaciones estresantes que pueden empeorar los problemas de salud existentes.

Los estudios sugieren que la terapia cognitivo conductual, en combinación con la rehabilitación vestibular, disminuye los mareos, mejora la capacidad para caminar y reduce la ansiedad y la depresión en individuos con mareos persistentes. La terapia cognitivo conductual ayuda a la gente a identificar sus detonantes, lo que a su vez puede permitirles evitar la ansiedad.

**Conciencia plena**

El estrés es un importante detonante de mareos y vértigo. Algunos ejercicios de meditación en movimiento, como el yoga, el tai chi y los Pilates pueden ayudar a mejorar el equilibrio. El ejercicio también es bueno para lidiar con el estrés mediante la respiración controlada, la relajación y la visualización guiada. El yoga, por ejemplo, ayuda a silenciar la mente y disminuir la ansiedad. Algunas de las poses de yoga que mejoran el equilibrio son el guerrero, el árbol y el triángulo.

Al practicar estos ejercicios, es conveniente tener cerca apoyos, como una silla o pared, por si acaso se pierde el equilibrio.

**Biorretroalimentación**

La biorretroalimentación ayuda a la gente a adaptarse a sus trastornos del equilibrio. El movimiento sigue un ciclo: una acción se inicia y desarrolla, y se detectan errores de movimiento. Un dispositivo de biorretroalimentación recopila esta información sobre el cuerpo y ofrece un panorama de cómo reacciona ante movimientos específicos. Con esta información, las personas con problemas de equilibrio pueden hacer ajustes para mejorarlo.

Existen varios dispositivos de biorretroalimentación para problemas de equilibrio. Uno consiste en placas sobre las cuales se para la persona y que miden cuánto se mece al permanecer quieta. Hay otro que provee retroalimentación sobre cómo los problemas de equilibrio dañan la forma de caminar de la persona.

**Educación**

La educación de los pacientes es un componente clave en el manejo de todos los aspectos de los problemas de equilibrio. Como parte de un plan de tratamiento integral, puedes pedirle a tu equipo de atención médica que te instruya todo lo posible sobre tu afección, incluyendo tus capacidades y limitaciones, así como si tus problemas de equilibrio y mareo se resolverán o si será necesario lidiar con ellos a largo plazo. Tu equipo de cuidados médicos puede enseñarte ejercicios para mejorar el equilibrio y también cómo adaptarlos o modificarlos si es necesario.

El equipo de atención médica también puede brindarte información sobre el entorno (ya sea doméstico o laboral) y los desafíos y problemas de seguridad que podrías enfrentar si experimentas mareos crónicos. Es recomendable evaluar los potenciales peligros en el hogar, como mala iluminación o pisos resbalosos. Se puede discutir la necesidad de realizar adaptaciones, como instalar luces más brillantes o barandales, colocar los teléfonos cerca del nivel del suelo (en caso de sufrir una caída) y seleccionar zapatos antideslizantes.

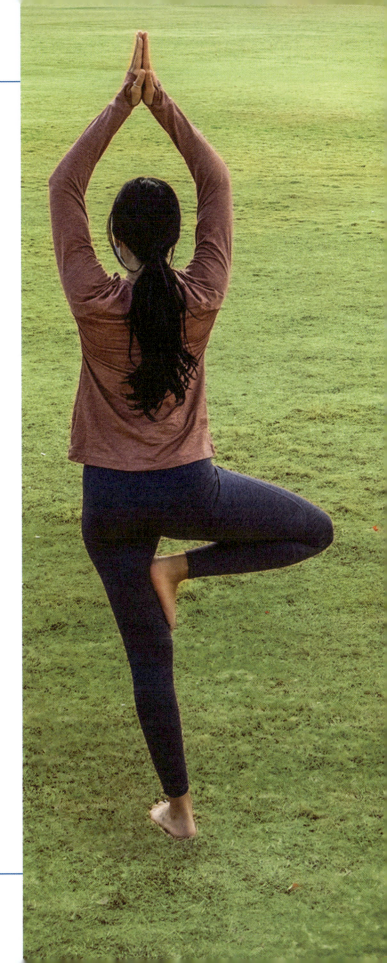

adaptarse a los cambios que estás experimentando. A este tipo de adaptación se le conoce como compensación.

Cuando el sistema vestibular se daña, el cerebro recibe mensajes contradictorios sobre el movimiento y la posición del cuerpo en el espacio. Esto es lo que ocasiona el mareo. Es posible que no debas hacer movimientos repentinos al principio para evitar los síntomas de mareo.

Sin embargo, permanecer inactivo durante periodos muy largos no estimula el cerebro para que haga lo que debe hacer, que es cambiar y adaptarse. La inactividad reduce la fuerza y flexibilidad de los músculos.

La adaptación sucede de forma natural mediante la experiencia de moverse y realizar las actividades cotidianas. Para que el cerebro se adapte, necesita seguir recibiendo señales de los órganos del equilibrio, incluso si no son señales habituales. Con el tiempo, el cerebro suele recalibrarse con otras fuentes de información sensorial. Por ejemplo, si tu oído interno del lado izquierdo deja de funcionar, con el paso del tiempo tu sistema de equilibrio podría apoyarse más en los órganos del oído derecho. Cuando esta compensación se consolida, rara vez se percibe el mareo.

Quizás hayas pensado tomar fármacos contra el vértigo para mejorar tu equilibrio y evitar el mareo en lugar de realizar rehabilitación vestibular. Aunque estos medicamentos son importantes para aliviar los episodios agudos de mareo, no se recomienda su empleo terapéutico a largo plazo, puesto que son sedantes que, a la larga, pueden frenar la capacidad del cerebro para compensar.

En ocasiones, los signos y síntomas de un trastorno de equilibrio se vuelven crónicos, lo cual eleva el riesgo de caídas y lesiones. Entre los adultos mayores, las caídas son uno de los principales motivos de discapacidad y muerte.

Ésta es otra razón importante por la cual la rehabilitación vestibular es importante, pues es una buena estrategia para prevenir caídas.

### ¿En qué consiste el programa?

Los programas de rehabilitación vestibular suelen iniciar con una valoración exhaustiva de los signos y síntomas y afecciones subyacentes. Esto le permite al fisioterapeuta diseñar programas de ejercicio personalizados para cubrir tus necesidades.

La valoración puede incluir:

- Una evaluación de tu fuerza física, coordinación y flexibilidad.

- Valoración del equilibrio y la marcha que se compara con otras personas en tu grupo etario. Estas evaluaciones también determinan qué tan bien trabajan en conjunto tus órganos del equilibrio.
- Preguntas sobre qué tan recurrentes e intensos son tus síntomas, cuándo y dónde suelen presentarse, y qué factores los empeoran.
- Una prueba para evaluar tu nivel de mareo cuando estás en ciertas posiciones o cambias de posición.
- Una evaluación de qué tan bien controlas el movimiento ocular mientras mueves la cabeza.
- Una lista de actividades que evitas y una selección de las que te gustaría poder disfrutar.

Al conocer mejor tu situación, el terapeuta te ayudará a poner metas, como mejorar el control del movimiento ocular y aumentar tus niveles de actividad física. El terapeuta también puede darte recomendaciones para lograr estas metas.

Por lo general, el terapeuta te recomendará que hagas ciertos ejercicios en casa entre una consulta y otra. Además, te impulsará a mover la cabeza, los ojos y el cuerpo de forma segura, incluso si estos movimientos elevan el mareo o afectan tu equilibrio.

Por ejemplo, te puede indicar que observes un objeto a cierta distancia y muevas la cabeza con rapidez a la izquierda y a la derecha sin dejar de mirar el objeto. Esta actividad se puede repetir varias veces al día.

Otros simples ejercicios incluyen enfocarse en un objetivo visual a una distancia de entre 1.5 y 3 metros mientras pasas de estar sentado a pararte y luego a sentarte otra vez sin cerrar los ojos. Después podría pedirte que repitas esta acción, pero con los ojos cerrados.

Es probable que al principio te marees al hacer estos ejercicios y que sólo puedas realizar unas cuantas repeticiones por sesión. Quizás el cerebro se vaya acostumbrando a estos movimientos y encuentre formas de compensar la lesión vestibular. Con el tiempo, podrás incrementar la duración e intensidad de estos ejercicios, pues el mareo suele desaparecer.

Tal vez te asignen ejercicios de fuerza y coordinación (es decir, para mejorar tu control del equilibrio) que podrían incluir un programa de caminatas diarias. La mejor sugerencia general es volver a la rutina diaria normal tan pronto como puedas. Esto implica llevar a cabo actividades que te obliguen a mover el cuerpo, la cabeza y los ojos; por ejemplo, cargar y descargar el lavavajillas.

## TEST DE LA SILLA (SIT-TO-STAND)

Existen muchos factores que influyen en el riesgo de sufrir caídas, y uno de los más relevantes es la fuerza de las piernas. Si no tienes claro qué tan fuertes son tus piernas, haz esta prueba de 30 segundos.

La prueba se lleva a cabo de la siguiente manera:

- Emplea una silla de altura estándar que esté a unos 45 centímetros del suelo.
- Siéntate cerca de la orilla de la silla.
- Párate y siéntate cuantas veces puedas en 30 segundos.

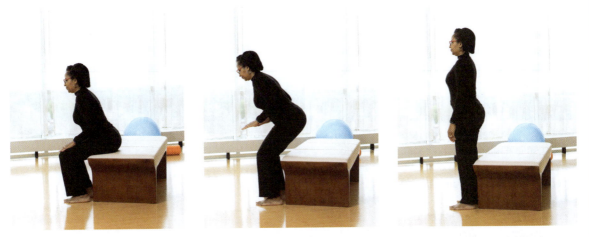

Primera posición            Segunda posición            Tercera posición

Cuantas más repeticiones hagas, menor será el riesgo de que sufras una caída. En términos generales, los fisioterapeutas consideran que quienes no pueden llevar a cabo al menos ocho repeticiones tienen un mayor riesgo de sufrir una caída. ¿Cuántas repeticiones puedes hacer tú?

Usa la siguiente tabla para comparar tus resultados con los de otras personas en tu mismo rango de edad.

| Edad | 60-64 | 65-69 | 70-74 | 75-79 | 80-84 | 85-89 | 90-94 |
|---|---|---|---|---|---|---|---|
| Mujeres | 12-17 | 11-16 | 10-15 | 10-15 | 9-14 | 8-13 | 4-11 |
| Hombres | 14-19 | 12-18 | 12-17 | 11-17 | 10-15 | 8-14 | 7-12 |

Fuente: Centros de Control y Prevención de Enfermedades de Estados Unidos.

Si se te dificulta ponerte de pie desde una silla normal, inicia realizando este ejercicio en una superficie más elevada, como una cama o un banco. O inténtalo con un cojín sobre el asiento de la silla. Conforme practiques, haz cada repetición lo más lento posible. Cuanto más lentamente realices cada repetición, más fortalecerás los músculos de las piernas.

## MANTENTE ACTIVO

Una vez que termines el programa de rehabilitación, es primordial mantenerse activo a nivel físico. Mucha gente opta por el tai chi para tener la fuerza de las piernas y el equilibrio, pero en general lo más importante es elegir actividades que impliquen movimiento y que mantengan tu sistema del equilibrio en buen estado.

Si tu cuerpo pasa por un periodo de inactividad, como cuando presentas una gripa o te sometes a una cirugía menor, el cerebro puede olvidar algunos de sus métodos de compensación. Para corregirlo, será necesario que vuelvas a ejercitar tu sistema de equilibrio. Puedes hacer de forma regular los ejercicios que aprendiste hasta que el mareo desaparezca. Generalmente, los síntomas desaparecerán más rápido que la primera vez.

### UNA SENCILLA PRUEBA DE EQUILIBRIO

Existen ejercicios sencillos para mejorar el equilibrio. La clave para tener un mejor equilibrio consiste en encontrar ejercicios y actividades que sean seguras, pero representen un desafío. Cuanto mayor sea la frecuencia de desafío al cuerpo y al cerebro, más probable será que mejore tu equilibrio.

Comienza llevando a cabo la prueba descrita en la siguiente página. Encuentra un lugar seguro en el cual cuentes con apoyo en caso de necesitarlo. Puedes hacerlo en la esquina de una habitación, donde convergen dos paredes, o cerca de una cama o una superficie en la que puedas apoyarte.

¿Cómo te fue? ¿Lograste hacer todos los ejercicios? De ser así, ¿cuánto tiempo pasaste sobre un solo pie? Utiliza la tabla a la derecha para comparar tus resultados con los de otras personas de tu grupo de edad.

Si te sientes confiado realizando cada uno de estos ejercicios, repítelos. En esta ocasión, párate en el pie contrario o cierra los ojos mientras haces el ejercicio. Asegúrate de tener apoyo cercano por si lo requieres.

¿Se te dificultaron algunos de los ejercicios de equilibrio de pie? Por ejemplo, ¿te meciste un poco durante algún ejercicio? ¿Hubo alguna posición que no pudieras sostener durante 10 segundos sin apoyo? Las respuestas a estas preguntas te permitirán determinar cuáles de los ejercicios descritos en las siguientes páginas deberás hacer a continuación.

| Edad | Ojos abiertos | Ojos cerrados |
|---|---|---|
| 18-39 | 43 | 9.4 |
| 40-49 | 40 | 7.3 |
| 50-59 | 37 | 4.8 |
| 60-69 | 27 | 2.8 |
| 70-79 | 15 | 2.0 |
| 80-89 | 6.2 | 1.3 |

Fuente: Springer BA, *et al.* Normative values for the unipedal stance test with eyes open and closed. *Journal of Geriatric Physical Therapy*. 2007; doi:10.1519/00139143-200704000-00003.

## HAZ DEL EQUILIBRIO UN HÁBITO COTIDIANO

Puedes hacer ejercicios de equilibrio en cualquier lugar y en cualquier momento. Si realizas ejercicios con frecuencia, aunque sean simples, mejorarás tu equilibrio.

Intenta pararte en una posición en la que sea difícil mantener el equilibrio mientras te cepillas los dientes o esperas en la fila del supermercado. Camina de puntitas. Inclusive puedes tomar alguna clase deportiva, ya sea en persona, en un centro comunitario local o en línea. Las clases de tai chi y de baile son algunas de las que ayudan a mejorar el equilibrio de una forma divertida e interesante.

Elige actividades que puedas practicar de forma segura, pero que representen un desafío. Si requieres más ayuda para mejorar tu equilibrio, consulta con tu médico la posibilidad de realizar fisioterapia.

| | | | |
|---|---|---|---|
| | Párate con los pies lado a lado. | ¿Puedes sostener esta posición sin mover los pies y sin apoyarte de una pared durante 10 segundos? Alza los brazos a los costados (fácil) o crúzalos sobre el pecho (difícil). Si te sientes confiado al llevar a cabo este ejercicio durante 10 segundos, pasa a la siguiente posición. | **Tiempo:** _____ segundos |
| | Pon el arco de un pie en contacto con el primer dedo del otro pie. | ¿Puedes sostener esta posición por 10 segundos sin mover los pies o apoyarte de una pared? En caso de ser así, pasa al siguiente ejercicio. | **Tiempo:** _____ segundos |
| | Parado en tándem: coloca un pie frente al otro, con el talón del pie delantero tocando el primer dedo del otro pie. | Intenta mantener esta posición durante 10 segundos sin mover los pies o apoyarte de una pared. Si no puedes, tu riesgo de sufrir una caída es mayor. | **Tiempo:** _____ segundos |
| | Párate sobre un pie | Cuando intentes realizar este ejercicio, no permitas que tus piernas se toquen entre sí. | **Tiempo:** _____ segundos |

Fuente: Centros de Control y Prevención de Enfermedades de Estados Unidos (CDC).

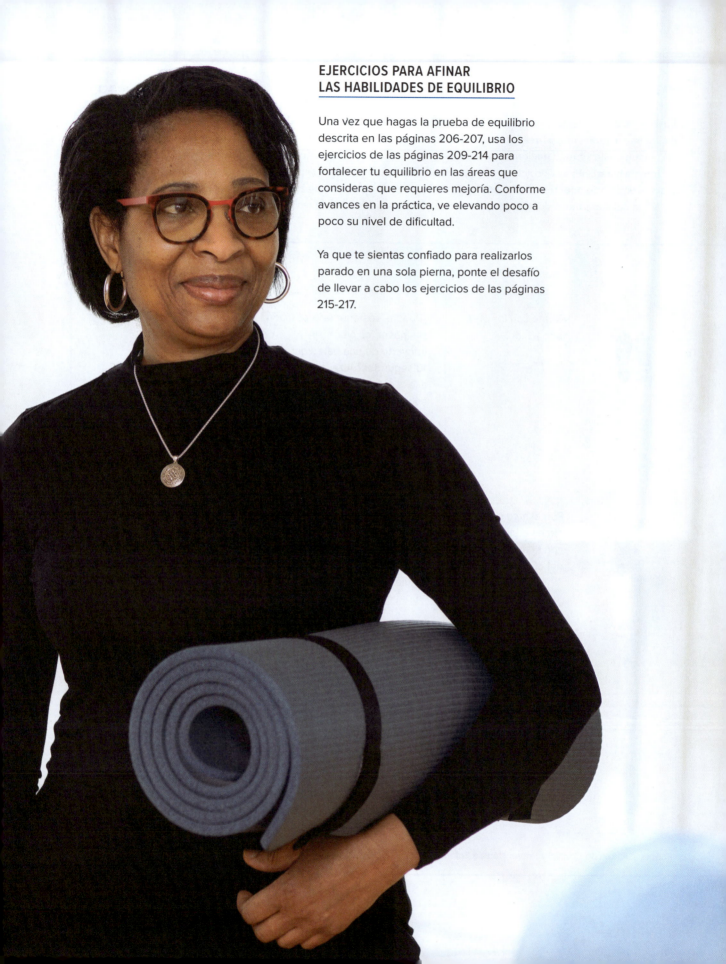

## EJERCICIOS PARA AFINAR LAS HABILIDADES DE EQUILIBRIO

Una vez que hagas la prueba de equilibrio descrita en las páginas 206-207, usa los ejercicios de las páginas 209-214 para fortalecer tu equilibrio en las áreas que consideras que requieres mejoría. Conforme avances en la práctica, ve elevando poco a poco su nivel de dificultad.

Ya que te sientas confiado para realizarlos parado en una sola pierna, ponte el desafío de llevar a cabo los ejercicios de las páginas 215-217.

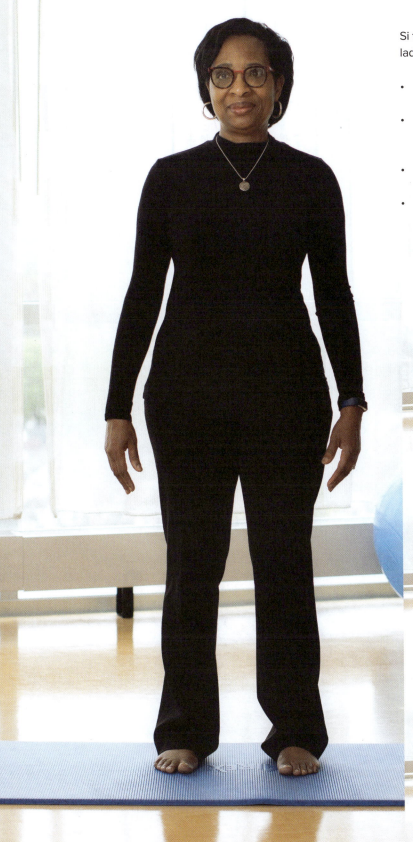

Si te resulta difícil estar parado con los pies lado a lado:

- Párate con los pies separados a una distancia cómoda.
- Sin separar los pies del suelo, intenta cargar el peso de tu cuerpo en un pie y luego en el otro.
- Párate con un pie al frente y otro atrás, como si estuvieras dando un paso.
- Balancea el peso de tu cuerpo y, sin separar los pies del suelo, recarga el peso de tu cuerpo en el pie que tienes adelante y luego hazlo en el pie que tienes atrás.

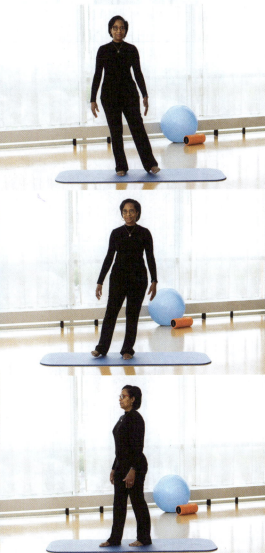

LIDIAR CON LOS PROBLEMAS DE EQUILIBRIO

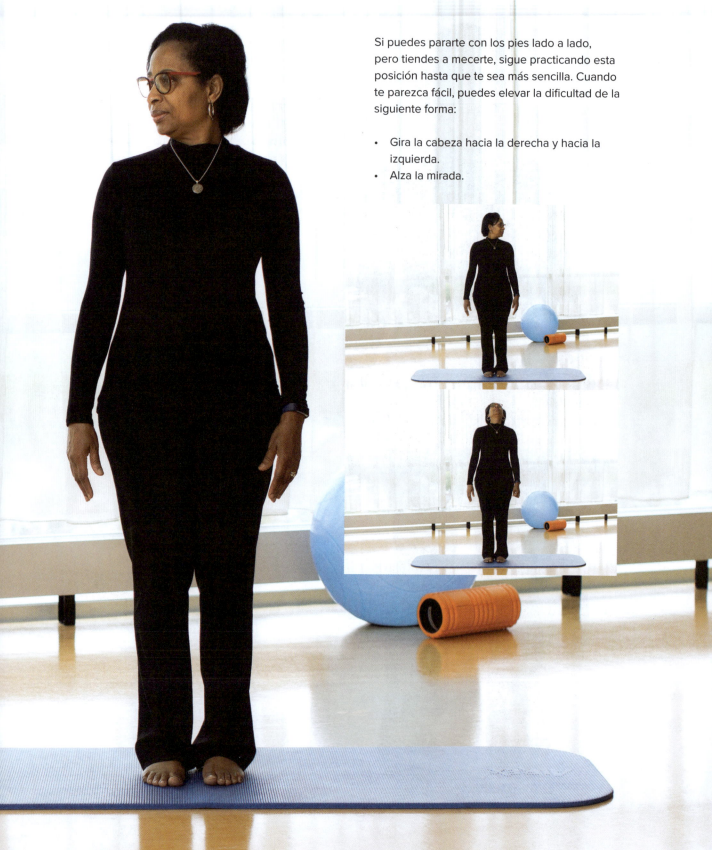

Si puedes pararte con los pies lado a lado, pero tiendes a mecerte, sigue practicando esta posición hasta que te sea más sencilla. Cuando te parezca fácil, puedes elevar la dificultad de la siguiente forma:

- Gira la cabeza hacia la derecha y hacia la izquierda.
- Alza la mirada.

- Baja la mirada.
- Alza los brazos.
- Cierra los ojos.

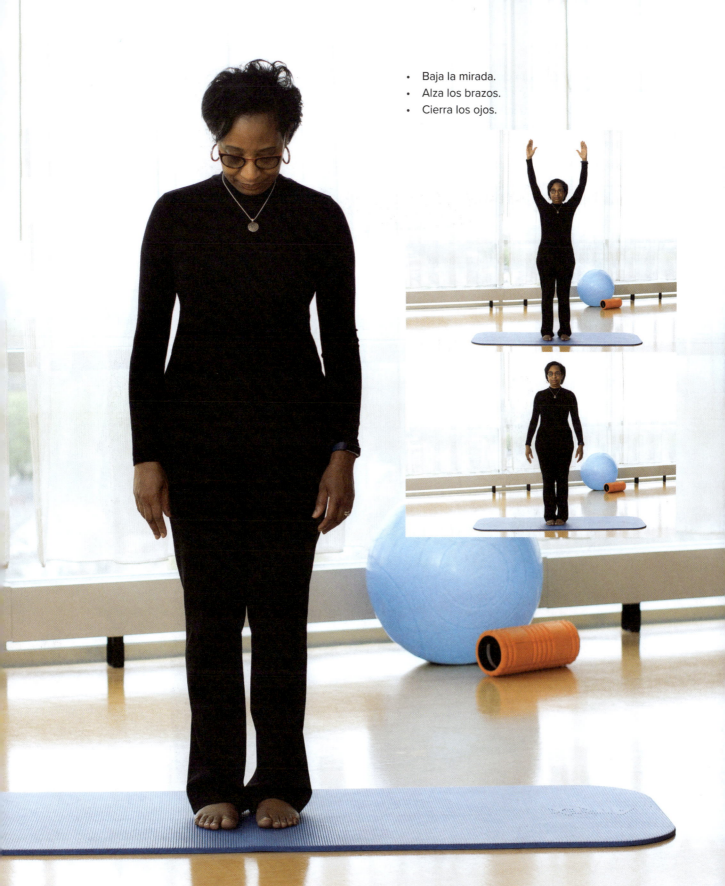

LIDIAR CON LOS PROBLEMAS DE EQUILIBRIO

Si te es sencillo pararte con un pie al lado del otro, pero se te dificulta hacer que el arco de un pie toque el primer dedo del otro pie, practica hasta que te resulte cómodo. Una vez que estés listo para aumentar la dificultad intenta:

- Estirar el brazo derecho mientras miras hacia la derecha.
- Estirar el brazo izquierdo mientras miras hacia la izquierda.
- Tocarte las rodillas.

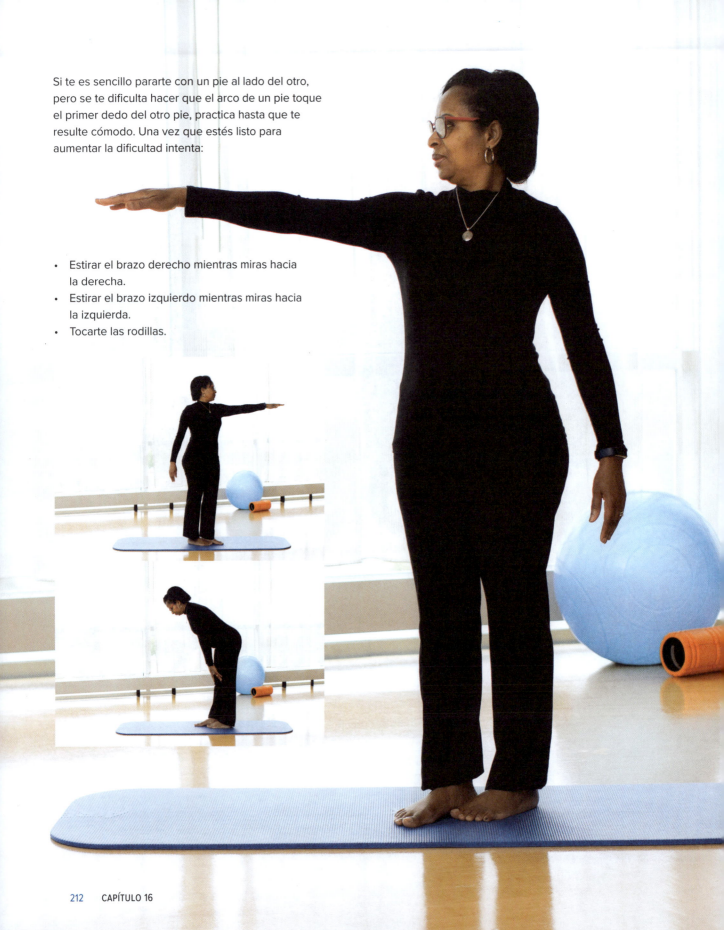

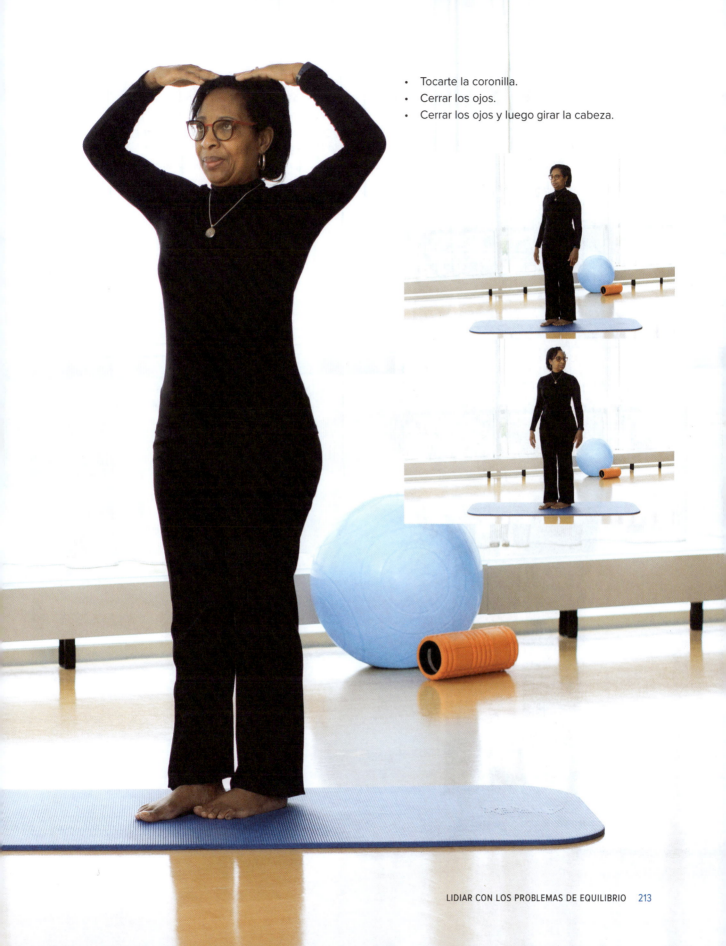

- Tocarte la coronilla.
- Cerrar los ojos.
- Cerrar los ojos y luego girar la cabeza.

LIDIAR CON LOS PROBLEMAS DE EQUILIBRIO

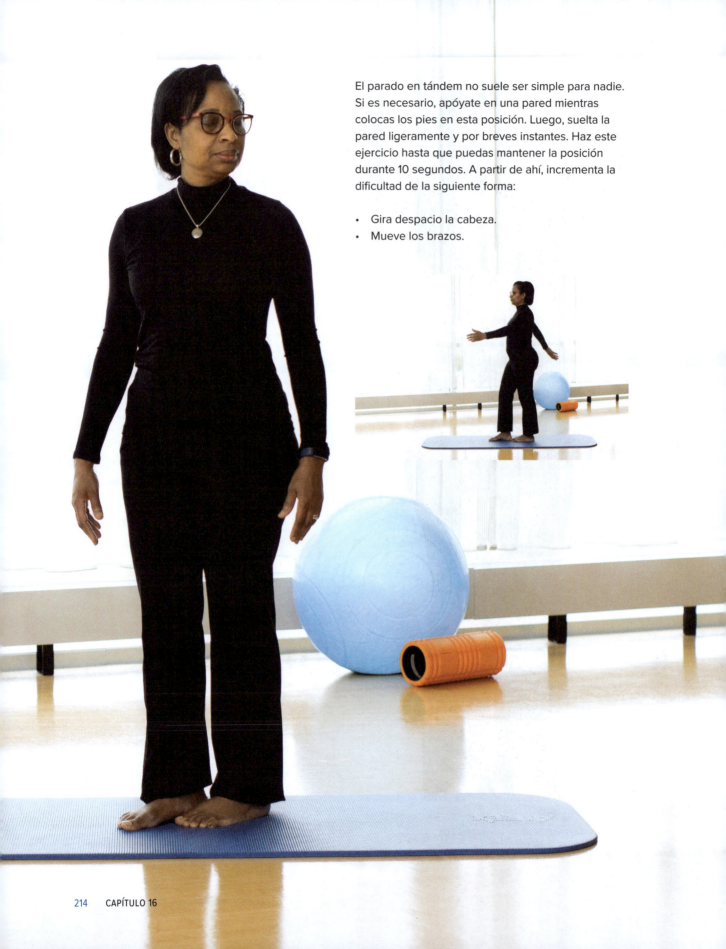

El parado en tándem no suele ser simple para nadie. Si es necesario, apóyate en una pared mientras colocas los pies en esta posición. Luego, suelta la pared ligeramente y por breves instantes. Haz este ejercicio hasta que puedas mantener la posición durante 10 segundos. A partir de ahí, incrementa la dificultad de la siguiente forma:

- Gira despacio la cabeza.
- Mueve los brazos.

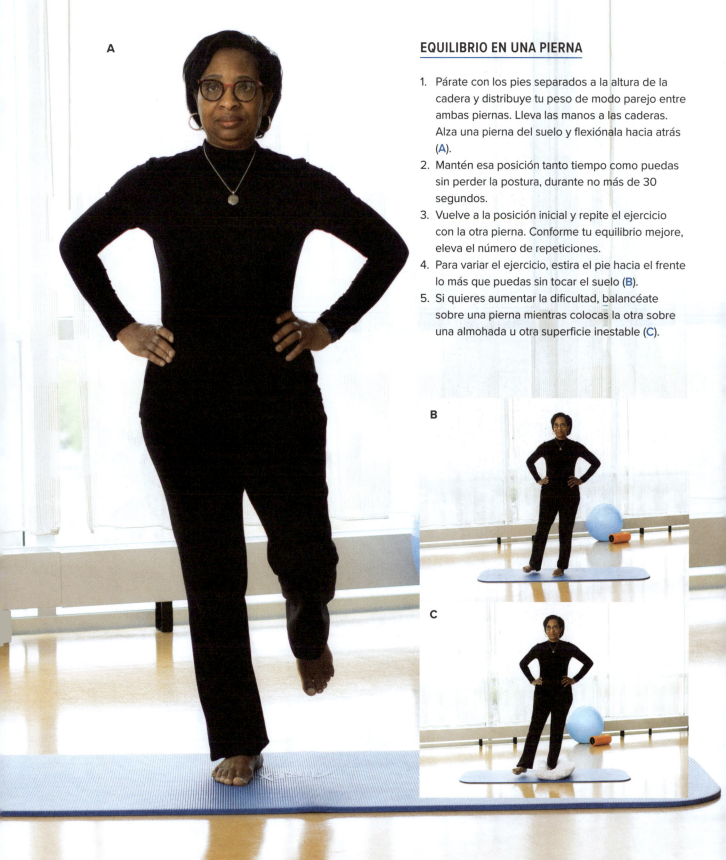

## EQUILIBRIO EN UNA PIERNA

1. Párate con los pies separados a la altura de la cadera y distribuye tu peso de modo parejo entre ambas piernas. Lleva las manos a las caderas. Alza una pierna del suelo y flexiónala hacia atrás (A).
2. Mantén esa posición tanto tiempo como puedas sin perder la postura, durante no más de 30 segundos.
3. Vuelve a la posición inicial y repite el ejercicio con la otra pierna. Conforme tu equilibrio mejore, eleva el número de repeticiones.
4. Para variar el ejercicio, estira el pie hacia el frente lo más que puedas sin tocar el suelo (B).
5. Si quieres aumentar la dificultad, balancéate sobre una pierna mientras colocas la otra sobre una almohada u otra superficie inestable (C).

LIDIAR CON LOS PROBLEMAS DE EQUILIBRIO   215

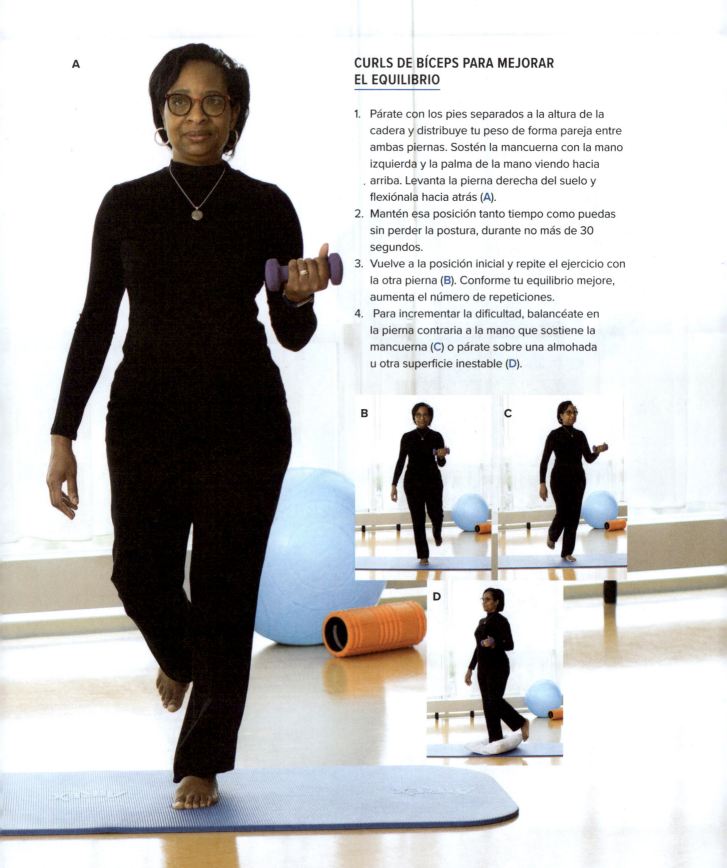

## CURLS DE BÍCEPS PARA MEJORAR EL EQUILIBRIO

1. Párate con los pies separados a la altura de la cadera y distribuye tu peso de forma pareja entre ambas piernas. Sostén la mancuerna con la mano izquierda y la palma de la mano viendo hacia arriba. Levanta la pierna derecha del suelo y flexiónala hacia atrás (A).
2. Mantén esa posición tanto tiempo como puedas sin perder la postura, durante no más de 30 segundos.
3. Vuelve a la posición inicial y repite el ejercicio con la otra pierna (B). Conforme tu equilibrio mejore, aumenta el número de repeticiones.
4. Para incrementar la dificultad, balancéate en la pierna contraria a la mano que sostiene la mancuerna (C) o párate sobre una almohada u otra superficie inestable (D).

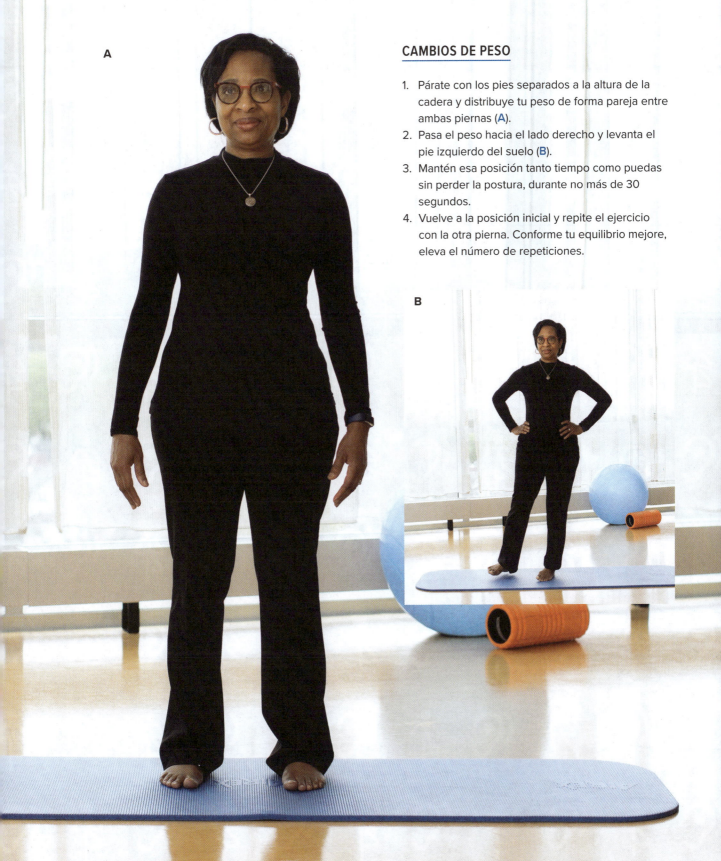

## CAMBIOS DE PESO

1. Párate con los pies separados a la altura de la cadera y distribuye tu peso de forma pareja entre ambas piernas (**A**).
2. Pasa el peso hacia el lado derecho y levanta el pie izquierdo del suelo (**B**).
3. Mantén esa posición tanto tiempo como puedas sin perder la postura, durante no más de 30 segundos.
4. Vuelve a la posición inicial y repite el ejercicio con la otra pierna. Conforme tu equilibrio mejore, eleva el número de repeticiones.

LIDIAR CON LOS PROBLEMAS DE EQUILIBRIO    217

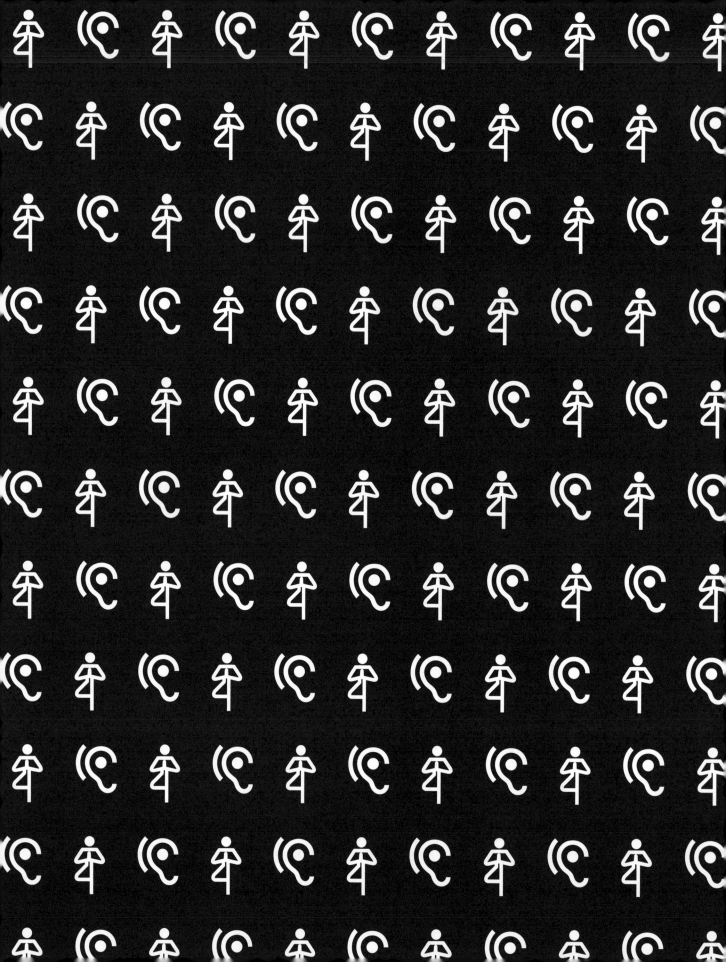

CAPÍTULO 17

# Lidiar con el mareo crónico

El mareo crónico ha sido parte de la vida de Joyce durante casi toda su adultez. Desde la adolescencia incluso, Joyce tenía episodios de torpeza y miedo a las alturas… y a caerse.

Cuando dejó de tomar anticonceptivos, sus problemas de mareo se volvieron más graves. "Empecé a tener episodios cada vez más graves de mareo, siempre un día después de que comenzaba a menstruar", dice Joyce. "Solía vomitar de forma violenta y tenía que recostarme, con los ojos cerrados, durante cinco horas o más."

A medida que los síntomas empeoraron, Joyce le comentó sus preocupaciones a su doctora. El diagnóstico fue enfermedad de Ménière. Los investigadores han establecido un vínculo entre los cambios en las concentraciones hormonales y el desarrollo de síntomas vestibulares, incluyendo los de la enfermedad de Ménière.

Al final, la doctora le recetó terapia hormonal para prevenir los episodios de mareo. La terapia hormonal y la rehabilitación vestibular, sobre la que leíste en el capítulo 16, le han permitido llevar una vida activa durante casi cuatro décadas. Más adelante en este capítulo, conocerás un poco sobre la vida actual de Joyce.

## LOS RETOS DEL MAREO CRÓNICO

El mareo crónico proviene de un trastorno que daña el centro de equilibrio en el oído interno o un trastorno que afecta cómo tu cerebro procesa la información relativa al equilibrio. Los problemas de mareo también afectan los ojos; éstos tienen una función esencial, pues te ayudan a precisar dónde te encuentras con respecto a tu entorno.

Ciertos cambios en tu medioambiente, como variaciones de presión, patrones de movimiento o iluminación, pueden presentar retos para el mareo crónico pues dañan los oídos, los ojos y el sistema sensorial. En consecuencia, el mareo crónico puede elevar la posibilidad de caídas o lesiones.

A pesar de los retos de vivir con mareo crónico, puedes disminuir sus efectos y disfrutar de una vida plena y activa. Un modo de lograrlo es a través de la rehabilitación vestibular, sobre la cual ya leíste. Ésta les enseña a tus ojos, oídos y cerebro formas de adaptarse a los retos del mareo. Con este tipo de terapia física, realizas ejercicios y te expones de manera gradual a las cosas que suelen empeorar tus mareos. La idea es que la exposición continua te ayudará a adaptarte y tolerarlas mejor. Si los haces de forma regular, los ejercicios vestibulares te ayudarán a mantener el funcionamiento correcto de tu sistema de equilibrio y a volver a las actividades que son importantes para ti.

Además de la rehabilitación vestibular, hay muchas maneras prácticas de reducir el mareo al mínimo.

## CONSEJOS PARA LA VIDA DIARIA

Los mareos se presentan cuando tu sistema nervioso central recibe información de parte de tus ojos que no concuerda con la información que recibe de tus oídos.

Digamos que estás en un avión que entra en una zona de turbulencia. Lo más probable es que tu cabeza se esté

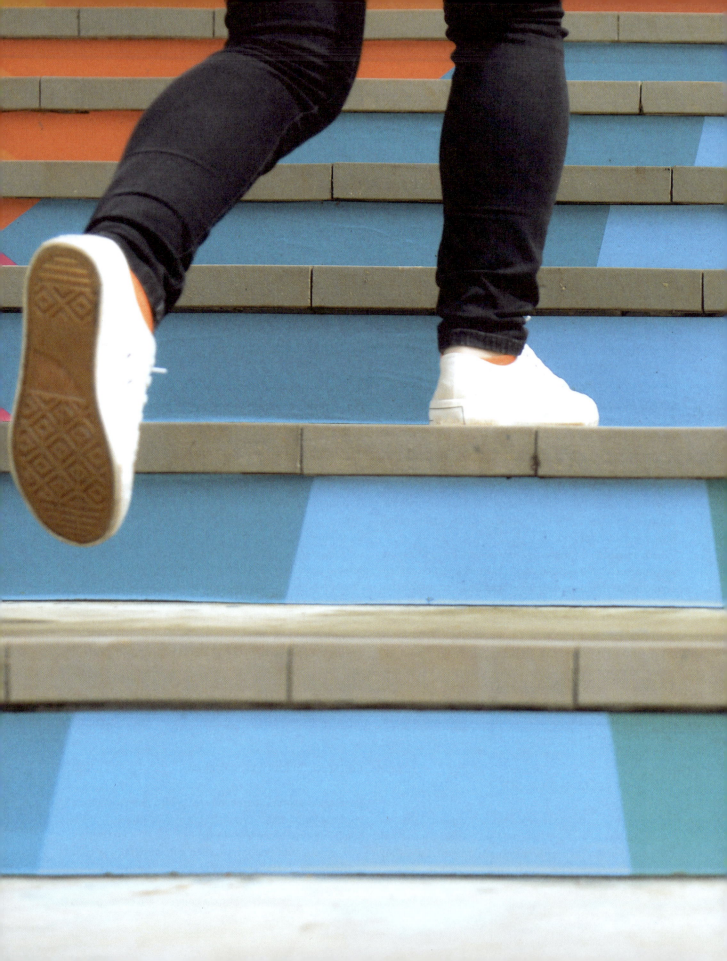

moviendo, lo cual detona las células ciliadas en el oído interno. Tu cuerpo se está moviendo también. Pero, tus ojos no detectan el movimiento porque lo único que ves es el interior del avión. Como resultado, tu cerebro recibe señales mixtas sobre lo que está pasando a tu alrededor, de modo que podrías marearte o hasta sentir náuseas.

Puedes tener una experiencia similar al viajar en automóvil. Si estás sentado en la parte trasera leyendo un libro, tu oído interno y el resto de tu cuerpo pueden sentir los baches y las curvas del camino, pero tus ojos no, pues sólo están enfocados en las palabras que estás leyendo. De nueva cuenta, esta disonancia informativa podría ocasionar que te marees o te den náuseas.

Éstos son dos ejemplos de cómo la mala comunicación con una parte del sistema de equilibrio puede desatar un episodio de mareo.

Los detonantes de mareos abundan en la vida cotidiana, y pueden ser tan abrumadores que tal vez prefieras evitarlos a toda costa, incluso si eso significa evitar realizar actividades que disfrutas o ver a gente querida.

Además de practicar ejercicios de rehabilitación vestibular con regularidad, los siguientes consejos prácticos podrían apoyarte a prevenir episodios de mareo y volver a participar en las actividades que más te importan con la gente que quieres.

## Viajes

Puede ser difícil acostumbrarse a los movimientos que se experimentan durante los viajes (o a la falta de movimiento una vez que te detienes). Los viajes aéreos suelen incluir cambios acelerados de presión atmosférica que a los oídos les resulta difícil de regular. Esto se presenta sobre todo cuando el avión está aterrizando. De igual modo, podrías experimentar cambios de presión atmosférica similares al viajar en tren o en automóvil por regiones con cambios de elevación sustanciales, como al pasar por regiones montañosas. Y, si viajas en tren o barco, podrías sentir movimientos repetitivos. Asimismo, las luces brillantes, tenues o titilantes pueden empeorar los síntomas. Incluso gente que no padece mareos crónicos enfrenta este tipo de problemas.

Aunque viajar es desafiante para personas con mareos crónicos, existen pasos específicos que ayudan a que viajar sea manejable y disfrutable. Prueba con las siguientes sugerencias:

- Con la aprobación de tu médico, emplea un descongestionante o espray nasal antes de subir a un avión y antes de que empiece a aterrizar.
- Cuando el avión comience el descenso, bosteza, pasa saliva o mastica chicle. Esto ayuda a mantener abierta la trompa de Eustaquio, lo cual ayuda a prevenir mareos.
- Al reservar un cuarto de hotel, escoge una habitación en pisos inferiores para que no necesites utilizar el ascensor.
- Elige destinos vacacionales que no empeoren tus síntomas. Por ejemplo, evita climas cálidos o húmedos, o destinos que impliquen tomar caminos sinuosos.
- En viajes largos, lleva a cabo paradas frecuentes y bájate a caminar. Esto ayuda al cuerpo a ajustarse a la sensación de estar en tierra firme.
- Evita leer o trabajar en la computadora mientras viajes en tren o automóvil. En lugar de eso, enfócate en lo que está afuera y a tu alrededor, como, por ejemplo, los cambios de escenario. De ser posible, siéntate en el asiento delantero, viendo hacia la dirección en la que estás viajando.
- Si te cansa o te desorienta estar parado en largas filas o pasar por terminales de aeropuerto o estaciones de tren, considera llevar un bastón o sostenerte del asa extendida de la maleta.
- Empaca artículos que te ayuden a sobrellevar los estímulos sonoros o luminosos. Por ejemplo, gafas para el sol, una gorra con visor, una lámpara de mano y tapones de oídos.

## Comer fuera de casa

Los restaurantes también plantean desafíos para las personas con mareos crónicos. Puede haber habitaciones oscuras, superficies disparejas, alfombras o paredes con patrones complejos. Los restaurantes concurridos y ruidosos en los que se presenta mucha actividad contribuyen a la sobreestimulación sensorial. Ciertos tipos de luz también causan mareos, aturdimiento, dolores de cabeza y otros síntomas relacionados con trastornos vestibulares.

Cuando comas fuera de casa, sigue los consejos siguientes para disminuir al mínimo los detonantes de mares:

- Elige restaurantes con salones pequeños y separados.
- Evita horarios en los que habrá mucha gente.
- Elige restaurantes donde no pongan música de fondo a un volumen alto.
- Opta por restaurantes con secciones alfombradas, ya que eso reduce el ruido y las vibraciones.
- Descarga el menú y escoge lo que consumirás antes de llegar, de modo que no necesites leer el menú en el restaurante.

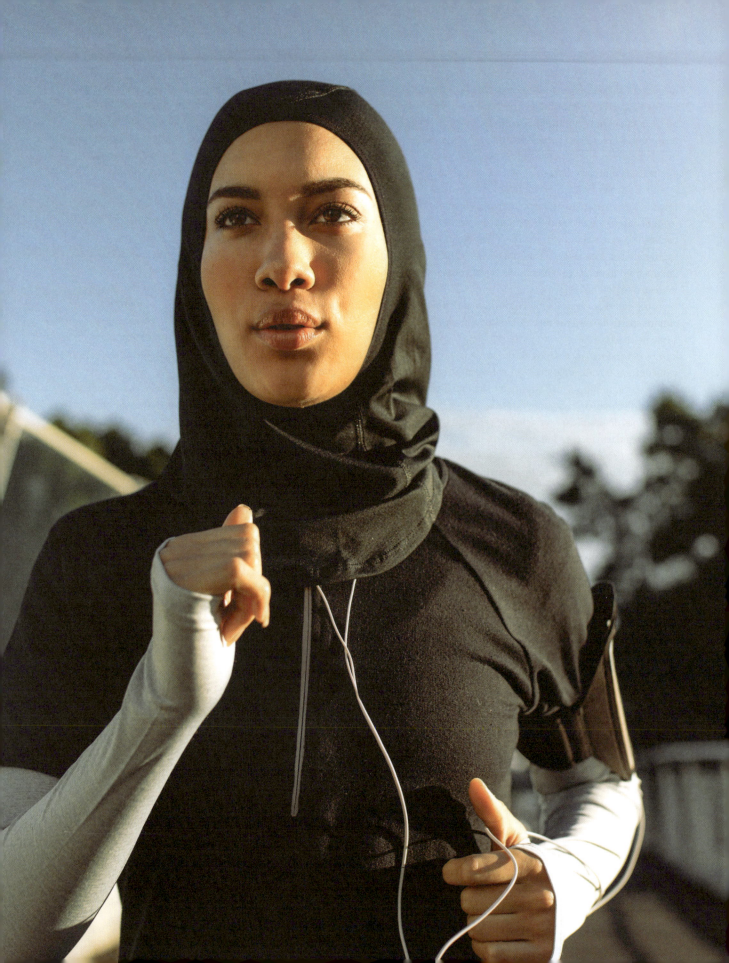

- Solicita que tu mesa esté en un rincón, lejos de la cocina, la caja registradora y el bar, de modo que exista menos gente a tu alrededor.
- Opta por un gabinete en lugar de una mesa regular para bloquear un poco los sonidos y las actividades.

### Asistir a eventos

Si sientes que todo se mueve, la iluminación no es ideal o no existen paredes cercanas que te brinden estabilidad, podrías tener dificultad para mantener el equilibrio. Esto se presenta en eventos deportivos concurridos, en teatros y hasta al caminar en banquetas urbanas con otras personas. El simple hecho de estar de pie junto al campo de juego durante el partido de futbol de tu hijo puede resultar abrumador mientras ves a los miembros del equipo correr de un lado a otro. Estas situaciones son agotadoras para gente que padece mareos crónicos y problemas de equilibro.

Para que ir a este tipo de eventos sea menos agotador, intenta lo siguiente:

- Usa un bastón.
- Siéntate en una esquina, más que en los costados.
- Utiliza sillas plegables al asistir a eventos en exteriores.
- Usa gafas de sol y sombrero para atenuar la luz y los movimientos.

### Uso de pantallas

Emplear una computadora o ver televisión agudizan la sensibilidad visual y elevan la probabilidad de sufrir mareos. Aunque hacer pausas durante el uso de cualquier tipo de pantalla es recomendable, el tipo de pantalla que utilices influirá mucho en la prevención de problemas visuales relacionados a los mareos.

Elige televisores LCD de pantalla ancha y monitores de gran tamaño. Tal vez así las imágenes sean más fáciles de ver y menos brillantes que en otro tipo de pantallas. Escoge un monitor de computadora de entre 19 y 22 pulgadas, en especial si escribes y editas documentos. De ese modo, pasarás menos tiempo desplazándote porque podrás ver dos páginas completas en la misma pantalla.

## MANEJO DEL ESTRÉS, LA ANSIEDAD Y EL ESTADO DE ÁNIMO

Los trastornos del equilibrio causan estrés en muchos niveles. No saber cuándo tendremos un episodio de mareo o de vértigo puede hacernos sentir temor ante las actividades más básicas, como ir al supermercado o reunirnos con una amistad para almorzar. Y, como estos trastornos no son visibles, quizás incluso te hayan dicho que tus síntomas son imaginarios. Tan sólo contar con un diagnóstico puede ser tardado y frustrante, y requerir varias visitas a especialistas.

Por ende, no es una sorpresa que hasta la mitad de las personas con problemas de equilibrio desarrollen ansiedad y depresión. Estos problemas emocionales pueden tener un impacto negativo en la recuperación del equilibrio y ocasionar que los síntomas se prolonguen. Por ejemplo, en el caso de personas con vértigo postural paroxístico benigno (VPPB), las investigaciones han mostrado que el tratamiento suele ser menos eficiente si también experimentan ansiedad y depresión.

La ansiedad es una de las reacciones emocionales más comunes vinculadas con los trastornos del equilibrio. Sentir inestabilidad o temer una caída puede hacer que la gente con mareos o vértigo evite las situaciones sociales o no salga de casa en absoluto. Eso causa un círculo vicioso donde el mareo eleva la ansiedad, y la ansiedad empeora los mareos. Algunas personas que padecen mareos crónicos también experimentan ataques de pánico que agregan a la mezcla palpitaciones, sudoración, temblores, problemas respiratorios y náuseas.

A veces, las personas con ansiedad pueden pensar que sus problemas vestibulares son síntoma de un trastorno mental, puesto que existen ocasiones en las que la depresión y la ansiedad se presentan primero y detonan los mareos. Es importante recordar que cualquiera puede experimentar ansiedad derivada de problemas de equilibrio, sin importar cuál de las dos cosas se haya presentado primero.

Además de la ansiedad, la depresión también puede ser un factor secundario de los problemas de equilibrio. Ciertos cambios en el estilo de vida y la pérdida de la independencia ocasionados por los problemas de equilibrio pueden dificultar que la gente disfrute sus pasatiempos favoritos, vaya a trabajar o conduzca. Estos cambios suelen desencadenar una depresión, y la sensación de aislamiento e incomprensión puede empeorarla.

### Tratar el mareo y sus efectos en la salud mental

El vínculo entre problemas de equilibrio y mareos, y trastornos de salud mental como estrés, ansiedad y depresión se reduce a una lección básica sobre la conexión entre cuerpo y cerebro. En pocas palabras, la ansiedad viaja por las mismas vías nerviosas que envían al cerebro las señales relacionadas con el mareo. Por eso, la ansiedad y el mareo suelen ir de la mano. El mareo suele elevar la ansiedad, mientras que mayores niveles de ansiedad suelen generar mareo. Ésta es otra razón para emplear la rehabilitación vestibular como mecanismo para lidiar con los mareos crónicos. La rehabilitación vestibular ayuda a entrenar al cuerpo y al cerebro para que encuentren nuevas formas de mantener el equilibrio.

La terapia cognitivo conductual, junto con la rehabilitación vestibular, conlleva también el beneficio de ayudarte a ser más consciente de los pensamientos imprecisos o negativos, de modo que puedas ver las situaciones desafiantes con mayor claridad y responder a ellas de forma más efectiva.

Esta terapia puede ser una herramienta muy útil (ya sea en solitario o en combinación con otras terapias) para tratar problemas de salud mental como depresión, estrés postraumático o trastornos alimenticios. También es especialmente útil para quienes padecen tanto ansiedad como mareos.

La terapia cognitivo conductual puede contribuir a sustituir los pensamientos negativos en torno a los trastornos del equilibrio. Por ejemplo, podemos remplazar una idea como "Jamás lograré controlar mis mareos" con algo más realista y positivo como "Sé cuáles son mis detonantes y aprenderé a evitarlos". Inclusive nos inculca formas de lidiar con situaciones de vida estresantes que pueden empeorar esos problemas de salud.

Los estudios sugieren que la terapia cognitivo conductual, en combinación con la rehabilitación vestibular, reduce los mareos, mejora la caminata, y disminuye la ansiedad y la depresión en personas con mareos persistentes. También ayuda a identificar los detonantes de los mareos, lo cual contribuye a evitar la ansiedad.

Llevar a cabo una terapia como parte de un tratamiento para trastornos de salud mental no implica que tus problemas de equilibrio y mareos deban estar vinculados con tu estrés o ansiedad. Pero, como el estrés, la ansiedad y los mareos comparten las mismas vías cerebrales, un tratamiento tanto para los mareos como para los trastornos mentales puede resultar útil.

Si vives con mareos crónicos y te sientes ansioso o deprimido, dedica tiempo a reconocer en qué momentos tus sentimientos son ocasionados por tus síntomas vestibulares. Intenta registrar tus sentimientos en un diario. Tal vez de ese modo observes vínculos entre los síntomas de mareo y la agitación emocional que estás experimentando. Reconocer esta relación podría ser útil para emprender pasos que te permitan lidiar con tus emociones cuando sea necesario, ya sea a través de respiraciones profundas, relajación muscular o visualizaciones guiadas.

Otro paso que te permitirá lidiar con las emociones que estás sintiendo es trabajar con un profesional de la salud mental. Habla con tus seres queridos sobre tus sentimientos para también contar con su apoyo.

## TERAPIAS INTEGRATIVAS PARA MAREOS CRÓNICOS

Hay varias terapias integrativas (conocidas como terapias complementarias o alternativas) que pueden ayudar a aliviar los efectos secundarios físicos y emocionales de los mareos crónicos. Las siguientes, según las investigaciones, son las más útiles:

### Conciencia plena

El estrés es un importante detonante de mareos y vértigo. Por su parte, algunos ejercicios de meditación en movimiento, como el yoga, el tai chi y los Pilates pueden ayudar a mejorar el equilibrio. El ejercicio incluso es útil para controlar el estrés a través de la respiración controlada, la relajación y la visualización guiada. El yoga, por ejemplo, ayuda a silenciar la mente y a disminuir la ansiedad. Algunas de las poses de yoga que mejoran el equilibrio son el guerrero, el árbol y el triángulo.

Al llevar a cabo estos ejercicios, es conveniente tener cerca apoyos para no perder el equilibrio, como una silla o pared.

### Biorretroalimentación

La biorretroalimentación ayuda a los individuos a adaptarse a sus trastornos del equilibrio. El movimiento sigue un ciclo: una acción se inicia y desarrolla, y se detectan errores de movimiento. Un dispositivo de biorretroalimentación recopila dicha información sobre el cuerpo y ofrece un panorama de cómo reacciona ante movimientos específicos. Esta información suele ser útil para que las personas con problemas de equilibrio hagan ajustes para mejorarlo.

Existen varios dispositivos de biorretroalimentación para problemas de equilibrio. Uno consiste en placas sobre las cuales se para la persona y que miden cuánto se mece la persona estando quieta. Hay otro que provee retroalimentación sobre cómo los problemas de equilibrio dañan la forma de caminar de la persona.

### Educación

La educación de los pacientes es un componente importante en el manejo de todos los aspectos de los problemas de equilibrio. Como parte de un plan de tratamiento integral, puede ser útil pedirle a tu equipo de atención médica que te capacite todo lo posible sobre tu afección, incluyendo tus capacidades y limitaciones, así como si tus problemas de equilibrio y mareos se resolverán o si será necesario lidiar con ellos a largo plazo. Tu equipo de cuidados médicos puede enseñarte ejercicios para mejorar el equilibrio y también cómo adaptarlos o modificarlos si es necesario.

El equipo de atención médica también puede brindarte información sobre el entorno (ya sea doméstico o laboral) y los desafíos y problemas de seguridad que podrías enfrentar en el entorno si experimentas mareos crónicos. Es recomendable evaluar los potenciales peligros en el hogar, como una iluminación deficiente o pisos resbalosos. Se puede discutir la necesidad de realizar adaptaciones, como instalar luces más brillantes o barandales, colocar los teléfonos cerca del nivel del suelo (en caso de sufrir una caída) y seleccionar zapatos antideslizantes.

## NO TE DES POR VENCIDO

Al inicio del capítulo te contamos la historia de Joyce, quien ha vivido con mareo crónico casi toda su vida.

A los 78 años, Joyce, quien tiene enfermedad de Ménière, lleva una vida activa y satisfactoria. Hace alrededor de 40 años, rechazó la recomendación médica de renunciar a su empleo, tomar Valium y quedarse en cama. En lugar de eso, se ha comprometido con las causas y las actividades que más significativas le resultan. Entre estas actividades, ha moderado grupos de discusión sobre la enfermedad de Ménière, y ha diseñado, publicado y distribuido libros producidos por la Asociación de Trastornos Vestibulares.

Asimismo, lleva a cabo labores de voluntariado regulares en un programa para niños desprotegidos. Semana tras semana, llena camionetas con unas 500 hogazas de pan (con un peso total estimado de 300 kg) y, dos horas después, las descarga al llegar al banco de alimentos. "Sigo pudiendo levantar 15 kg sobre los hombros, cosa que muchas personas jóvenes son incapaces de hacer", dice Joyce. Además, corta y transporta leña en el terreno en el que vive.

A últimas fechas, ha percibido que a sus pies les cuesta más trabajo mandarle la información a su cerebro. Por ende, ha aprendido a escuchar con más detenimiento.

"El ejercicio más benéfico parece ser caminar a diario un cuarto de milla por el camino de grava, con los ojos cerrados buena parte del trayecto, mientras me concentro en pensar en lo que sienten mis pies", señala Joyce.

La vida de Joyce es prueba fehaciente de la creencia de que, al enfrentar desafíos, la respuesta nunca es darse por vencido. Ella alienta a los individuos con mareo crónico a emprender los pasos necesarios para vivir bien su vida.

"Creo que todas las personas con problemas físicos pueden vivir mejor si toman terapia física o rehabilitación vestibular o lo que sea necesario para mejorar su situación… ¡y vale toda la pena!", afirma Joyce.

# Recursos adicionales

Contacta a estas organizaciones si quieres saber más sobre pérdida auditiva, aparatos auditivos, implantes cocleares y problemas de falta de equilibrio y mareo. Algunas ofrecen publicaciones gratuitas o videos. Otras cuentan con publicaciones o videos con costo adicional.

**Asociación Alexander Graham Bell para las Personas Sordas y Débiles Auditivas**
(Alexander Graham Bell Association for the Deaf and Hard of Hearing)
3417 Volta Place NW
Washington, DC 20007
202-337-5220 o 202-337-5221 (TTY)
www.agbell.org

**Academia Estadunidense de Audiología**
(American Academy of Audiology)
11480 Commerce Park Drive, Suite 220
Reston, VA 20191
703-790-8466
www.audiology.org

**Academia Estadunidense de Otorrinolaringología Cirugía de Cabeza y Cuello**
(American Academy of Otolaryngology Head and Neck Surgery)
1650 Diagonal Road
Alexandria, VA 22314
703-836-4444
www.entnet.org

**Asociación Estadunidense de Personas con Discapacidad**
(American Association of People with Disabilities)
2013 H St. NW, Fifth Floor
Washington, DC 20006
202-521-4316 o 800-840-8844 (sin costo)
www.aapd.com

**Sociedad Auditiva Estadunidense**
(American Auditory Society)
P. O. Box 779
Pennsville, NJ 08070
877-746-8315 (sin costo)
www.amauditorysoc.org

**Fundación Estadunidense para la Investigación de la Audición**
(American Hearing Research Foundation)
275 N. York St., Suite 201
Elmhurst, IL 60126
630-617-5079
www.american-hearing.org

**Sociedad Estadunidense de Niños Sordos**
(American Society for Deaf Children)
P. O. Box 23
Woodbine, MD 21797
800-942-2732 (sin costo)
www.deafchildren.org

**Asociación Estadunidense de Habla-Lenguaje-Audición**
(American Speech-Language-Hearing Association)
2200 Research Blvd.
Rockville, MD 20850-3289
800-638-8255 (sin costo) o 301-296-5650 (TTY)
www.asha.org

**Asociación Estadunidense de Tinnitus**
(American Tinnitus Association)
P. O. Box 424049
Washington, DC 20042-4049
800-634-8978 (sin costo)
www.ata.org

**Asociación de Adultos con Sordera Tardía**
(Association of Late-Deafened Adults)
8038 Macintosh Lane, Suite 2
Rockford, IL 61107-5336
815-332-1515 (usuarios de TTY, marcar 711)
www.alda.org

**Asociación Nacional de los Sordos**
(National Association of the Deaf)
8630 Fenton St., Suite 820
Silver Spring, MD 20910
301-587-1788 o 301-810-3182 (TTY)
www.nad.org

**Centro Nacional de Investigación Auditiva para la Rehabilitación**
(National Center for Rehabilitative Auditory Research)
Portland VA Medical Center
3710 SW U. S. Veterans Hospital Road
P5-NCRAR
Portland, OR 97239
503-220-8262, ext. 55568
www.ncrar.research.va.gov

**Instituto Nacional de la Sordera y Otros Trastornos de la Comunicación**
(National Institute on Deafness and Other Communication Disorders)
Institutos Nacionales de Salud
(National Institutes of Health)
31 Center Drive, MSC 2320
Bethesda, MD 20892-2320
800-241-1044 (sin costo) o 800-241-1055 (TTY)
www.nidcd.nih.gov

**Patas con causa**
(Paws With A Cause)
4646 Division
Wayland, MI 49348
616-877-7297
www.pawswithacause.org

**Asociación de Trastornos Vestibulares**
(Vestibular Disorders Association)
5018 NE 15th Ave.
Portland, OR 97211
800-837-8428 (sin costo)
www.vestibular.org

# Índice analítico

**A**
**acupuntura, 66**
**ADA (Ley de Estadunidenses con Discapacidades), 100, 155**
**ALD (dispositivos de asistencia auditiva)**
    beneficios y usos de, 157
    calidad de vida con, 100
    cómo funcionan, 157
    comprar, 157
**alprazolam (Xanax), 63**
**amígdala, 59, 68**
**amitriptilina, 63**
**ansiedad**
    por pérdida auditiva, 99
    por problemas de equilibrio y mareos crónicos, 201, 223, 224
    por tinnitus, 57, 68
**antibióticos, 29, 32, 33, 50, 51**
**antidepresivos tricíclicos, 63**
**antioxidantes, 55**
**AOS (apnea obstructiva del sueño), 54**
**aparatos auditivos, 111-139**
    acumulación de cera con, 137
    ajuste abierto, 120
    baterías para, 135
    calidad de vida con, 97, 99, 105, 107, 111, 132
    celulares y, 161
    circuitos (electrónica) de, 121-124
    cómo funcionan, 114-117
    componentes básicos de, 115
    comprar, 128-132
    con baterías recargables, 125
    con Bluetooth, 128
    con cables para entrada de audio, 128
    con conectividad inalámbrica, 125. *Véase también* implantes cocleares
    con control remoto, 127
    con micrófonos direccionales, 124
    con micrófonos remotos, 125
    consejos para mejorar la comunicación, 135
    con sistemas auditivos de FM, 128
    consultar a tu audiólogo, 112, 130
    con telebobinas, 125
    costo de, 132
    cuidado y mantenimiento de, 138
    después de la otosclerosis, 36
    después del traumatismo de cabeza, 37
    de venta libre (sin receta), 130
    diferencias con los implantes cocleares, 142
    dispositivo de conducción ósea, 120-124
    dispositivos utilizados con, 126
    dos en vez de uno, 117
    estigma relacionado con, 98
    estilo BTE (retroauricular), 115, 117-120, 161
    estilo CIC (completamente intracanal), 117, 118
    estilo ITC (intracanal), 118
    estilo ITE (intrauricular), 115, 118
    estilo RIC (auricular intracanal), 120
    estilo RITE (auricular en el oído), 120
    humedad en, 137
    implantables, 120-124
    la historia de Greta, 132

mejorías a, 112
mercado para, 114
molestias o incomodidad en el oído con, 137
para el deterioro cognitivo, 53, 54
para el tinnitus, 63
para la presbiacusia, 39
para pérdida auditiva neurosensorial, 77
para pérdida auditiva oculta, 47
problemas comunes con, 136
problemas de retroalimentación acústica en, 127
tradicionales, 117
usar, 132-138
**apnea del sueño, 54, 59**
**asistente de comunicaciones, 160, 161**
**ASL (Lenguaje de Señas Estadunidense), 103, 146, 176**
**Asociación Estadunidense de Habla-Lenguaje-Audición, 82**
**Asociación Estadunidense de Tinnitus, 57**
**Asociación Estadunidense para la Pérdida Auditiva, 107**
**ataques de pánico, 189, 223**
**ateroesclerosis, 59**
**audición, descripción general de.** *Véase* pérdida auditiva; mecánica de la audición
**audiólogos, 81, 82, 106, 128**
**audiometría de condicionamiento por refuerzo visual, 173, 174**
**audiometría por juego condicionado, 173, 174**
**audiometría por observación de la conducta, 174**

**B**
**baja presión sanguínea, 185**
**bebés.** *Véase* niños
**biorretroalimentación, 67, 202, 203, 224**

**C**
**calidad de vida, 97-109**
actividades impactadas por la pérdida auditiva, 97-100
comunicarse con una persona que tiene pérdida auditiva, 102
con aparatos auditivos, 125, 126, 157, 161, 166
con implantes cocleares, 141, 142
con perros oyentes (señal), 103-106
derechos legales, 108, 109
efectos emocionales de la pérdida auditiva, 99
evaluar información en internet, 108
grupos de apoyo, 108
hablar sobre tus necesidades, 101
la historia de Julie, 107, 112
la historia de Ken, 105
lectura del habla (lectura de labios), 101-103
lenguaje de señas, 89, 100, 103, 160, 166, 167
mejorar la interacción social, 100-106
modificar el entorno para escuchar mejor, 101
negar dificultades auditivas, 98
obstáculos en las relaciones, 98, 99
pérdida de identidad y autoimagen, 99
problemas en el lugar de trabajo, 99, 100. *Véase también* ansiedad; depresión
recursos, 108, 109
rehabilitación auditiva, 106-108
**cambio de umbral permanente, 40**
**cambio de umbral temporal, 40**
**cambios de peso, 217**
**canal auditivo, 16-18, 29**
**cáncer de piel (carcinoma de células escamosas), 35**
**Canine Companions for Independence, 106**
**carcinoma de células escamosas (cáncer de piel), 35**
**cera (cerumen), 16, 18, 27, 60, 137**
**cerebro**
amígdala, 59, 68
imágenes interpretadas por, 179, 180
sonido interpretado por, 77
**cerumen.** *Véase* cera
**circulación sanguínea, mala, 187**
**citicolina, 55**
**CMV (citomegalovirus), 46**
**cóclea**
cómo ayuda con el equilibrio, 19
cómo te ayuda a oír, 16, 19
daño por cardiopatía, 22
daño por traumatismo craneoencefálico, 37, 46
definición, 17, 18
y mareo, 179
y pérdida auditiva neurosensorial, 39, 46, 54
**colesteatoma, 34, 35**
**Comisión de Igualdad de Oportunidades en el Empleo, 109**
**comunidad sorda, 146**
**conmoción coclear, 46**
**conoterapia, 28**
**consumo de alcohol, 50, 188, 201**
**corticoesteroide, 48, 53**
**CPAP (presión positiva continua en la vía aérea), 54, 59**
**curls de bíceps, 216**

**D**
**decibeles de nivel de presión sonora (dB SPL), 76**
**depresión**
por pérdida auditiva, 99
por tinnitus, 57, 68
y equilibrio y mareo, 15, 201, 223, 224

dieta DASH (Dietary Approaches to Stop Hypertension), 21
dieta y nutrición, 21, 24, 71
discriminación contra personas con discapacidades, 100. *Véase también* ADA
dispositivos de alerta, 166-168
dispositivos de comunicación, 155-169
    asistentes de comunicación, 160, 161
    dispositivos de alerta, 166-168
    dispositivos telefónicos, 157-163
    multipropósito, 161, 162
    servicio de retransmisión por IP (protocolo de internet), 160
    servicio de texto a voz, 160
    sistemas de audición asistida, 162-167
    sistemas de bucle de inducción (bucle de audio), 165, 166
    sistemas de comunicación visual, 166
    sistemas de FM (frecuencia modulada), 162, 163, 164
    sistemas de reconocimiento de voz, 166
    sistemas infrarrojo, 165
    transcripción, 159, 160, 166, 167
    TRS (servicio de retransmisión de telecomunicaciones), 160
    VRS (servicio de retransmisión por video), 160, 161
    *Véase también* ALD; aparatos auditivos
dispositivos de transmisión de audio, 127
dispositivos de transmisión de televisión, 126
dispositivos telefónicos, 157, 160

**E**
EAOI (enfermedad autoinmune del oído interno), 52, 53
ejercicio, 22, 201, 206-217
emisiones otoacústicas, 172
enfermedad de Ménière, 21, 48, 188, 225
ENG (electronistagmografía), 182, 194
entrenamiento de relajación basado en la conciencia plena, 67
entrenamiento de salud, 67
equilibrio en una pierna, 215
equilibrio, descripción general de, 179-185. *Véase también* laberinto vestibular
estapedotomía, 36
estimulación cerebral profunda, 69, 70
estimulación del nervio vago, 70
estrés
    y mareos crónicos, 221, 223, 224
    y tinnitus, 65-67
estribo (*stapes*), 16, 17, 19, 32, 35, 36

**F**
fístula perilinfática, 191
fluoruro de sodio, 36

**G**
gentamicina, 48
glomus timpánico, 35
glomus yugular, 35
gripe, 46

**H**
hiperacusia, 62
hipertensión, 22, 54, 59
hiperventilación, 188
hipotensión ortostática (postural), 187
huesecillos (huesos de la audición)
    cómo funcionan, 76
    daño por rompimiento del tímpano, 30, 31
    daño por una lesión a la cabeza, 35
    daño por un quiste, 34, 35
    definición y características, 17, 18
    infección como incapacitante, 32
    reparación y remplazo de, 34
    tumores como incapacitantes, 35. *Véase también* yunque; martillo; estribo

**I**
IDEA (Acto de Educación para Individuos con Discapacidad), 176
imágenes por TC (tomografía computarizada), 85, 185
implantes cocleares, 141-153
    activación de, 150, 151
    adaptarse a, 151-153
    beneficios de, 147
    calidad de vida con, 142
    candidatos para, 143
    cómo funcionan, 142
    costos de, 147
    cuidado y manejo de, 151
    diferencias con los aparatos auditivos, 142
    estilos de componentes externos para, 145
    factores que contribuyen al éxito de, 143
    la historia de Judith, 141
    la historia de Scott, 152
    para el tinnitus, 70
    para la pérdida auditiva neurosensorial, 142
    para la sordera unilateral, 148
    para niños, 141, 142, 146, 147, 151
    procedimiento de implantación (cirugía), 147-153

riesgos de, 148
y la comunidad sorda, 146
**infantes.** *Véase* niños

## K
**ketamina, 71**

## L
**laberintitis, 48, 49**
**laberinto vestibular**
cómo ayuda con el equilibrio, 19, 22, 180
definición, 17, 19
y mareo, 179
**lectura de labios (lectura del habla), 101-103**
**lectura del habla (lectura de labios), 101-103**
**lenguaje de señas, 100, 102, 103, 160, 166, 167**
**Ley de Estadunidenses con Discapacidades (ADA).**
*Véase* ADA
**lidocaína, 70**

## M
**manejo y prevención de la diabetes, 22**
**maniobra de Gufoni, 197**
**maniobra de reposicionamiento canalicular, 195**
**máquinas de ruido blanco, 62, 63**
**mareo, 187-191**
alimentación y, 21, 22
causas de, 179, 187, 188, 201
cómo se siente, 16
cuándo preocuparse por, 183. *Véase también* problemas y trastornos del equilibrio; problemas y trastornos del equilibrio, lidiar; mareos crónicos; vértigo
definición, 179
después de una caída, 15
en niños, 191
miedo de, 15
número de personas que viven con, 15
por baja presión sanguínea, 187
por diabetes, 22-24
por déficits sensoriales, 187
por hiperventilación, 188
por laberintitis, 48
por la enfermedad de Ménière, 48
por mala circulación sanguínea, 187
por medicamentos, 188
por migrañas, 188-191
por PPPD (mareo postural perceptivo persistente), 189
por trastornos de ansiedad, 187, 188
por trastornos de la tercera ventana, 189-191
por trastornos del sistema nervioso central, 188

por trastornos vestibulares, 188
pruebas para, 181-185
**mareos crónicos, 219-225**
ansiedad y, 223, 224
asistir a eventos y, 223
biorretroalimentación para, 224
causas de, 219-223
comer fuera de casa y, 221
conciencia plena para, 224
consejos para la vida diaria para, 219-223
depresión y, 15, 201, 223, 224
educación para, 224, 225
estrés y, 223, 224
la historia de Joyce, 219, 225
número de personas que viven con, 15
rehabilitación vestibular para, 221, 225
seguridad en casa y, 225
terapia cognitivo conductual para, 224
tratamiento para, 224, 225
uso de pantallas y, 223
viajes y, 221
**marihuana (cannabis), 70, 71**
**martillo (*malleus*), 16, 17, 19, 31, 32**
**mecánica de la audición, 18**
audición binaural (oír con dos oídos), 76
canales del sonido, 74-77
características del sonido, 73, 74
nivel de presión sonora, 76
timbre (calidad del sonido), 74. *Véase también* pérdida auditiva
tono (frecuencia del sonido), 73
volumen (intensidad del sonido; amplitud), 74
**medicamentos ototóxicos, 50, 52**
**meditación, 67**
**meningitis, 34, 48, 149**
**migraña vestibular, 188, 189**
**migrañas, 188, 189**
**miringotomía, 31**
**mononucleosis, 46**

## N
**nasofaringe, 16, 83**
**nervio auditivo, 17, 18**
**neurinoma del acústico, 49-52**
**neuritis vestibular, 48, 49**
**neuromodulación (estimulación eléctrica), 69-71**
**neuromonía, 70**
**neurootólogos, 82**
**neuropatía auditiva, 171**
**niños, 171-177**
apoyo para, 176, 177

ÍNDICE ANALÍTICO 231

audiometría de condicionamiento por refuerzo visual para, 174
audiometría por juego condicionado para, 173
audiometría por observación de la conducta para, 174
examen auditivo para recién nacidos, 171, 172, 176
la historia de Aída, 175
la historia de Lexi, 171
implantes cocleares para, 141-143, 153, 175
infecciones de oído en, 32, 46
mareo en, 191
pérdida auditiva adquirida en, 176
problemas auditivos en el nacimiento, 174-176
programas de formación de lengua para, 176, 177
prueba de emisiones otoacústicas para, 172
prueba de respuesta auditiva del tronco encefálico para, 172
pruebas auditivas para, 82, 171-173
vacunas para, 46, 47
**nistagmo (involuntarios, movimientos oculares hacia atrás y hacia delante), 49, 50, 182, 183, 188**
**nistagmografía, 181, 182**
**nivel de azúcar en sangre, 22**
**niveles de ruido de sonidos comunes, 44**
**nortriptilina, 63**

## O

**oído de avión (barotrauma del oído), 31**
**oído de nadador, 29**
**oído de surfista, 29, 30**
**oído externo**
definición, 17, 18
infecciones en, 29
objeto extraño en, 28
oído de avión (barotrauma del oído), 31
oído de nadador, 29. *Véase también* cera
oído de surfista, 29, 30
paso del sonido a través del, 74-77
problemas con, 27-31
**oído interno, descripción general de, 19, 77.** *Véase también* cóclea; laberinto vestibular
**oído interno, problemas del, 39-56**
EAOI (enfermedad autoinmune del oído interno), 52, 53
enfermedad de Ménière, 48
inducidos por el ruido, 40-43, 62
infecciones virales, 46. *Véase también* pérdida auditiva neurosensorial
investigaciones sobre, 53-55
laberintitis, 48, 49
neuritis vestibular, 48

pérdida auditiva por presbiacusia, 39, 40
regeneración de células ciliadas, 54, 55
schwannoma vestibular, 49
SSNHL (pérdida auditiva neurosensorial súbita), 46
tratamiento y prevención, 54, 55
traumatismo craneoencefálico, 46
**oído medio**
colesteatoma (quiste) en, 34, 35
definición, 17, 18
discontinuidad de la cadena osicular en, 36, 37
infecciones en, agudas, 33
infecciones en, crónicas, 33, 34
otosclerosis en, 35, 36
paso del sonido a través del, 78
problemas con, 31-37
quistes y tumores en, 35
**oído, descripción general de, 16-18.** *Véase también* oído interno; oído medio; oído externo; *partes específicas*
**OSHA (Administración de Seguridad y Salud Ocupacional), 82**
**osiculoplastia, 37**
**osteoporosis, 25**
**otomicroscopio, 83, 86**
**otorrinolaringólogos, 82**
**otosclerosis, 35, 36**
**otoscopia, 83, 84**

## P

**paperas, 46**
**Paws With a Cause, 106**
**pérdida auditiva**
actividad física por evitar, 25
adaptaciones en el lugar de trabajo para, 99, 100
ansiedad por, 99
compensar por, 79, 98
conductiva, 27, 36, 77, 84, 120, 123
depresión por, 99
efectos emocionales de, 99
estigma relacionado con, 98
genética, 47, 174
inducida por el ruido, 39-43, 60
mixta, 77-79
niveles de, 89
número de personas con, 15, 82
oculta, 47
por AIED (enfermedad autoinmune del oído interno), 53
por cardiopatía, 22
por diabetes, 22
por discontinuidad de la cadena osicular, 36, 37
por enfermedad de Ménière, 48

por infección crónica del oído, 33, 34
por infecciones virales, 46
por medicamentos, 52,
por meningitis, 48
por osteoporosis, 25
por otosclerosis, 35, 36
por una conmoción coclear, 46
por un colesteatoma, 34, 35
presbiacusia (relacionada con la edad), 39-41, 60, 77
relacionada con el trabajo, 82. *Véase también* niños; pérdida auditiva neurosensorial; Ley de Estadunidenses con Discapacidades; calidad de vida
sordera unilateral, 148, 149
SSNHL (pérdida auditiva neurosensorial súbita), 46
tratamiento y prevención, 54, 55
y AOS (apnea obstructiva del sueño), 54
y demencia y deterioro cognitivo, 53
y tinnitus, 59

**pérdida auditiva neurosensorial, 39, 46, 54, 77**
**pérdida auditiva y deterioro cognitivo, 53**
**pérdida ósea, 25**
**perros de servicio, 103, 105, 106**
**perros oyentes (señal), 103-106**
***pinna* (oído externo), 16, 17, 74, 83**
**posicionamiento nocturno pasivo, 197**
**posicionamiento prolongado forzado, 197**
**posturografía, 183, 184**
**PPPD (mareo postural perceptivo persistente), 189**
**problemas y trastornos del equilibrio, 187-191**
actividades físicas que debes evitar, 24, 25
número de personas que viven con, 15
por baja presión sanguínea, 187
por cardiopatía, 22
por déficits sensoriales, 187
por diabetes, 22-24
por hiperventilación, 188
por mala circulación sanguínea, 187
por medicamentos, 52, 188
por osteoporosis, 25
por trastornos de ansiedad, 187, 188
por trastornos del sistema nervioso central, 188
por trastornos vestibulares, 188-191. *Véase también* mareos crónicos; mareo; vértigo
pruebas para, 181-185
sal para, 21
y depresión, 15, 201, 223, 224

**problemas y trastornos del equilibrio, lidiar con, 199-217**
biorretroalimentación, 202
conciencia plena y manejo del estrés, 202
dispositivos de asistencia, 200
educación, 203, 204
ejercicios, 207-217
en casa, 199, 200
estilo de vida, 201
hablar con tu equipo de proveedores de servicios de salud, 200, 201
historial de caídas, 200
medicamentos, 200
otras afecciones y estado general de salud, 200, 201
prueba de equilibrio, 206
rehabilitación vestibular, 201-205
terapia cognitivo conductual, 202

**programas de televisión con subtítulos, 166**
**protectores auditivos para los trabajadores, 82, 83**
**prueba Dix-Hallpike, 183**
**prueba VEMP (Potencial Evocado Miogénico Vestibular), 185**
**pruebas auditivas, 81-95**
análisis de laboratorio, 84
audiograma, 86, 87, 92, 93
audiometría, 86
con pruebas de equilibrio, 181
descripción general de una prueba típica, 83
el espectro del habla, 93, 94
evaluación médica, 83
examen auditivo para recién nacidos, 171, 172, 175
examen físico, 83
hablar con tu médico, 81, 82
importancia de, 95
infección de oído, apariencia de, 85
oído lleno de cera, apariencia de, 86
otoscopia, 83
para niños, 82, 171-174, 176
para pérdida auditiva oculta, 47
programar, 82, 83
prueba de emisiones otoacústicas, 93
prueba de recepción del habla, 86
prueba de reconocimiento de palabras, 88
prueba de respuesta auditiva del tronco encefálico, 91-93
prueba del diapasón, 84
prueba del reflejo acústico, 91
pruebas audiológicas, 85
pruebas de imagen, 85
timpanometría, 90
tipos de especialistas en audición, 82
umbral auditivo determinado por, 76

**pruebas de habla en ruido, 47**
**pruebas de rotación, 182, 183**

ÍNDICE ANALÍTICO 233

### R

**radiocirugía estereotáctica, 52**
**regeneración de células ciliadas, 54**
**rehabilitación auditiva, 106-108**
**rehabilitación vestibular, 201-205, 219, 221, 224**
**relojes despertadores, 166-168**
**reproductores de sonido personales, 43, 45**
**respuesta auditiva del tronco encefálico, 172**
**riesgos de la cirugía de oído, 36**
**RM (resonancia magnética), 85, 146, 194**
**rubéola (sarampión alemán), 46, 84**

### S

**salud**
    cardiaca, 22
    dieta y nutrición, 21
    ejercicio, 24, 25
    manejo y prevención de la diabetes, 22-24
    ósea, 25
**salud cardiaca, 22**
**salud ósea, 25**
**sarampión alemán (rubéola), 46, 84, 85**
**sarampión, 46**
**schwannoma vestibular (neuroma acústico), 46**
**símbolos internacionales, relacionados con la audición, 167**
**síndrome de Guillain-Barré, 47**
**síndrome de mareo subjetivo crónico, 189**
**síndrome de Usher tipo 3, 47**
**síndrome de Waardenburg, 174, 175**
**sistema nervioso, 180**
**sistemas de asistencia auditiva, 163-166**
**sordera, súbita, 46**
**SRT (umbral de recepción del habla), 86**
**SSCD (dehiscencia del canal semicircular superior), 189, 191**
**SSNHL (pérdida auditiva neurosensorial súbita), 46,**

### T

**tapones y orejeras, 40-43**
**teléfonos celulares, 161**
**tensión arterial, 21, 31, 59, 187**
**teoría de la carga cognitiva, 53**
**terapia cognitivo conductual, 67, 202, 224**
**terapia con células madre, 55**
**terapia genética, 55**
**test de la silla (*sit-to-stand*), 205**
**tímpano**
    color del, 83
    cómo funciona, 18, 75
    definición, 16-18
    misma presión en ambos lados del, 19
    perforado, 29
    prueba de movimiento del, 32
    roto, 30, 34
**timpanomastoidectomía, 34**
**tinnitus, 57-71**
    ansiedad por, 57, 68, 69
    autoayuda para, 65
    causas de, 57, 58
    definición, 57
    depresión por, 57, 68
    describir lo que oyes, 60
    diagnosticar, 62
    dispositivos de enmascaramiento para, 63
    e hiperacusia, 62
    hablar con tu médico sobre, 61
    meditación de conciencia plena para, 67
    número de personas con, 52
    objetivo (pulsátil), 59
    por medicamentos, 63
    por presbiacusia, 39
    por trastornos de la mandíbula, 60
    por un bloqueo de cera, 27, 28
    por un tímpano roto, 29, 30
    por un tumor, 35
    subjetivo, 60
    terapia con medicamentos para, 63
    terapia de reentrenamiento para, 63
    terapia integrativa para, 66
    y apnea del sueño, 59
    y emociones, 59, 67
    y estrés, 68
    y pérdida auditiva, 60
**transcripción, 159, 160, 166, 167**
**trastornos de ansiedad, 187, 188**
**trastornos de la articulación temporomandibular, 60**
**trastornos de la tercera ventana, 189**
**trastornos del sistema nervioso central, 188**
**tratamientos para el tinnitus**
    acupuntura, 66
    alimentación, 71
    aparatos auditivos, 63
    biorretroalimentación, 67
    entrenamiento de salud, 67
    estimulación cerebral profunda, 69
    estimulación del nervio vago, 70
    estimulación magnética transcraneal, 69
    estimulación transcraneal directa, 69
    implantes cocleares, 70
    invasivos, 69
    ketamina, 71

lidocaína, 70
marihuana (cannabis), 70
neuromodulación (estimulación eléctrica), 69
neuromonía, 70
no invasivos, 69
terapia cognitivo conductual, 67
**trompa de Eustaquio, 16-18, 31, 33, 85**
**TRS (servicio de retransmisión de telecomunicaciones), 160**
**TRT (terapia de reentrenamiento del tinnitus), 63, 66**
**tumores**
en el canal auditivo, 29, 30
en el oído interno, 48
en el oído medio, 35

## V
**varicela, 46**
**vértigo**
causas comunes de, 27
causas de, 201
con consumo de alcohol, 50, 188
con enfermedad de Ménière, 48
con laberintitis, 48
con trastornos vestibulares, 179
cuándo preocuparse por, 166. *Véase también* problemas/trastornos del equilibrio; problemas/trastornos del equilibrio, lidiar con; VPPB; mareo

después de una cirugía de implante coclear, 149
por trastornos de la tercera ventana, 189
**vértigo postural paroxístico benigno.** *Véase* VPPB
**videoprueba de impulso cefálico, 182**
**VNG (videonistagmografía), 182, 194**
**VPPB (vértigo postural paroxístico benigno), 183-197**
consejos para el mareo cotidiano causado por, 196
definición, 193, 194
detonantes para, 194
factores de riesgo para, 194
la historia de Sue, 197
prueba Dix-Hallpike para, 183
pruebas para, 194
tratamientos y ejercicios para, 196, 197
y ansiedad y depresión, 223
y osteoporosis, 25

## X
**Xanax (alprazolam), 63**

## Y
**yoga, 202, 224**
**yunque (*incus*), 17, 19, 31, 32**

# Créditos de imágenes

Los individuos que aparecen retratados en las fotografías de este libro son modelos, y estas imágenes se emplean únicamente con fines ilustrativos. No existe correlación alguna entre los individuos retratados y la condición o el tema abordado. Todas las fotografías e ilustraciones son propiedad de la Fundación para la Educación e Investigación Médica (MFMER, por sus siglas en inglés) de Mayo Clinic con excepción de las siguientes:

Página 20: © SHUTTERSTOCK, shutterstock_477963706.jpg
Página 23: © SHUTTERSTOCK, shutterstock_231222595.jpg
Página 24: © SHUTTERSTOCK, shutterstock_411246616.jpg
Página 64: © SHUTTERSTOCK, shutterstock_678902572.jpg
Página 65: © SHUTTERSTOCK, shutterstock_1893768634.jpg
Página 66: © SHUTTERSTOCK, shutterstock_238671202.jpg
Página 104: © SHUTTERSTOCK, shutterstock_755581873.jpg
Página 107: © Freepik, smiling-woman-with-hearing-aid-near-ear.jpg
Página 116: © SHUTTERSTOCK, shutterstock_1177754176.jpg
Página 129: © SHUTTERSTOCK, shutterstock_1285054693.jpg
Página 136: © SHUTTERSTOCK, shutterstock_157378409.jpg
Página 190: © SHUTTERSTOCK, shutterstock_1349505794.jpg
Página 203: © Getty, GettyImages-1291312257.jpg
Página 218: © SHUTTERSTOCK, shutterstock_723086374.jpg
Página 220: © SHUTTERSTOCK, shutterstock_1247806225.jpg
Página 222: © SHUTTERSTOCK, shutterstock_1247806225.jpg

Esta obra se imprimió y encuadernó
en el mes de septiembre de 2024,
en los talleres de Egedsa, que se localizan en
la calle Roís de Corella, 12-16, nave 1,
C.P. 08205, Sabadell (España).